"十三五"高等职业教育医药院校规划教材/多媒体融合创新教材

供临床医学类、护理学类（含助产）、医学技术类、药学等专业使用

临床药物应用

LINCHUANG YAOWU YINGYONG

主编◎李　玲　阮　耀　马瑜红

U0353613

郑州大学出版社

图书在版编目(CIP)数据

临床药物应用/李玲,阮耀,马瑜红主编.—郑州:郑州大学出版社,2018.2(2023.2 重印)

ISBN 978-7-5645-4824-7

Ⅰ.①临…　Ⅱ.①李…②阮…③马…　Ⅲ.①临床药学　Ⅳ.①R97

中国版本图书馆 CIP 数据核字(2017)第 232549 号

郑州大学出版社出版发行

郑州市大学路 40 号　　邮政编码:450052

出版人:孙保营　　发行电话:0371-66966070

全国新华书店经销

河南龙华印务有限公司印制

开本:850 mm×1 168 mm　1/16

印张:20.5

字数:498 千字

版次:2018 年 2 月第 1 版　　印次:2023 年 2 月第 2 次印刷

书号:ISBN 978-7-5645-4824-7　　定价:52.00 元

本书如有印装质量问题,由本社负责调换

作者名单

主　编　李　玲　阮　耀　马瑜红

副主编　王　斌　曲震理　胡清茹

胡占英　刘亚敏

编　委　（按姓氏笔画排序）

马瑜红　王　方　王　斌

王中晓　曲震理　刘亚敏

阮　耀　李　玲　胡占英

胡清茹

"十三五"高等教育医药院校规划教材/多媒体融合创新教材

建设单位

（以单位名称首字拼音排序）

安徽医学高等专科学校
安徽中医药高等专科学校
安阳职业技术学院
宝鸡职业技术学院
达州职业技术学院
广东嘉应学院
汉中职业技术学院
河南护理职业学院
河南医学高等专科学校
鹤壁职业技术学院
湖北职业技术学院
湖南环境生物职业技术学院
湖南医药学院
黄河科技学院
黄淮学院
吉林医药学院
济源职业技术学院
金华职业技术学院
开封大学
乐山职业技术学院
临汾职业技术学院
洛阳职业技术学院
漯河医学高等专科学校
南阳医学高等专科学校
平顶山学院
濮阳医学高等专科学校
三门峡职业技术学院
山东医学高等专科学校
山西老区职业技术学院
邵阳学院
渭南职业技术学院
襄阳职业技术学院
新乡学院
新乡医学院三全学院
信阳职业技术学院
邢台医学高等专科学校
许昌学院
雅安职业技术学院
永州职业技术学院
运城护理职业学院
郑州工业应用技术学院
郑州澍青医学高等专科学校
郑州铁路职业技术学院
周口职业技术学院

前言

《临床药物应用》由药理学专业教师与医院、药企的专家及技术骨干共同编写，是基于临床工作编写的医药卫生类高职高专“工学结合”创新教材。本教材以“实际性、实用性、实践性”为原则确定教学内容，以基层医疗卫生人员在临床及药学服务工作过程中对药品知识的需求为出发点，吸取药理学的精华，与临床药理学、药物治疗学、药剂学、医院药学等多学科的知识进行有机融合，全书充分体现高等卫生职业教育“工学结合”的教育理念，符合高职高专学生的知识和能力需求。

全书共23章，以现代药理学理论为基础，淡化药物作用机制，适度阐述药理作用；结合临床工作过程，突出常用药物和代表药物的临床应用，并做出简要临床评价；较全面地叙述药物的常见不良反应和用药注意事项；参照临床药理学，较系统地介绍给药个体化、药物相互作用、特殊人群用药等内容；将药品名称、剂型、国家基本药物、处方药与非处方药、药品的正确使用方法、药品保管等药学知识融入本书。为帮助学生更好地掌握临床用药规律，并兼顾医学相关专业学生学习和阅读，本书对药物效应动力学、药物代谢动力学进行了概要性介绍；同时为使教材贴近基层的卫生保健实际状况，保留了疼痛、水肿、五官科及皮肤科等的临床用药。“处方知识”一章的内容按照国家卫生部医政司2010年版《病历书写基本规范》进行修订，因基层工作中暂时无法开展治疗药物监测，删除了相应内容。根据药理学及临床用药的发展，对照《国家基本药物目录(2015年版)》，本书删除了部分老药，添加了少量新药。

由于编者水平有限，书中若有缺点和错误，恳请使用本教材的师生或读者不吝赐教，批评指正，以期再版时更臻完善。

编　者

2017年8月

目录

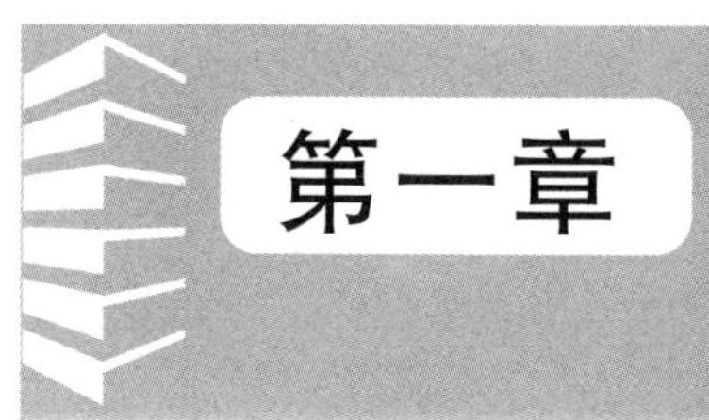

第一章 绪论

临床任务

了解临床药物应用和药理学、临床药理学、药物治疗学阐述的主要内容及意义。熟悉新药的概念，了解新药临床研究的内容及必须遵循的原则。

第一节　药物应用相关概念

【药物】

药物(drug)是指能够改变机体的生理、生化功能或病理过程，用于预防、治疗、诊断疾病或计划生育的一类化学物质，对于病原体，药物则起到抑制或杀灭作用。

【药理学】

药理学(pharmacology)是建立在生理学、生物化学、微生物学、免疫学、病理生理学等基础医学之上，密切联系内科学、外科学等临床医学及药学的一门桥梁学科，主要研究机体与药物之间的相互关系，包括药物的作用、临床应用、不良反应等。近年来，随着分子生物学、生物工程的迅猛发展，各种高新技术如细胞及组织培养、核素技术、转基因技术、电子计算技术及微电极测量技术、色谱技术、超微量分离分析技术等在药理学中的应用，药理学在深度和广度方面有了极大的发展，衍生出临床药理学、神经药理学、心血管药理学、肿瘤免疫药理学、遗传药理学、分子药理学、量子药理学、时辰药理学等分支学科。

【临床药理学】

我国的临床药理学(clinical pharmacology)是近三十年来发展起来的一门新兴学科，它以药理学与临床医学为基础，以人体为研究对象，阐述药物代谢动力学、药物效应动力学、不良反应及药物相互作用的规律等，以促进医药结合、基础与临床结合，指导临床合理用药，提高治疗水平。其主要任务为通过临床药理学研究，对新药的有效性与安全性进行科学评价，促进药物合理使用；通过血药浓度监测调整给药方案，安全有效地使用药物；监察上市后药品不良反应，保障人民用药安全。

笔记栏

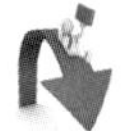

【药物治疗学】

随着医学发展的日新月异，新药及新的药物治疗方案的不断涌现，药物治疗学(pharmacotherapeutics)这一新兴学科也几乎与临床药理学同时诞生。药物治疗学是研究药物预防、治疗疾病的理论及方法的一门学科，主要包括药物治疗的一般原则、治疗的基本过程及常见病的药物预防、治疗方案、用药注意事项等。必要性、有效性、安全性、经济性及规范性为药物治疗的一般原则。其任务是运用药理学、药剂学等相关学科的基础知识，针对疾病的病因及发病过程，依据患者的个体特征，制订和实施合理的治疗方案，获得最佳的疗效，最大限度降低治疗风险。

【药学服务】

药学服务(pharmaceutical services)是药学人员利用药学专业知识和工具，向社会公众(包括医药护人员、患者及其家属、其他关心用药的群体等)提供直接的、负责任的、与药物使用相关的各类服务，是21世纪药学面临的重大发展。药学服务是一种以患者为中心的主动服务，注重关心或关怀，要求药学人员在药物治疗过程中关心患者的心理、行为、环境、经济、生活方式、职业等影响药物治疗的各种社会因素。其目的是使患者得到安全、有效、经济、合法的治疗药物，达到身心全面康复的目的，实现人类生活质量的改善和提高。随着医疗、医药、医保改革的不断深入及国家药品监督体制的健全和完善，药学人员的职责已发生了较大的变化。医疗机构的药学人员，其主要工作由以前的制剂生产和处方调配，转向为患者提供包括临床应用在内的全程化服务。药学服务的主要内容是药学人员利用自己的专业知识和技术，尽量保证药物治疗能获得满意的结果，并且尽量降低医疗风险和用药费用。

【临床药物应用】

临床药物应用则是以指导临床合理用药为最终目标，选取了药理学、临床药理学、药物治疗学等学科在临床工作过程中最具实用价值的相关知识，较系统地总结了药品的不良反应、药物相互作用、特殊人群的用药规律及特点，归纳了临床常见病、多发病的临床用药，还融入了药品基本知识及处方知识，为基层临床医学及药学工作者能够安全、合理、有效、经济、合法地应用药物，并为人民提供良好的药学服务奠定基础。

第二节　新药的开发与评价

新药是指未曾在我国上市销售过的药品。已生产的药品改变剂型，改变给药途径，增加新的适应证或制成新的复方制剂，也属于新药管理范畴。新药的来源：①分离、提取或改造的动植物有效成分；②定向合成的新化合物；③模拟合成和改造的内源性活性物质；④进行了结构修饰的已知化合物；⑤人工导向药物；⑥利用基因重组等生物技术得到的药物。

新药的研究与开发是一个高投入、高风险的复杂过程，需经过化合物的筛选、临床前药理及毒理学研究、临床药理研究及评价等阶段。新药临床药理研究及评价是新药上市前的最后阶段，其主要内容是新药的临床试验及生物等效性试验。按照我国《药品注册管理办法》的规定，新药申请生产上市及已上市的药物改变给药途径时需进行

笔记栏

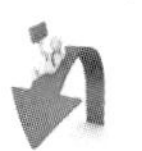

临床试验，已上市的药物改变剂型时需进行生物等效性试验。

1. 新药的临床试验　新药的临床试验包括Ⅰ、Ⅱ、Ⅲ、Ⅳ期临床试验，新药申请注册时必须进行Ⅰ、Ⅱ、Ⅲ期临床试验。

Ⅰ期临床试验是初步的临床药理学和人体安全性评价试验。研究对象为健康志愿者，例数为20～30人。试验目的是观察人体对新药的耐受程度，获取初步的药物代谢动力学及生物利用度参数，为确定临床用药的安全有效量及合理的给药方案提供依据。

Ⅱ期临床试验是治疗作用的初步评价阶段。试验对象为新药适应证患者，病例数应不少于100对。采取随机盲法对照试验，详细观察新药的适应证、疗效、不良反应等，对新药有效性及安全性进行初步评价，并推荐临床给药剂量。

Ⅲ期临床试验是扩大的多中心临床试验，在国内甚至是国际范围内的多家医院进行试验。试验对象同Ⅱ期临床试验，应不少于300例患者。试验目的是在较大范围内进一步评价新药的有效性、安全性及药物相互作用，并评价药物的利益与风险关系。

Ⅳ期临床试验是新药上市后申请人自觉进行的应用研究。试验目的是在临床广泛使用过程中考察新药的疗效和不良反应，尤其是罕见不良反应；同时，评价不同人群的利益与风险关系，调整给药剂量等。

市场药物的再评价包括Ⅳ期临床试验和上市后药物监察两种情况，后者是指对上市多年后的药物进行有关疗效、不良反应等方面资料的搜集、分析及监督控制。如对布桂嗪（强痛定）进行评价后，证实其有显著的药物依赖性，应加强管理；胺碘酮经再评价后，认为其抗心律失常作用疗效确切，不良反应相对较小，可作为一线药物应用。市场药物的再评价为国家药品管理部门对药物进行分类管理，如遴选国家基本药物、处方药及非处方药等提供依据。

2. 生物等效性试验　生物等效性试验是通过对受试药物制剂与参比制剂的生物利用度（药物被机体吸收利用的程度和速度）进行比较，以评价两者是否等效，从而间接地评价受试药物制剂的安全性和有效性。在受试新药已有同类参比药物，且在参比药物的药动学、药效学及安全性等数据已知的情况下，直接进行生物等效性试验可节省人力、财力及时间，因此生物等效性试验愈来愈多地应用于新药的临床评价。

新药的临床研究应遵循科学原则、伦理学原则、专业和统计学原则及相关法规，必须获得国家食品药品监督管理局的药物临床研究批文，并经有关部门检验合格方可用于临床试验。临床试验及生物等效性试验过程均必须严格遵照我国的《药物临床试验质量管理规范》（good clinic practice，GCP）实施，GCP是对临床试验全过程的标准规定，对新药的方案设计、组织、实施、分析总结、记录及报告进行了严格规定，对研究者、申报者的职责进行了明确界定，特别是对保护受试者的权益进行了严格规定。例如，临床试验需经伦理委员会批准及受试者签署知情同意书。GCP的目的是保证新药临床研究过程的规范性、科学性，保护受试者的权益，保障受试者安全。

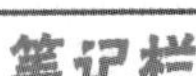

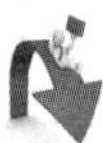

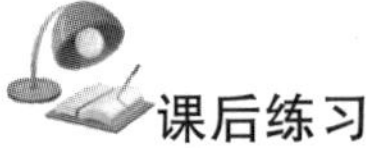

课后练习

1. 何谓新药？新药的临床药理研究包括哪些内容？
2. GCP 在哪些方面对新药临床试验进行了规定，其目的是什么？

（李　玲　胡占英）

第二章 药物效应动力学

临床任务

熟悉药物的基本作用、药物作用的选择性、药物作用的两重性、药物的量效关系，以及部分激动药、竞争性拮抗药、非竞争性拮抗药的概念；掌握与药物量效关系相关的药效学参数，受体激动药、受体拮抗药的概念；掌握受体增敏、脱敏、上调、下调的临床意义。学会运用药效学基本知识指导临床合理用药。

药物效应动力学(pharmacodynamics)简称药效学，是研究药物对机体的作用、作用机制及作用规律的科学，是指导临床合理用药、提高疗效、避免或减少不良反应的重要理论基础。

第一节　药物对机体的作用

一、药物的基本作用

不同药物对机体的作用千差万别，但其效应整体上分为两类：使机体原有功能增强，称为兴奋；使机体原有功能减弱，称为抑制。兴奋和抑制是药物作用的基本表现。同一药物对不同器官、组织的作用会有所不同，如吗啡对痛觉和呼吸中枢有抑制作用，而对支气管平滑肌则有兴奋作用；肾上腺素对心脏呈现兴奋作用，使心肌收缩力加强、心率加快等，而对支气管平滑肌则产生舒张作用。兴奋和抑制在一定条件下可以相互转化，如中枢神经系统过度兴奋可导致惊厥，持续惊厥可转变为衰竭性抑制，甚至引起死亡。

二、药物作用的选择性

药物进入机体后并不是对所有的器官或组织都产生作用，而是只对一个或几个器官或组织产生比较明显的作用，而对其他器官或组织作用不明显。药物这种对机体不同组织器官在作用性质或强度方面的差异，称为药物作用的选择性或药物的选择作用。例如，洋地黄类药物吸收后可分布到全身，但只对心肌有增强收缩力的作用，而对

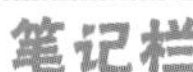
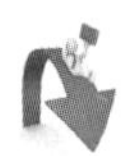

骨骼肌的作用则不明显。一般来说,选择性高的药物针对性强,不良反应少,但应用范围窄;而选择性低的药物针对性差,不良反应较多,但应用范围较广。应注意,药物的选择作用是相对的,有些与用药剂量有关。当剂量增大时,其作用范围扩大,选择性降低,如尼可刹米在治疗剂量时,可选择性兴奋延髓呼吸中枢,使呼吸加深加快,应用过量则可引起中枢神经系统广泛兴奋,甚至引起惊厥。所以临床用药时应选取适宜的剂量。药物的选择作用可作为药物分类的依据,也是临床选择用药的基础。

三、药物作用的两重性

药物对人体既有防治疾病的作用,也会产生不良反应,这便是药物作用的两重性。不良反应详见第四章,本章主要叙述防治作用,包括预防作用和治疗作用。

1. 预防作用　预防作用是指提前用药防止疾病或症状的发生,如小儿接种卡介苗预防结核病。

2. 治疗作用　治疗作用是指凡能改善患者异常的生理、生化功能或病理过程,使身体状况恢复正常的作用。根据治疗目的不同,防治作用可分为以下几种。

(1)对因治疗　对因治疗是消除原发致病因子的治疗,如使用抗菌药物杀灭病原微生物以控制感染性疾病。

(2)对症治疗　对症治疗是用药物缓解症状,减轻患者痛苦,如使用阿司匹林使发热患者体温降至正常。

一般情况下,首先考虑对因治疗。但在处理危重急症时,对症治疗比对因治疗更为迫切。如患者处于休克、惊厥、哮喘、心力衰竭等危重情况下,需立即给予对症治疗,以防病情恶化,为对因治疗争得时间。有些对症治疗还可缓解病程进展,预防并发症的发生,降低病死率,如抗高血压药的降压作用等。在临床上应根据患者病情,遵循"急则治其标,缓则治其本,标本兼治"的原则,妥善处理对因治疗和对症治疗的关系。

(3)补充治疗或替代治疗　补充治疗是指补充体内营养或代谢物质不足以治疗营养缺乏病或纠正代谢异常;而替代治疗是指补充激素以治疗内分泌功能低下。

第二节　药物的量效关系

一、药物的剂量与效应

剂量是指用药的分量。药物剂量的大小是决定药物在体内的浓度和药物效应强弱的重要因素。刚能引起效应的最小剂量或最小药物浓度称为最小有效量或最小有效浓度,也称为阈剂量或阈浓度。能引起中毒反应的最小剂量或最小药物浓度称为最小中毒量或最小中毒浓度。在最小有效量和最小中毒量之间的范围用药是安全的,称为安全范围。一般来说,在安全范围内,药物剂量越大,效应越强,超过这个范围,就可引起中毒,甚至死亡。如巴比妥类药物,小剂量可镇静,中等剂量可催眠,大剂量则引起麻醉以致麻痹。因此在防治疾病时,准确掌握药物剂量,特别是有毒药物的剂量非常重要。药典对毒性大的药物规定了极量(maximal dose),即能引起最大效应而不至

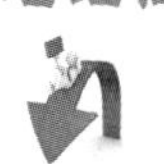
笔记栏

于中毒的剂量。临床用药时,常选择大于最小有效量而小于极量、疗效显著而相对安全的剂量为常用量。

二、量效关系和量效曲线

药物效应的强弱与其剂量或浓度呈一定关系,即量效关系。由于血药浓度高低既取决于药物的剂量,又与药物效应强弱密切相关,因此量效关系也常用浓度-效应关系表示。以药物效应为纵坐标,药物剂量或浓度为横坐标作图,即为量效曲线。量效曲线分为量反应量效曲线和质反应量效曲线。

1. 量反应的量效曲线及相关的药效学参数　有些药理效应的强弱呈连续增减的量变,可用具体数量或最大反应的百分率表示,如血压、心率、尿量、血糖的变化,其量效曲线称为“量反应”形量效曲线。以药物的剂量或浓度为横坐标,以效应强度为纵坐标作图,则量效曲线呈长尾S形(图2-1A);如将药物的剂量或浓度改用对数值,则绘制的量效曲线呈近似对称S形(图2-1B)。后一种S形曲线可用于测定药物的最小有效量、最大效应及效价强度等,便于进行同类药物的性能对比。

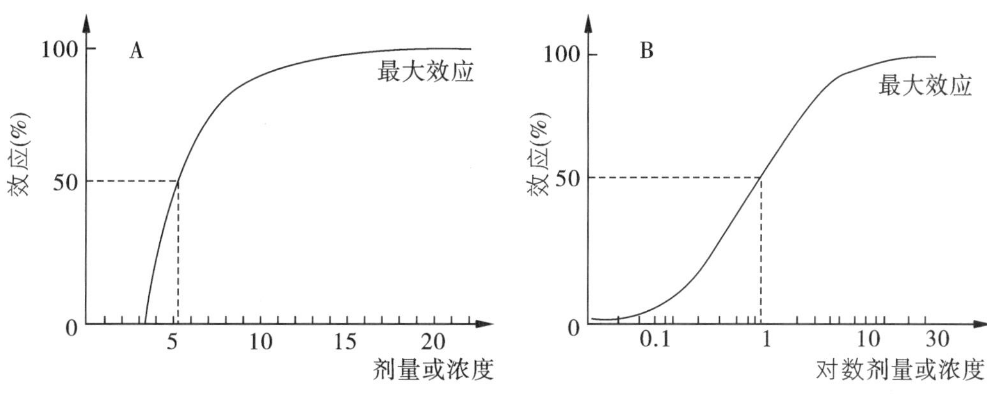

图2-1　药物作用的量效曲线

A:剂量或浓度用真数表示;B:剂量或浓度用对数表示

(1)最小有效量　如前所述。

(2)最大效应　随着剂量或浓度的增加,效应也随之增加,当效应增加到最大程度后,即使再增加剂量或浓度,效应也不再继续增强,这一药理效应的极限称为最大效应(maximal effect, E_{max})或效能。高效能药物产生的效应是低效能药物无论多大剂量都无法产生的。如吗啡是强效镇痛药,用于缓解剧痛;解热镇痛药阿司匹林是中效镇痛药,对钝痛有效,但对剧痛,剂量再大效果也不明显。

(3)效价强度　效价强度是指能引起等效反应(一般采用50%效应量)所需要的剂量。所需剂量越小,则效价越大。如10 mg吗啡的镇痛效果与100 mg哌替啶的镇痛效果相当,即吗啡的效价强度为哌替啶的10倍。

药物的最大效应与效价强度含义完全不同,在比较药物作用强弱时,不能笼统地讲某种药物比另一种药物强多少倍,一定要注意比较的标准。如利尿药以每日排钠量为效应指标进行比较,氢氯噻嗪的效价强度大于呋塞米,而后者的最大效应大于前者

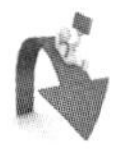
笔记栏

（图 2-2）。

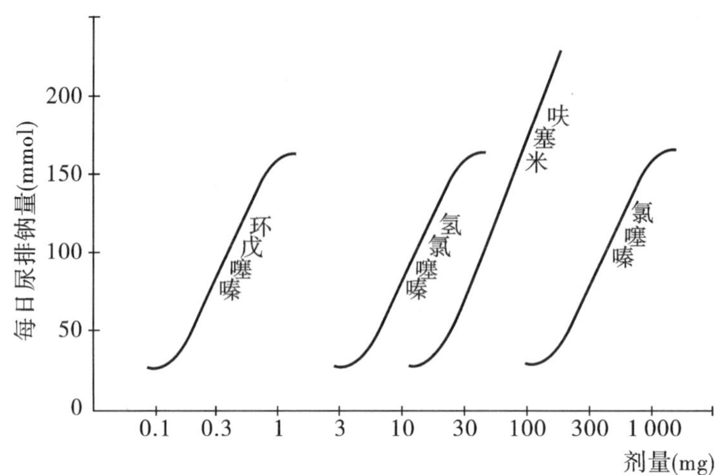

图 2-2　几种利尿药的效价强度及最大效应比较

2. 质反应的量效曲线及相关的药效学参数　有些药物的药理效应不是随着药物剂量或浓度的增减呈连续性量的变化，而表现为反应性质的变化，称为质反应。质反应以阳性或阴性、全或无的方式表现，如观察动物死亡、睡眠、麻醉、惊厥等反应。质反应的量效曲线如以阳性反应率为纵坐标，剂量或浓度为横坐标作图，则呈常态分布的倒钟形曲线。当纵坐标采用累加阳性反应率，其曲线也呈对称 S 形量效曲线（图 2-3）。其药效学参数主要有半数有效量、半数致死量和治疗指数等。

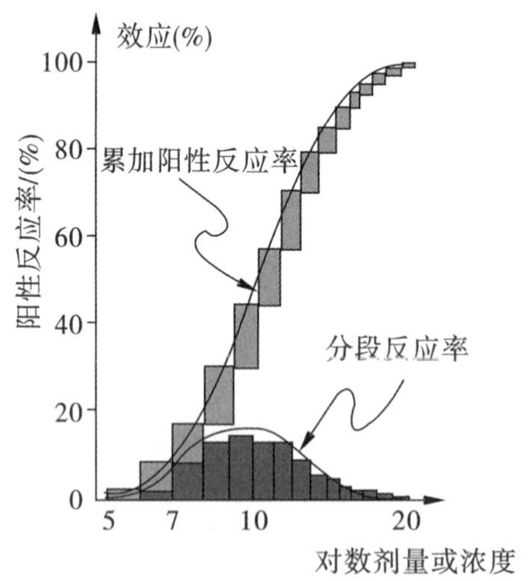

图 2-3　质反应的量效曲线

（1）半数有效量和 95% 有效量　半数有效量（median effective dose，ED_{50}）和 95% 有效量（95% effective dose，ED_{95}）分别指 50% 和 95% 的实验动物出现阳性反应时的药物剂量，它们是反映药物效应的重要参数。

（2）半数致死量和 5% 致死量　半数致死量（median lethal dose，LD_{50}）和 5% 致死

笔记栏

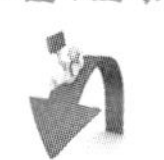

量(5% lethal dose, LD_5)分别指引起 50% 和 5% 的动物死亡的剂量，是反映药物毒性的重要参数。

(3)治疗指数　治疗指数(therapeutic index, TI)是指药物的 LD_{50} 与 ED_{50} 的比值。治疗指数用于评价药物的安全性，治疗指数大的药物相对较治疗指数小的药物安全性大，但治疗指数仅适用于治疗效应和致死效应的量效曲线平行的药物。对于两条曲线不平行的药物，即有效剂量与其致死剂量之间有重叠，还应适当参考 LD_5 和 ED_{95} 之间的距离，来衡量药物的安全性。

第三节　药物的特异性作用机制——受体学说

大多数药物的作用来自于药物与机体大分子之间的相互作用，最终引起了机体生理、生化功能的改变。药物作用机制是研究药物如何与机体细胞结合而发挥作用的。机体的每一个细胞都有着复杂的生命活动过程，因此药物的作用机制十分复杂，可分为非特异性作用机制和特异性作用机制。

一部分药物的作用主要与药物的理化性质有关，而与其化学结构关系不大。它主要通过吸附作用、渗透压改变、影响 pH 值、氧化还原反应、络合作用等引起细胞内外环境改变，产生药理作用。如甘露醇升高血浆晶体渗透压，达到消除脑水肿及渗透性利尿作用；抗酸药通过化学中和作用而使胃液酸度降低等。大多数药物则是通过不同机制参与或干扰靶器官(细胞)的特定生物化学过程而发挥特异性作用。药物特异性作用的靶点涉及受体、酶、离子通道、核酸、载体、基因等，受体学说是这一领域研究成果的突出代表。

一、受体的概念及特性

1. 受体的概念　受体是一类存在于细胞膜、细胞质或细胞核内的功能蛋白质，具有识别和结合特异性配体、介导细胞信号转导并产生生物学效应的特性。配体是指能与受体特异性结合的化学物质，可以是神经递质、激素、自身活性物质，也可以是结构与上述物质相似的药物。

2. 受体的特性　①灵敏性：受体只需与很低浓度的配体结合就能产生显著的效应；②特异性：受体对其配体具有高度特异性识别能力，能与其结构相适应的配体特异性结合；③饱和性：受体数目是一定的，因此配体与受体的结合具有饱和现象，作用于同一受体的配体之间存在竞争；④可逆性：配体可以与受体结合形成复合物，也可以从复合物上解离下来，得到原来的配体；⑤多样性：同一受体可广泛分布到不同的细胞而产生不同效应，受体多样性是受体亚型分类的基础。

二、药物与受体的相互作用及药物分类

药物与受体的相互作用，起始于药物与受体结合，改变受体的蛋白构型，引发一系列细胞内变化，进而引起特定的效应。例如，乙酰胆碱作用于运动终板的胆碱受体，则受体的构型发生改变，继而导致离子通道开放，引起细胞膜外的 Na^+ 内流和细胞膜内

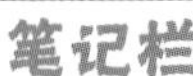

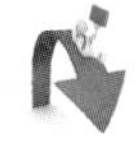

的 K^+外流，产生动作电位，而使骨骼肌收缩。

药物与受体结合产生效应必须具备两个条件：一是药物具有与受体结合的能力，即亲和力，决定药物的作用强度；二是药物与受体结合成复合物后激发生理效应的能力，即效应力，也称内在活性，决定药物作用的最大效应。据此可将与受体结合的药物分为以下几种。

1. 受体激动药　受体激动药是指与受体之间有很强的亲和力，且具有内在活性，能够引起受体兴奋的药物。受体激动药分为完全激动药和部分激动药。完全激动药有较大的亲和力和较强的内在活性，与受体结合后可产生较强的激动作用。部分激动药与受体的亲和力较大，但内在活性较弱，只能产生较弱的受体激动效应。部分激动药具有激动药与拮抗药的双重特性，单用时表现为较弱的激动作用，当其与激动药合用时，在其达最大激动效应之前，会与激动药产生协同作用，当其达最大效应时，则因与激动药竞争受体而发挥拮抗激动药的作用。

2. 受体拮抗药　受体拮抗药是指与受体之间有很强的亲和力，但没有内在活性，即能与受体结合但不能引起受体兴奋，并竞争性地阻碍激动药与受体结合的药物，也称为受体阻断药。

受体拮抗药分为竞争性拮抗药和非竞争性拮抗药。竞争性拮抗药与激动药竞争相同受体，其结合是可逆的，增加激动药的剂量，与拮抗药竞争结合部位，可使激动药量效曲线平行右移，但最大效能不变（图 2-4A）。如阿托品是乙酰胆碱的竞争性拮抗药。非竞争性拮抗药与受体不可逆结合或结合后改变效应器的反应性，当与激动药合用时，不仅使激动药的量效曲线右移，而且也降低其最大效能（图 2-4B）。如长效 α 受体阻断药酚苄明就属于此类药物。

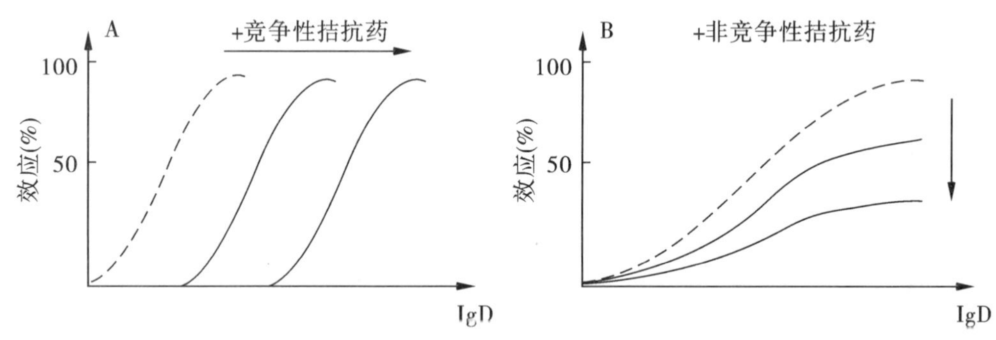

图 2-4　竞争性拮抗药和非竞争性拮抗药与受体激动药合用的量效曲线

三、受体调节

受体在数目、亲和力和效应方面，受机体生理、病理或药物等因素的影响而发生的变化称为受体调节。受体调节是维持机体内环境稳定的一个重要因素，根据调节结果可分为下列几种情况。

1. 受体脱敏　受体脱敏是指长期使用受体激动药后，组织或细胞对激动药的敏感性和反应性下降的现象。如久用 β 受体激动药沙丁胺醇治疗哮喘，可导致疗效降低。

2. 受体增敏　受体增敏是指长期应用拮抗药，导致组织或细胞对激动药的敏感性

笔记栏

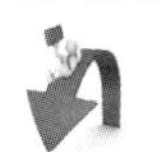

和反应性增强的现象。如长期应用β受体阻断药时，突然停药可致血压升高、心动过速甚至心肌梗死等“反跳现象”，正是β受体敏感性增高而对体内的递质去甲肾上腺素产生强烈反应所致。

若受体的调节性改变只表现为数量（或密度）的变化，则分别称为下调和上调。

临床用药实例 2-1

患者，女性，58岁。有高血压、冠心病病史，就诊前几天心前区闷痛发作频繁，伴头胀，血压145/95 mmHg。医嘱：普萘洛尔10 mg，3次/d。治疗2个月余，血压控制良好，心绞痛未再发作，患者自行停药。停药后第2天，患者心绞痛再次发作，测得血压150/100 mmHg。

问题：此病例说明了什么？为什么突然停用普萘洛尔会导致上述症状？

四、受体学说与临床用药

受体学说不仅在理论上具有重要的地位，对临床实践也有很强的指导意义。近三十年来，受体学说已渗透到临床医学各个学科，在某些疾病的病理机制阐述、诊断、治疗、合理用药等方面都取得了丰硕的成果。

1. 受体异常相关疾病病因的阐明及诊治　目前已肯定，某些疾病是因受体异常引起的，其中有遗传性的，也有因对受体产生了自身抗体而导致疾病。例如，有关重症肌无力的记载已有300多年的历史，该病主要表现为骨骼肌收缩无力，甚至导致呼吸肌麻痹。此前由于病理机制长期不明，主要用抗胆碱酯酶药缓解症状。近四十年来研究发现该病患者的骨骼肌胆碱受体只有正常人的1/10～1/5，且患者血清中存在胆碱受体的抗体，因此，临床治疗时多加用糖皮质激素和免疫抑制剂以提高疗效。

2. 药物疗效和不良反应与受体的关系　根据受体学说，通过特异受体产生效应的药物，其疗效强弱取决于受体数目和亲和力。例如，糖尿病患者有些是由于机体不能合成足够的胰岛素或合成的胰岛素结构不正常而发病，有些则是机体虽然能正常分泌胰岛素，但体内缺乏足够的胰岛素受体而发病。对于前者，可通过补充胰岛素来治疗；对于后者，即使补充胰岛素也不能达到理想的治疗效果。

药物的一些特定不良反应与其作用于特定受体有关。如氯丙嗪引起的锥体外系反应是阻断多巴胺受体引起；普萘洛尔诱发哮喘是支气管平滑肌β受体被阻断所致；吗啡的呼吸抑制是由于呼吸中枢阿片受体被兴奋。掌握这些规律，对临床上正确处理这些药物的不良反应是非常有益的。

3. 指导药物的合理联合应用　受体学说的发展为合理联合用药提供了理论依据。按受体理论，同一受体的激动药与拮抗药一般不能合用，否则会使药效明显减弱。但有时利用拮抗药对激动药的拮抗作用，可减弱或消除激动药的某一方面作用，而使其另一方面作用更好地发挥，如α受体阻断药与去甲肾上腺素联合应用治疗休克，其目的是利用α受体阻断药对抗去甲肾上腺素对α受体的激动作用，而保留去甲肾上腺

笔记栏

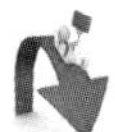

素激动β受体的强心作用。在药物过量中毒时,利用激动药和拮抗药的相互作用,可达到特异性解毒作用,如阿托品过量中毒时,可用M受体激动药毛果芸香碱来解救。

课后练习

一、名词解释

1. 药物作用的选择性
2. 药物作用的两重性
3. 治疗指数
4. 药物的效能
5. 效价强度
6. 受体激动药
7. 受体拮抗药

二、单项选择题

1. 某一药物对受体既有较强的亲和力,又有较强的内在活性,这一药物是(　　)
   A. 竞争性拮抗药　B. 非竞争性拮抗药
   C. 激动药　D. 部分激动药
   E. 拮抗药
2. 药物激动或阻断相应受体,取决于(　　)
   A. 药物的化学结构　B. 药物剂量大小
   C. 药物与受体亲和力　D. 药物有无内在活性
   E. 药物的脂溶性
3. 药物的治疗指数是指(　　)
   A. LD_{50}与ED_{50}的比值　B. ED_{50}与LD_{50}的比值
   C. ED_{95}与LD_{5}的比值　D. ED_{99}与LD_{1}的比值
   E. LD_{5}与ED_{95}的比值
4. 受体阻断药的特点是(　　)
   A. 对受体有亲和力而无内在活性　B. 对受体无亲和力而有内在活性
   C. 对受体既有亲和力又有内在活性　D. 对受体内在活性大而亲和力小
   E. 对受体既无亲和力又无内在活性
5. 治疗指数最大的药物是(　　)
   A. A 药 $LD_{50}=100$ mg,$ED_{50}=25$ mg　B. B 药 $LD_{50}=150$ mg,$ED_{50}=100$ mg
   C. C 药 $LD_{50}=100$ mg,$ED_{50}=50$ mg　D. D 药 $LD_{50}=50$ mg,$ED_{50}=10$ mg
   E. E 药 $LD_{50}=50$ mg,$ED_{50}=20$ mg
6. 竞争性拮抗药可使激动药的量效曲线(　　)
   A. 平行左移,最大效应不变　B. 平行右移,最大效应不变
   C. 平行左移,最大效应变小　D. 平行右移,最大效应变小
   E. 平行左移,最大效应变大

三、简答题

1. 举例说明什么是对因治疗和对症治疗,分析两者的临床意义。
2. 受体激动药与受体拮抗药有何区别?

(李　玲　刘亚敏)

第三章 药物代谢动力学

临床任务

熟悉药物的药物代谢动力学基本原理；掌握简单扩散的影响因素、药物与血浆蛋白结合对药物作用的影响，以及首关效应、药酶诱导剂、药酶抑制剂、肝肠循环、恒比消除、恒量消除、生物利用度、表观分布容积、半衰期、清除率、稳态浓度等概念及其临床意义。学会运用药物代谢动力学知识指导临床合理用药。

临床用药实例 3-1

患者，男性，38 岁。因受凉感冒，流涕、流泪、打喷嚏、头痛、发热，体温 39.8 ℃。按药品说明书自行服用酚麻美敏片（泰诺），1 片/次，4 次/d。次日病情略有好转，但体温仍为 38.2 ℃。患者治病心切，又购买抗感冒药复方氨酚烷胺胶囊（快克）与泰诺同时服用，也按说明书服用，1 粒/次，2 次/d。第 4 天，患者出现昏睡、注意力障碍、激动、精神错乱等临床表现，医院诊断为对乙酰氨基酚过量致肝坏死。

问题：上述两种药物均为非处方药，该患者服用时又都是严格按药品说明书使用，为什么会出现肝坏死呢？

药物代谢动力学简称药动学，是研究药物在体内变化规律的科学。它的研究内容包括两部分：一是药物在体内吸收、分布、生物转化、排泄的基本过程（图 3-1）；二是机体内血药浓度随时间变化的动态规律。

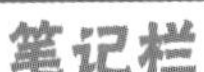

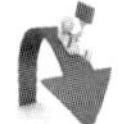

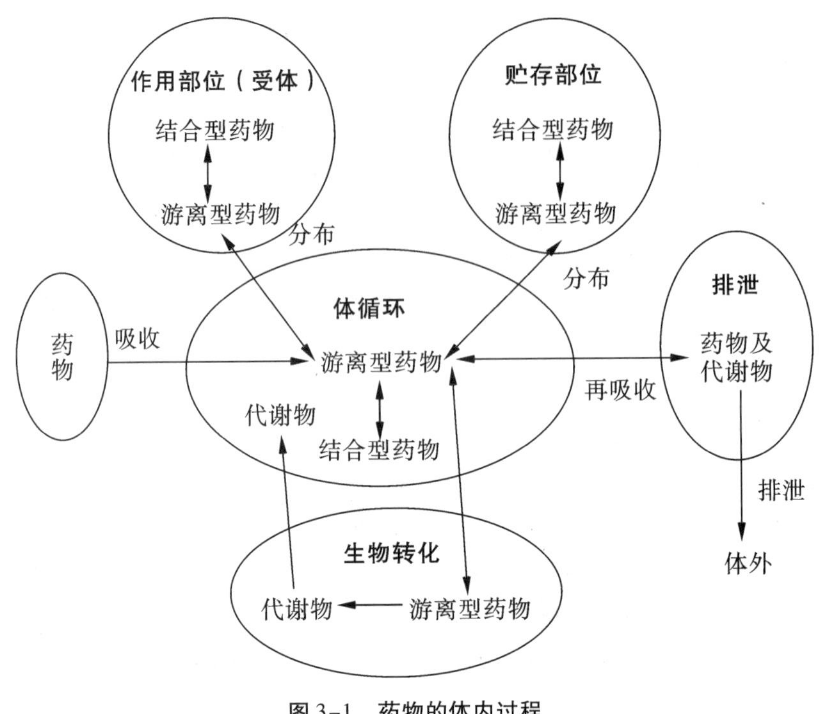

图 3-1　药物的体内过程

第一节　药物的跨膜转运

药物在体内被吸收、分布、生物转化和排泄时，要通过各种细胞膜。尽管各种细胞结构不尽相同，但药物转运的基本过程是相似的。药物通过生物膜的过程称为药物的跨膜转运，其方式有简单扩散（脂溶性扩散）、滤过（水溶性扩散）和载体转运（包括主动转运和易化扩散）等。

1. 简单扩散　简单扩散是大多数药物在体内的转运方式。简单扩散以药物的浓度梯度为动力，药物从生物膜高浓度一侧向低浓度一侧进行转运，不消耗能量，不需要载体。当膜两侧浓度达平衡时，转运即保持在动态稳定状态。

影响药物简单扩散的主要因素是药物的脂溶性、极性和解离度。由于生物膜主要是液态脂质构成的，药物的脂溶性越大，越易溶于生物膜基质而通过生物膜，而水溶性大的药物则不易透过生物膜。极性小的药物，脂溶性高，容易跨膜转运；极性大的药物，脂溶性低，不易跨膜转运。而解离型的药物极性大、脂溶性较低，难以通过生物膜。药物的解离度受体液 pH 值的影响，药物多为弱酸性或弱碱性，在体液中均有一定程度的解离，弱碱性药物在酸性体液中易于解离，弱酸性药物在碱性体液中易于解离。所以，当生物膜两侧的 pH 值不同时，弱酸性药物易由较酸侧进入较碱侧，而弱碱性药物易由较碱侧进入较酸侧；当转运达到平衡时，弱酸性药物在较碱侧的浓度大于较酸侧的浓度，而弱碱性药物在较酸侧的浓度大于较碱侧的浓度。

2. 滤过　滤过是指小分子水溶性药物通过生物膜上的膜孔进行扩散，如肾小球对

笔记栏

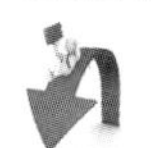

药物的滤过。其扩散速度受药物分子大小、静水压的影响。

3. 载体转运　载体转运包括主动转运和易化扩散。

(1)主动转运　主动转运是药物依靠生物膜中的特异性载体,从低浓度一侧向高浓度一侧的转运。其特点是需要载体,消耗能量,有饱和现象和竞争性抑制现象。同一载体同时转运2种及2种以上药物时可出现竞争性抑制。少数与正常代谢物相似的药物,如5-氟尿嘧啶、甲基多巴等以主动转运方式吸收。

(2)易化扩散　易化扩散是通过特异的载体或离子通道,顺浓度差或电化学差,不耗能的跨膜转运,有饱和现象,可出现竞争性抑制。维生素 B_{12} 经胃肠道吸收、葡萄糖进入红细胞内、甲氨蝶呤进入白细胞等均以此方式转运。

第二节　药物的体内过程

一、吸收

药物从用药部位通过跨膜转运进入血液循环的过程,称为药物的吸收。药物吸收的快慢和吸收量的多少,直接影响药物的作用强度和速度。不同给药途径造成了不同的药物吸收环境,因而表现出不同的吸收特点。

1. 口服　口服给药主要通过胃肠吸收。胃黏膜较厚,表面有较厚的黏液且面积小,吸收的药量较少。小肠黏膜薄,血流丰富,吸收面积大,吸收的药量多。

影响胃肠吸收药物的因素主要有以下几个方面。①胃肠排空速度:胃排空速度决定了药物进入小肠的快慢,胃排空速度快,药物进入小肠快,药物吸收快;反之则吸收慢。②胃肠液的pH值:在胃液酸性环境下,弱酸性药物不易解离,容易被胃黏膜吸收;弱碱性药物易解离,则不易吸收。小肠内的pH值为4.8~8.2,弱酸性药物和弱碱性药物均易被吸收。抗酸药等可改变胃肠液的pH值,影响其他药物的吸收。③胃肠道内容物间的相互影响:食物可影响某些药物的吸收,如浓茶中含有大量鞣酸,可与铁制剂发生沉淀,阻碍铁的吸收;而胃酸则有助于 Fe^{3+} 还原成 Fe^{2+},促进铁的吸收。药物相互间也可引起理化性质的改变,影响吸收,如铁制剂与四环素类药物合用,会形成不可溶的复合物,使彼此的吸收均减少。④固体药物的崩解速度:固体药物崩解后,释出有效成分,才能在胃肠吸收。崩解速度越快,则吸收越快。

有些经胃肠道吸收的药物在进入体循环之前,被胃肠及肝细胞药物代谢酶破坏掉一部分,使进入体循环的药量减少,这种现象称为首关效应或首关消除、首过消除。如口服硝酸甘油后,受首关效应的影响,约90%的药物被灭活。

口服是最常用的给药方法,具有简便、安全、经济的优点,适用于大多数药物和患者。但因吸收较慢,显效时间长,不适宜用于急救、昏迷、抽搐、急重症者,呕吐、吞咽困难及严重腹泻患者也不宜口服给药。

2. 注射给药　注射给药吸收完全、起效迅速,可避免胃肠液中酸、碱及消化酶对药物的影响,可避开首关效应。

影响吸收的因素有以下几个方面。①注射部位的血流量:组织血管丰富,血流充足,吸收药物的速度明显加快。②药物在组织间液的溶解度:药物呈溶解状态,吸收顺

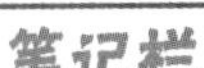
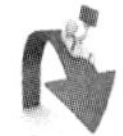

利。少数药物(如地西泮、苯妥英钠及地高辛等)水溶性很低,吸收慢而不规则。③注射药物的剂型:水溶液吸收迅速,混悬液吸收慢而作用持久。

凡不宜口服给药时可选择注射给药,特别是静脉注射常用于急救,但注射给药操作复杂,与口服相比,不够方便、经济和安全。常用的注射方法有以下几种。

(1)皮内注射　皮肤内神经末梢丰富而血流量少,主要用于所需药量较小的皮内试验、预防接种等。

(2)皮下注射　皮下注射是将药液注射于皮下组织,此方法吸收速度快于口服、慢于肌内注射,吸收缓慢、均匀,药效维持时间较长。刺激性强的药物、油剂不宜进行皮下注射。皮下注射药量较小(1 ~2 mL)。

(3)肌内注射　肌肉与皮下组织相比,血流量丰富而神经末梢较少,因此肌内注射给药时药物吸收速度快于皮下注射而疼痛较皮下注射轻。值得注意的是,当患者心功能不全、休克等原因导致周围循环衰竭时,外周血流量少而缓慢,肌内注射或皮下注射均难奏效。水溶液、油剂、混悬液都可进行肌内注射,但刺激性很强的药物不宜肌内注射,以免引起局部组织坏死。肌内注射药量一般为 1 ~5 mL。

(4)静脉注射或静脉滴注　即将药液直接注入或滴入静脉。药物直接进入血液而迅速起效,特别适用于危重患者的抢救。但静脉注射危险性较大,尤其是药液浓度高或注射速度过快时,可引起严重的不良反应。静脉给药时要求药物制剂必须澄明、无沉淀、无异物、无热原,不引起溶血、凝血反应或蛋白质凝固等。油剂、混悬液及含有气泡的药液均不可静脉给药,以免发生栓塞;某些浓度高、刺激性强的药物也可静脉给药,但注射时不能将药液漏出血管外。

3. 吸入给药　肺泡血流丰富且总面积较大,肺泡和毛细血管的细胞壁较薄,有利于药物快速、大量吸收。气体、挥发性液体或分散在空气中的固体药物都可穿过肺泡壁迅速吸收。吸入给药的缺点是药物对呼吸道有刺激性。

4. 舌下给药　舌下给药可通过舌下静脉迅速吸收。因药物不经过门静脉而进入全身血液循环,可避开首关效应。但舌下给药吸收面积小,药物不易溶出,只有少数用量小且脂溶性高的药物可采取舌下给药,如硝酸甘油片等。

5. 直肠给药　药物以简单扩散方式吸收,吸收面积小,吸收慢而不规则,仅用于少数刺激性强的药物或不能口服给药的患者。直肠中、下段给药可避开首关效应,而直肠上段给药则不能完全避开首关效应。

6. 皮肤和黏膜给药　皮肤的吸收能力很差,只有脂溶性较高的药物才能通过皮肤吸收。如有机磷酸酯类脂溶性较高,可通过皮肤吸收引起中毒。在制剂中加入促皮吸收剂如氮酮等,会促进吸收,经皮肤给药后可达到局部或全身疗效。如硝酸甘油贴剂贴于前臂内侧或胸前区可预防心绞痛发作。黏膜吸收能力较皮肤强,如鼻腔黏膜吸收面积大,血管丰富,吸收迅速。

二、分布

药物吸收入血后,从血液跨膜转运到各组织、器官的过程,称为药物的分布。药物的体内分布具有下列特点。①药物先向血流量相对多的组织器官分布,然后向血流量相对少的组织器官转移,这种现象称为再分布。如静脉麻醉药硫喷妥钠进入机体后,迅速分布到血流量相对较大的脑组织中,产生麻醉作用,然后向脂肪组织转移,麻醉作

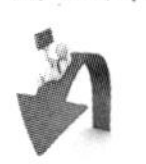

用又迅速消失。②药物的体内分布有明显的选择性，多数呈不均匀分布。③给药后经过一段时间，血液和组织器官中的浓度达到相对平衡，此时血药浓度可间接反映靶器官的药物浓度，后者决定药效强弱。药物的分布部位和作用部位之间并没有绝对的对应关系，如强心苷选择性地作用于心脏，却广泛分布在骨骼肌和肝。

影响药物分布的因素主要有以下几个方面。

1. 药物与血浆蛋白结合　大多数药物在血浆中可与血浆蛋白产生不同程度的可逆性结合，与血浆蛋白结合的药物称为结合型药物，未与血浆蛋白结合的药物称为游离型药物。结合型药物是药物的暂时贮存形式，其特点：分子量变大，不易透过毛细血管壁进入其他组织；暂时失去药理活性；不被代谢转化；不被肾排泄。游离型的药物可透过毛细血管壁分布到组织、器官，具有药理活性。结合型和游离型的药物始终处在动态平衡的状态，当血液中游离型药物的浓度随着分布、消除而降低时，结合型药物可随时释放出游离药物。因此药物与血浆蛋白的结合能够影响药物在体内的分布、转运速度、作用强度及消除速率。药物与血浆蛋白结合的越多，游离型药物越少，发挥作用越慢，但维持时间越长。反之发挥作用快，但维持时间短。药物与血浆蛋白的结合是非特异性的，同时应用两个结合点相同且与血浆蛋白结合率都很高的药物，可发生竞争性置换。如抗凝血药华法林与血浆蛋白的结合率高达99%，当与保泰松合用时，结合型的华法林被置换下来，使血浆内游离型的华法林浓度增加，抗凝血作用增强，可造成严重的出血。

2. 组织器官的血流量　药物必须通过血液循环才能分布到各组织器官，脑、心、肝、肾等器官中血管丰富，血流量大，因此这些器官药物的分布较快，能较迅速地达到较高的浓度。而血流量小的组织如肌肉、皮肤、脂肪和其他多数内脏器官，分布的速度较慢。

3. 体液pH值　药物在体内的分布受体液pH值的影响，细胞内液pH值为7.0，细胞外液pH值为7.4。弱酸性药物在细胞外液的解离度比细胞内液高，不容易由细胞外液扩散到细胞内液。相反，弱碱性药物在细胞外液的解离度低于细胞内液，药物容易从细胞外扩散到细胞内液。改变体液的pH值，则可改变药物的分布方向，如弱酸性药物巴比妥类中毒时，可用碳酸氢钠碱化血液或尿液，促进巴比妥类药物从组织向血液转运，并可使肾小管的重吸收减少，加速药物随尿排出。

4. 药物与组织的亲和力　有些药物对某些组织有特殊的亲和力，使药物集中分布在这些组织中。如碘对甲状腺组织有较高的亲和力，在甲状腺中的浓度比血浆中高25倍；氯喹在肝内浓度比血浆中的浓度高200～700倍。有的药物与组织可发生不可逆结合而引起毒性反应，如四环素类与钙形成络合物沉积于骨骼及牙齿中，导致牙齿变黄或畸形。

5. 体内的某些屏障　体内一些特殊屏障对药物的分布产生一定影响，主要有以下几种。

(1) 血脑屏障　大多数药物难以通过此屏障，只有分子量小、脂溶性高及少数水溶性药物可以通过血脑屏障。新生儿及发生炎症时其通透性可增加。如健康人即使注射大剂量青霉素，也难以进入脑脊液，而患脑脊髓膜炎时，血脑屏障对青霉素通透性增加，脑脊液中可达到有效治疗浓度。在治疗脑部疾患时，应选择容易通过血脑屏障的药物。反之，则应选择难以通过血脑屏障的药物，以减少中枢神经系统的不良反应。

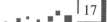

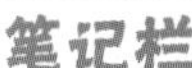

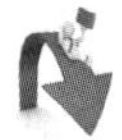

（2）胎盘屏障　胎盘屏障是指由胎盘将母体与胎儿血液隔开的屏障，其通透性和一般生物膜没有明显区别。脂溶性较高的药物，如全麻药、镇痛药和巴比妥类等均可通过胎盘屏障而抑制胎儿的中枢神经系统。有些药物有潜在的致畸作用或对胎儿有毒性，故孕妇用药时应特别谨慎。如甲氨蝶呤在妊娠早期可致畸胎，临产妇用吗啡可致新生儿呼吸抑制等。

三、生物转化

药物的生物转化又称为代谢，是指药物在体内发生化学结构的变化。药物生物转化是药物终止作用、促进排泄的重要环节，与药物作用强度及持续时间有着密切关系。各种药物在体内的转化过程不完全相同，有些药物需经过多次变化。

1. 药物生物转化的方式　药物的生物转化过程一般分两个时相进行：Ⅰ相反应是机体向原型药物分子加入或从原型药物分子去除某个极性基因的过程，包括氧化、还原、水解反应。大多数药物经过Ⅰ相反应转化为无活性的物质，称为灭活。少数药物经转化后仍具有药理活性，但作用较原型药物弱。个别药物本身不具有药理活性，必须经过转化后才具有药理活性，称为活化，如环磷酰胺必须在体内羟基化后才发挥抗肿瘤作用等。Ⅱ相反应即结合反应，结合后的产物一般药理活性进一步降低甚至消失，水溶性增大，便于经肾排出。

2. 药物生物转化的场所及酶系　机体转化药物的主要器官是肝，其次是肠、肾、肺、血浆等。生物转化过程需要各种酶的参与并进行催化，其中与生物转化有关的酶系主要有以下两类。

（1）微粒体酶　微粒体酶主要指存在于肝细胞滑面内质网上的细胞色素 P_{450} 酶系，有 100 余种同工酶，是催化药物代谢的主要酶系，故称为肝微粒体药物代谢酶，简称肝药酶或药酶。其特性：①选择性低，能催化多种药物；②因种属、民族、地域等不同而呈现多态性；③可受遗传、年龄、营养状态、机体状态、疾病、用药等因素影响而产生明显的个体差异，即变异性。

（2）非微粒体酶　非微粒体酶主要存在于肝、肠、肾细胞的细胞质、线粒体和血浆中，可催化葡萄糖醛酸结合反应以外的化学反应。有些酶具有专一性，如胆碱酯酶水解乙酰胆碱，单胺氧化酶转化单胺类药物。

3. 酶促作用和酶抑作用　许多药物可以改变药酶的活性，影响药物的转化速度，从而改变药物的作用强度和维持时间。

（1）酶促作用　又称为酶诱导作用，即某些药物能增强药酶活性或促进药酶的合成作用，从而加速其本身或其他药物代谢。具有酶促作用的药物称为药酶诱导剂，可使其本身和另一些药物代谢速率加快，如苯巴比妥既能加速其本身的代谢，又能促进苯妥英钠、双香豆素类等药物的代谢，从而使其本身或后者的药效降低。

（2）酶抑作用　即某些药物具有抑制药酶活性的作用，与其他药物合用时，可使这些药物的代谢减少、作用加强或延长，甚至产生毒性反应。具有酶抑作用的药物称为药酶抑制剂，可使另一些药物代谢速率减慢，如氯霉素可减慢苯妥英钠的代谢，而使后者药效增强，甚至引起中毒反应。

四、排泄

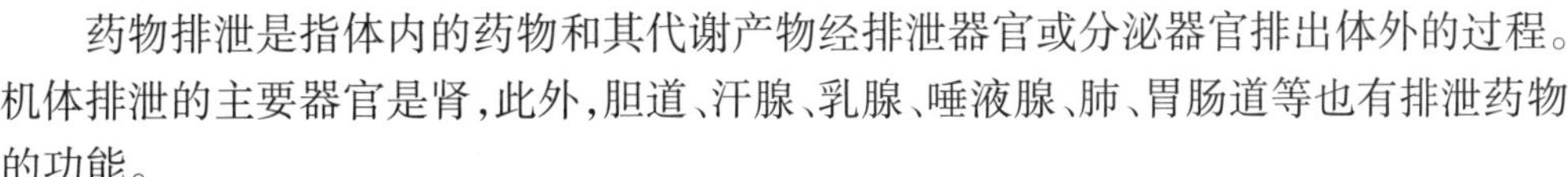

药物排泄是指体内的药物和其代谢产物经排泄器官或分泌器官排出体外的过程。机体排泄的主要器官是肾，此外，胆道、汗腺、乳腺、唾液腺、肺、胃肠道等也有排泄药物的功能。

1. 肾排泄　肾对药物的排泄方式为肾小球滤过和肾小管分泌。肾小管重吸收是对已经进入尿内药物的回收再利用过程。

（1）肾小球滤过　肾小球毛细血管膜孔较大，除血细胞成分、较大分子的物质及与血浆蛋白结合的结合型药物外，未结合的游离型药物及其代谢产物均可经肾小球滤过。

（2）肾小管分泌　肾小管分泌是有载体参与的主动转运过程，分别通过有机酸转运系统和有机碱转运系统向管腔内分泌弱酸类和弱碱类药物。分泌机制相同的两类药物合用时，经同一载体转运可产生竞争性抑制。例如，青霉素同丙磺舒合用，丙磺舒竞争性抑制青霉素的分泌，可减少青霉素的排泌，使作用时间延长。同理，噻嗪类利尿药、水杨酸盐、保泰松等可与尿酸竞争肾小管分泌而引起高尿酸血症，诱发痛风。

（3）肾小管重吸收　经肾小球滤过进入肾小管的药物，因原尿中的水分重吸收，使尿中药物浓度升高，当超过血浆浓度时，脂溶性大、极性低的药物被重吸收回血浆，而极性高、水溶性大的代谢物不被重吸收而随尿排泄。弱酸性药物在酸性尿中解离度小、脂溶性大，易被重吸收，因此排泄较慢；而在碱性尿中解离度大、水溶性大，不易被重吸收，排泄加快。弱碱性药物则与此相反。因此，改变尿液的 pH 值，可加速或延缓药物的排泄。例如，巴比妥类、磺胺类、水杨酸类等弱酸性药物中毒时，常应用碳酸氢钠碱化尿液，使药物的解离度增加，重吸收减少，排出加快。

2. 胆汁排泄　某些药物及其代谢物可随胆汁排入肠道。经胆汁排泄的药物胆道内浓度较高，可用于胆道疾病的治疗，如红霉素、四环素、利福平等可治疗胆道感染。经胆汁排入肠腔的药物部分可再经小肠上皮细胞吸收经肝进入血液循环，称为肝肠循环。有肝肠循环的药物排泄缓慢，易引起蓄积中毒；若中断其肝肠循环，则半衰期和作用时间均可缩短。例如，洋地黄毒苷口服吸收后约有 26% 形成肝肠循环，使药物作用时间明显延长；中毒时，口服考来烯胺可在肠内和洋地黄毒苷形成络合物，中断肝肠循环，加快其从粪便中排泄。

3. 乳汁排泄　乳汁较血液偏酸性，因而碱性药物，如吗啡、奎宁、阿托品等生物碱易进入乳腺管。故哺乳期妇女用药时应注意。

第三节　药动学的基本原理

在药物的吸收、分布、代谢和排泄过程中，始终伴随着血浆药物浓度随时间变化而变化的动态过程，称为药物的速率过程或动力学过程。药动学参数的计算能够定量地反映药物在体内的动态变化规律，是临床制订给药方案和调整用药剂量的重要依据。

笔记栏

一、血药浓度变化的时间过程

1. 血药浓度-时间曲线　单次非静脉给药后，在不同时间采取血液样本，测定血药浓度，以时间为横坐标、血药浓度为纵坐标，绘出血药浓度随时间变化而升降的曲线，称为血药浓度-时间曲线，简称药时曲线或时量曲线（图 3-2）。通过单次给药后的药时曲线，可以反映出药物在体内吸收、分布、代谢及排泄之间的关系。曲线的升段表示药物的吸收速度大于消除速度；曲线峰值表示吸收速度等于消除速度；曲线的降段表示吸收速度小于消除速度。时量曲线的时间段反映药物在体内的时间过程，包括潜伏期、持续期、残留期。潜伏期是指给药后到开始呈现疗效或刚达到最小有效血药浓度的时间；持续期是药物维持最小有效血药浓度或基本疗效的时间；残留期是指体内药物降至最小有效浓度以下，到自体内完全消除的时间。此外，还能通过达峰时间、血药峰值浓度等指标，反映起效快慢及药效的强弱。药时曲线与坐标轴之间围成的面积即为曲线下面积（area under the curve，AUC）。若将图 3-2 中纵坐标“血药浓度”改为“药物效应”，该曲线则表示药物效应随时间变化的过程，即为时效曲线，形态和分期不变。

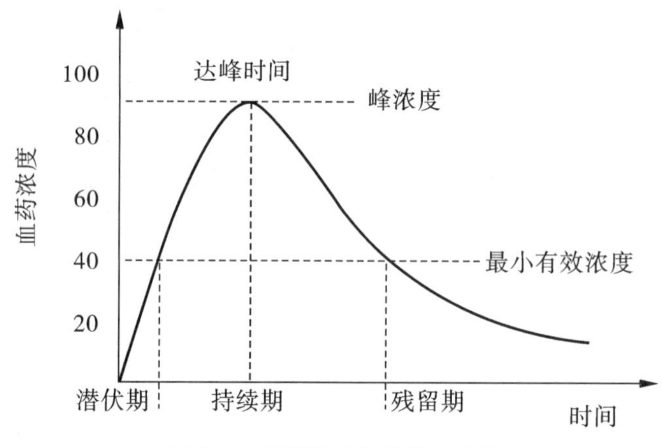

图 3-2　非静脉给药的药时曲线

2. 消除动力学　药物在体内经转化、贮存或排泄，使药理活性降低或消失的过程称为药物的消除。按药物消除速率与血药浓度之间的关系特征，药物的消除分为恒比消除（一级动力学消除）和恒量消除（零级动力学消除）两种形式。

（1）恒比消除　恒比消除是指单位时间内药物按恒定的比例消除，消除速率与血药浓度的高低相关，血药浓度越高，单位时间内消除药物的量越多，当血药浓度降低后，药物消除量也按比例下降。当机体消除功能正常，用药量又未超过机体的最大消除能力时，绝大多数药物是按恒比方式消除的。

（2）恒量消除　恒量消除是指单位时间内药物按恒定的量进行消除。药物的消除速率与血药浓度的高低无关，单位时间内消除的药量相等。

当机体消除功能低下或用药量超过机体最大消除能力时，机体按恒量方式消除药物；当药物浓度降低到一定程度时，则按恒比方式消除药物。例如，人在饮酒过量时，血中乙醇浓度过高，受肝脱氢酶活性的限制，机体只能以最大能力消除乙醇，即按恒量

笔记栏

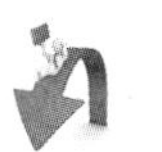

消除;当乙醇浓度下降至最大消除能力以下时,则按恒比消除。除了乙醇,苯妥英钠、阿司匹林、双香豆素类等药物也常出现恒量消除。

二、药动学常用参数及其意义

药物进入机体后在作用部位和体液中的浓度是随时间而不断变化的。药物动力学就是用动力学的基本原理,通过数学的方法推导出体内药量与时间的关系式,求出相应的动力学参数来描述药物在体内的吸收、分布、代谢和排泄的过程。

1. 生物利用度　生物利用度(bioavailability,F)是指经任何给药途径给予一定剂量的药物后到达全身血液循环内药物的百分率。其影响因素主要是制剂的质量和给药途径。

通常以血管内(如静脉注射)给药所得时量曲线下面积为100%,再与血管外给药(如口服、肌内注射、舌下给药等)所得曲线下面积相除,可得到经过吸收过程而实际到达体循环的绝对生物利用度,以此评价同一种药物经不同给药途径的吸收程度。相对生物利用度用于评价不同厂家同一种制剂或同一厂家的不同批号药品间的吸收情况是否相近或等同,如果有较大差异,将导致药效方面的较大改变。绝对生物利用度及相对生物利用度计算公式如下。

$$\text{绝对生物利用度} = \frac{\text{非血管内给药的曲线下面积}}{\text{血管内给药的曲线下面积}} \times 100\%$$

$$\text{相对生物利用度} = \frac{\text{被测制剂的曲线下面积}}{\text{标准制剂的曲线下面积}} \times 100\%$$

2. 表观分布容积　表观分布容积(apparent volume of distribution,V_d)是指理论上药物均匀分布应占有的体液容积。其计算公式如下。

$$V_d = \frac{FD}{C}$$

公式中,F 为生物利用度,D 为给药剂量,C 为血药浓度。V_d的单位为 L 或 L/kg。所测得 V_d并非药物在体内真正占有的体液容积,仅反映药物在组织中分布的广泛程度。

V_d的临床意义:①根据药物的 V_d可以计算产生期望药物浓度所需要的给药剂量;②根据 V_d可推测药物分布范围,如一个 70 kg 体重的正常人,V_d为 5 L 左右时表示药物大部分分布于血浆;V_d在 10 ~20 L 时则表示药物分布于全身体液中;V_d>40 L 时则表示药物分布到组织器官中;V_d>100 L 时则表示药物集中分布至某个器官内或大范围组织内,前者如碘集中于甲状腺,后者如骨骼肌或脂肪组织等。在相同条件下,血药浓度高,V_d值小;血药浓度低,V_d值大。

3. 半衰期　半衰期(half-life,$t_{1/2}$)通常是指血浆消除半衰期,是血浆药物浓度下降一半所需要的时间。$t_{1/2}$反映药物的消除速度,如青霉素 G 的 $t_{1/2}$为 0.5 ~1 h,说明消除快,不易蓄积。按恒比消除的药物其 $t_{1/2}$是恒定不变的,不受血药浓度和给药途径的影响。但当肝肾功能不全时,药物的 $t_{1/2}$延长。可通过测定患者的肝肾功能调整用药剂量及给药间隔时间。

$t_{1/2}$的意义:①药物分类的依据,根据 $t_{1/2}$长短可将药物分为 5 类,即超短效($t_{1/2}$<1 h)、短效类($t_{1/2}$为 1 ~4 h)、中效类($t_{1/2}$为 4 ~8 h)、长效类($t_{1/2}$为 8 ~24 h)和超长效

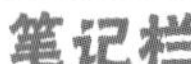
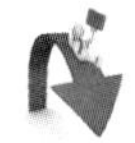

（$t_{1/2}$>24 h）；②确定给药间隔时间，一般情况下参照 $t_{1/2}$ 确定给药间隔时间；③预测药物基本消除所需的时间，1 次给药后停药 4～5 个 $t_{1/2}$，即可认为药物基本消除；④推测达到稳态浓度的时间，恒速恒量给药，经 4～5 个 $t_{1/2}$ 后体内药量可基本达到稳态浓度。

4. 清除率　清除率（clearance，CL）是指在单位时间内血浆中的药物被机体清除的容积数。清除率以单位时间的容积（L/h 或 mL/min）表示，公式如下。

$$CL = K_e \cdot V_d$$

其中，K_e 为消除速率常数。此公式表明：CL 与 K_e 及 V_d 呈正比。单位时间内清除的药量等于 CL 与血药浓度的乘积。

多数药物是通过肝代谢及肾排泄从体内清除的，因此它是体内肝、肾和其他所有消除器官清除药物的总和，故实际上是总体清除率。它反映肝肾功能状态，主要通过肝代谢的药物易受肝功能影响，主要通过肾排泄的药物易受肾功能影响，在肝肾功能不全时 CL 会下降，药物易在体内蓄积。

5. 稳态浓度　临床治疗常需连续给药以维持有效血药浓度。恒比消除的药物在连续恒速给药或分次恒量给药的过程中，血药浓度会逐渐增高，当给药速度大于消除速度时，药物会发生蓄积。当给药速度等于消除速度时，血药浓度维持在一个基本稳定的水平，称为稳态浓度（steady state concentration，C_{ss}）。其波动的峰值为峰浓度，谷值为谷浓度，二者之间的相对距离为波动幅度。

恒比消除的药物，连续恒速给药或分次恒量给药的药时曲线的意义如下。

（1）稳态浓度的高度与给药总量呈正比　恒速静脉滴注时，药时曲线平稳，稳态浓度的高度与静脉滴注的速度呈正比。分次恒量给药时，单位时间内给药剂量增加，达稳态浓度时，稳态浓度的高度也增加（图 3-3）。

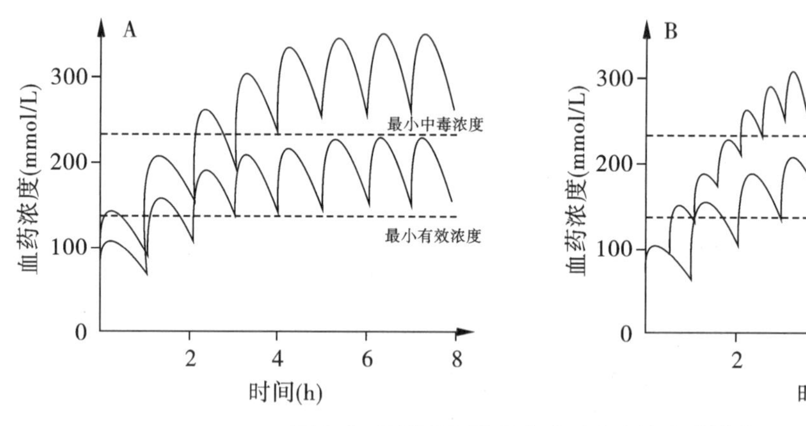

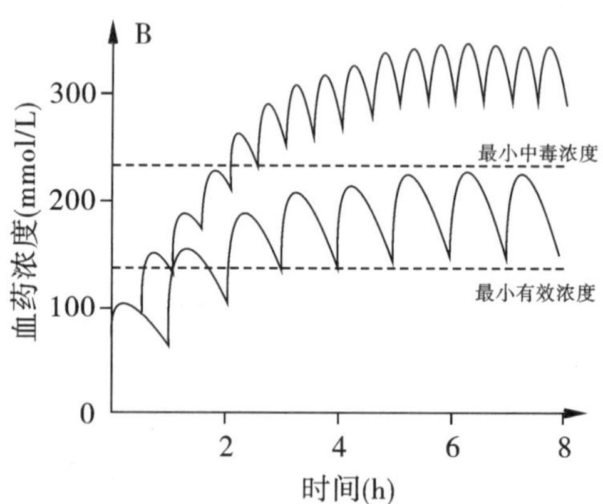

图 3-3　两种不同给药方案对稳态浓度的影响

A：增加给药剂量；B：缩短给药间隔时间

（2）稳态浓度的波动幅度与给药间隔呈正比　静脉恒速滴注时，血药浓度可以平稳地维持在稳态浓度。分次给药时血药浓度随给药间隔时间长短而上下波动。若单位时间内给药总量不变，延长给药间隔时间，则药时曲线波动幅度增大。

（3）血药浓度达稳态的时间　恒速给药时，经 4～5 个 $t_{1/2}$ 后血药浓度达稳态浓度。临床上如病情紧急，需立即达到有效血药浓度时，可用负荷量给药法，即首次剂量加大，给予立即达到稳态浓度的剂量，然后再给予维持剂量，使稳态浓度提前产生。分

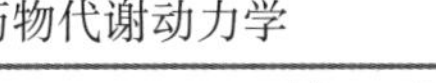

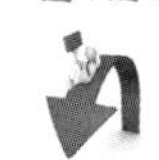

次给药时可采取首次剂量加倍，在一个 $t_{1/2}$ 内即可达到稳态浓度（图 3-4）。静脉滴注时，可将第一个 $t_{1/2}$ 内静脉滴注药量的 1.44 倍进行静脉注射，即可立即达到稳态浓度。

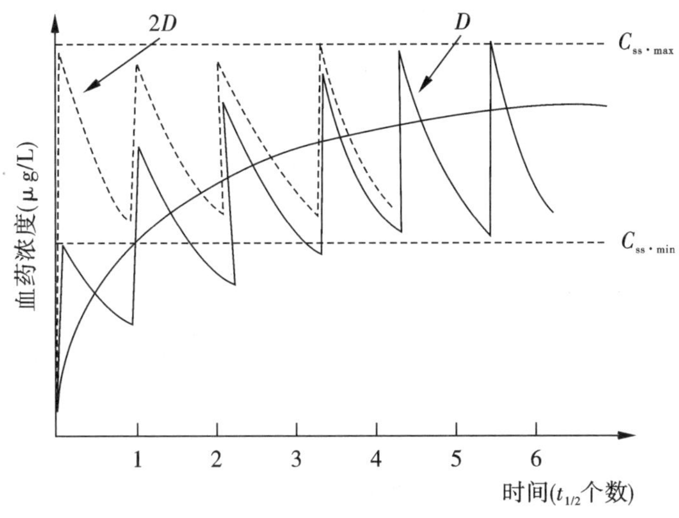

图 3-4　连续给药的药时曲线

D：每个 $t_{1/2}$ 的给药量；$2D$：首次剂量加倍；$C_{ss \cdot max}$：峰浓度；$C_{ss \cdot min}$：谷浓度

临床用药实例 3-2

患者，男性，42 岁。咽炎、扁桃体炎发作，医生为其开具了下列处方。

复方磺胺甲噁唑片（复方新诺明片）　0.5×14 片。

用法：2 片/次，2 次/d，口服，首次剂量加倍。

问题：①为什么复方新诺明的用药要采取首剂加倍？②如不采取首剂加倍的方法，多长时间能达到稳态浓度？

课后练习

一、名词解释

1. 首关效应
2. 肝肠循环
3. $t_{1/2}$
4. 生物利用度
5. 恒比消除
6. 药酶诱导剂
7. 药酶抑制剂

笔记栏

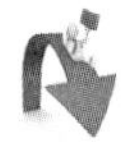

二、单项选择题

1. 大多数药物在体内的吸收都需以下列哪种方式通过细胞膜(　　)

A. 简单扩散　　B. 滤过

C. 主动转运　　D. 易化扩散

E. 载体转运

2. 弱酸性药物在碱性尿液中(　　)

A. 解离多,极性高,重吸收多,排泄快

B. 解离多,极性高,重吸收少,排泄快

C. 解离少,极性低,重吸收少,排泄慢

D. 解离少,极性高,重吸收多,排泄快

E. 解离多,极性低,重吸收多,排泄慢

3. 首关效应主要出现于下列哪种给药途径(　　)

A. 静脉注射　　B. 舌下给药

C. 直肠给药　　D. 口服给药

E. 吸入给药

4. 药物在血浆中与血浆蛋白结合后,下列哪项叙述是正确的(　　)

A. 药物作用增强　　B. 暂时失去药理活性

C. 药物代谢加快　　D. 药物转运加快

E. 药物容易透过毛细血管壁

5. 药物的血浆 $t_{1/2}$ 是指(　　)

A. 药物与血浆蛋白结合一半所需时间　　B. 血浆药物浓度降低一半所需时间

C. 药物效应降低一半所需时间　　D. 组织药物浓度降低一半所需时间

E. 药物吸收一半所需时间

6. 按 $t_{1/2}$ 间隔时间重复恒量给药,为迅速达到稳态浓度,应(　　)

A. 首次剂量加 1 倍　　B. 首次剂量加 2 倍

C. 增加每次给药量　　D. 缩短给药间隔时间

E. 连续恒速静脉滴注

7. 机体排泄药物的主要途径是(　　)

A. 肾　　B. 胆道

C. 汗腺　　D. 肺部

E. 肝

8. 对药酶的叙述,下列哪项不正确(　　)

A. 个体差异大　　B. 存在于肝微粒体内

C. 其活性受遗传因素影响　　D. 专一性高

E. 专一性低

三、简答题

1. 药物与血浆蛋白结合后其作用特点发生了哪些变化?

2. 弱酸性药物中毒时,可采取什么方法加速其排出体外?

3. 解释生物利用度、表观分布容积、曲线下面积的含义。

4. 什么是血浆 $t_{1/2}$? 有何临床意义?

5. 当病情紧急,需立即达到有效血药浓度时应如何给药?

(李　玲　胡占英)

第四章 药品不良反应

临床任务

熟悉临床常用药物的不良反应、药源性疾病、药物滥用及依赖性的有关知识。临床用药时尽可能做到安全、有效、合理,最大限度减少不良反应的发生。能够监测、及时报告药品不良反应和药源性疾病,防止药害事件的发生。

第一节 药品不良反应的基本知识

临床用药实例 4-1

患者,女性,37 岁。因心悸、出汗、多食、进行性消瘦 2 年,加重 1 周入院。经体格检查和实验室检查,诊断为甲状腺功能亢进。口服甲巯咪唑 10 mg/次,3 次/d;普萘洛尔 10 mg/次,3 次/d;用药第 4 天患者早餐后突感头晕、心悸、出冷汗、全身软弱无力、双手颤动,无意识障碍,测得血压 90/65 mmHg,心电图示窦性心动过速,血糖 1.78 mmol/L,静脉注射 50% 葡萄糖 60 mL 后症状缓解,停服普萘洛尔后未出现上述症状,复查血糖 4.4 mmol/L。3 d 后在严密观察下再给上述剂量普萘洛尔,于第 2 天上午上述症状再次出现,血糖 2.1 mmol/L,饮糖水后症状缓解,停用普萘洛尔后上述症状再未发生。

问题:①此病例说明了什么?②为什么服用普萘洛尔后会导致上述症状?

笔记栏

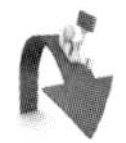

一、药品不良反应分类

依据病因学，药品不良反应可分为A、B、C 3种类型。

1. A型药品不良反应　又称为剂量相关性不良反应，是指由于药物的药理作用增强和持续而引起的不良反应。其程度轻重与用药剂量有关，一般容易预测，发生率较高而死亡率较低。A型药品不良反应包括副作用、毒性反应、后遗效应、继发反应、停药综合征等。

2. B型药品不良反应　又称为剂量不相关性不良反应，是与药物常规药理作用无关的异常反应。B型药品不良反应通常难以预测，与用药剂量无关，发生率低但死亡率较高。B型药品不良反应包括过敏反应和特异质反应。

A型、B型药品不良反应的特点比较见表4-1。

3. C型药品不良反应　C型药品不良反应是指与药品本身药理作用无关的异常反应。一般在长期用药后出现，其潜伏期长，药品与不良反应之间没有明确的时间关系，其特点是背景发生率高，用药史复杂，难以用试验重复，发生机制不清楚，有待于进一步研究和探讨。C型药品不良反应包括致畸、致癌、致突变。

表4-1　A型、B型药品不良反应的特点

不良反应类型	与剂量的关系	持续时间	遗传性	家族性	种族(民族)性	代谢酶功能	动物实验
A型药品不良反应	有关	短	无关	无关	无关	正常	易
B型过敏反应	无关	不定	可能	无关	无关	正常	难
B型特异质反应	正常剂量	不定	肯定	显著有关	有关	缺陷	难

二、常见的药品不良反应

1. 副作用　副作用又称为副反应，是指药物按治疗剂量使用时与防治作用同时出现的与用药目的无关的作用。副作用是药物固有的作用，与治疗作用同时发生，它可给患者带来不适，多危害不大，患者可耐受，停药后即可恢复，但有时也可引起后遗症。其产生的药理学基础是药物的选择性低，作用范围广，当某一作用作为治疗目的时，其他作用就成为副作用。如阿托品解除平滑肌痉挛用于治疗胃肠绞痛时，其抑制腺体分泌所引起的口干就成为副作用。治疗作用和副作用可随着用药目的的不同而相互转化。如阿托品用于麻醉前给药时，其抑制腺体分泌的作用成为治疗作用，而松弛平滑肌引起腹胀和尿潴留即成为副作用。副作用是可以预知的，可采取措施予以减轻，如哌唑嗪的首剂现象，首次用药剂量减半和睡前服药可避免之。

2. 毒性反应　毒性反应是指用药剂量过大、用药时间过长或机体对某些药物特别敏感时，导致机体产生的损害性反应。由于用药剂量过大、机体敏感性过高而立即产生的毒性反应，称为急性毒性反应，多损害循环、呼吸、神经系统功能；由于用药时间过长，进入体内的药物逐渐蓄积而产生的毒性反应，称为慢性毒性反应，多损害肝、肾、造

笔记栏

血器官及内分泌器官的功能。药物的毒性反应多数是可以预知的，因此，在用药过程中应注意控制药物的剂量和使用药物的时间，试图通过增加药物剂量和延长治疗时间，以提高药物治疗效果的方法，其产生的效果是有限度的，必要时应停药或改用其他药物。

"三致"作用是指致畸、致癌、致突变作用，是评价药物安全性的重要内容，往往出现在用药数年以后，甚至发生在用药者的下一代，故其造成的危害往往难以在短期内发现，属于慢性毒性中的特殊毒性。药物通过妊娠母体进入胚胎，干扰胚胎正常发育，导致胎儿发生永久性形态结构异常的作用称为致畸。妊娠20 d至3个月为胚胎器官形成期，在动物实验中有致畸作用的药物，如苯妥英钠、利福平等应禁用。药物使抑癌基因失活或原癌基因激活，导致正常细胞变为癌细胞的作用称为致癌。如环磷酰胺、己烯雌酚等药物有致癌作用。药物使DNA碱基排列顺序发生改变，称为致突变。基因突变发生于胚胎生长细胞可致畸，发生于一般组织细胞可致癌。

3. 过敏反应　过敏反应是指药物对机体产生的病理性免疫反应，多属于Ⅰ型超敏反应。引起过敏反应的致敏原可能是药物本身或其代谢产物，或是混入制剂中的杂质，它们多半以半抗原的形式与体内蛋白质结合而形成全抗原，初次进入体内后，刺激机体产生抗体；当药物再次进入体内时，抗原与抗体结合，引起变态反应。过敏反应的产生与患者的遗传因素有关，常见于过敏体质的患者。各药过敏反应的临床表现不同，因人而异，反应的程度差异很大，轻者表现为药热、皮疹、血管神经性水肿、哮喘及血清病样反应，重者可引起过敏性休克、死亡等。过敏反应与用药剂量关系不大，不易预知，所以在用药前要询问过敏史和做皮肤过敏试验（简称为皮试），如对该药过敏，应禁止使用。值得注意的是：过敏性反应有假阳性或假阴性反应，皮试结果只作为参考，在用药过程中，应严密观察患者的反应，一旦发生过敏性休克，应立即采取皮下或静脉注射肾上腺素、吸氧等措施进行抢救。

4. 后遗效应　后遗效应是指停药后血药浓度降至阈浓度以下时残存的药理效应。后遗效应的时间有长有短，危害轻重不一，短的如服用巴比妥类催眠药，次日晨仍有困倦现象；长的如长期应用肾上腺皮质激素，停药后产生的肾上腺皮质功能低下，数月内难以恢复。

5. 继发反应　继发反应是由药物治疗作用所引起的不良后果，又称为治疗矛盾。如长期使用广谱抗生素，敏感菌被抑制，耐药菌繁殖增加，使肠道内菌群共生平衡失调，引起真菌或耐药菌的继发感染，称为二重感染。

6. 停药反应　停药反应又称为撤药综合征，是指某些药物在长期应用后，机体对这些药物产生了适应性，若突然停药或减量过快，易使机体的调节功能失调而发生功能紊乱，出现与药物作用相反的症状或病情加重等。

许多药物持续应用一段时间（最短的1～2周，最长的数月）后骤然停用，会发生停药反应。如停药不当时，抗高血压药可引起血压骤升、抗心绞痛药可引起心绞痛发作等。长期应用可致停药反应的药物后，应采取逐渐减量的办法直到完全停药，以免发生意外。

7. 特异质反应　特异质反应是少数特异体质的患者对某些药物特别敏感，发生反应的性质也与常人不同，但与药理效应基本一致的有害反应，其严重程度与药物剂量相关。特异质反应是一种由先天遗传异常引起的反应，如先天性葡萄糖-6-磷酸脱氢

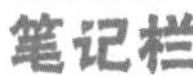
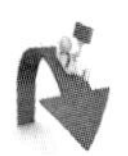

酶缺乏的患者,应用伯氨喹可引起溶血反应;血浆胆碱酯酶缺乏的患者,应用骨骼肌松弛药琥珀胆碱可引起过长时间的肌肉松弛。

不良反应还包括药物依赖性、耐受性、耐药性(抗药性)等(详见有关章节)。

三、导致药品不良反应的因素

药品不良反应的发生频率和严重程度与药物本身的性质,人体生理、病理状态,饮食、环境等因素有关。

1. 药物因素

(1)药理作用的延伸　药物应用一段时间后,由于其药理作用,可导致一些不良反应。例如,长期大量使用皮质激素出现类肾上腺皮质功能亢进症。

(2)药物的选择性　许多药物选择性较低,在治疗过程中,可对治疗无关的系统或脏器功能产生影响,甚至出现毒性反应。如抗恶性肿瘤药物在杀死肿瘤细胞的同时也杀伤宿主正常细胞。

(3)药物的剂量与剂型　药物只有在一定的剂量下才发挥其特定的疗效,剂量过大可使其不良反应发生概率增大。药物的剂型不同,其生物利用度可不同,不良反应发生的可能性也不同。

(4)药物的附加剂及杂质　药物生产中加入的赋形剂、添加剂、稳定剂、增溶剂、着色剂等也常引起过敏等不良反应。药物在生产和储存过程中产生的杂质也可引起不良反应。

(5)药物本身独有的不良反应　如氨基糖苷类的耳、肾毒性,氯霉素的骨髓抑制作用等。

2. 机体因素

(1)种族差异　某些药物的不良反应在不同种族或民族的用药者间存在区别,如异烟肼的乙酰化代谢分为快代谢型和慢代谢型,欧美白种人多为异烟肼慢代谢型,原型药物浓度较高,易导致周围神经炎,而中国人、日本人和爱斯基摩人则多为异烟肼快代谢型,生成的乙酰异烟肼易引起肝损害。

(2)性别　多数情况下,女性较男性更易发生不良反应,如保泰松和氯霉素导致的粒细胞缺乏症,女性发生率比男性高 3 倍;地高辛和肝素的毒性作用及咪唑类驱虫药引起的脑炎、药源性红斑狼疮等,女性发生率均比男性高,药物肝毒性也较多见于女性。但药物性皮炎的发生率,则男性高于女性,男女比例约为 3∶2。

(3)年龄　老年人、少年儿童的药物反应与成年人不同(详见第六章特殊人群用药)。

(4)个体差异　不同个体对同一剂量的相同药物可有不同反应,这种因人而异的药物反应性称为个体差异。药物代谢酶的遗传多样性是造成个体差异的一个重要原因。它可引起药物反应异常或影响药效,或出现不良反应,甚至诱发药源性疾病。如葡萄糖-6-磷酸脱氢酶缺乏者服用奎宁、伯氨喹时产生特异质反应。

个体差异也可影响药物作用的性质,如巴比妥类药物在一般催眠剂量时,对大多数人可发生催眠作用,但个别人则引起焦躁不安,不能入睡。吗啡也有类似情况。

(5)病理状态　病理状态能影响机体各种功能,因而也影响药物的作用。例如,腹泻时口服药的吸收差,作用小;阿司匹林的过敏反应不多见,但慢性支气管炎患者阿司匹林过敏反应发生率却高出常人很多。

笔记栏

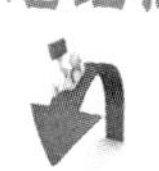

(6)其他因素　饮食或环境因素影响药物吸收,增加或加重药物的不良反应,如乙醇、茶、烟、食物等。

乙醇可促进苯妥英钠、胰岛素和降血糖药代谢,表现为酶促作用;还可减少巴比妥类等药物的代谢,表现为酶抑作用。

茶中的鞣酸能与多种药物如硫酸亚铁、葡萄糖酸钙、维生素 B_{12}、枸橼酸铋钾中的金属离子结合,影响其治疗效果。茶中的咖啡因、茶碱可拮抗中枢抑制药的作用,与单胺氧化酶抑制剂产生协同作用,导致高血压危象和脑出血危险。

吸烟能引起外周血管收缩,导致血压暂时升高、心率加快。女性吸烟者使用雌激素类避孕药时,心肌梗死的发生率和病死率比同年龄不吸烟者高 10 倍。

接受异烟肼治疗的患者不能进食含高组胺成分的海鱼和不新鲜鱼类;高盐饮食可加重保泰松、皮质激素类药物的不良反应。

3. 给药方法的影响　医生、护士、药师处方配伍不当,随意更改给药途径和疗程,以及患者滥用药物等,均可发生不良反应。

四、药品不良反应分级标准及预防原则

1. 分级标准　一般将药品不良反应分为轻度、中度、重度。轻度指轻微的反应,症状不发展,一般不必治疗。中度指不良反应症状明显,重要器官或系统有中度损害。重度指重要器官或系统有严重损害,可致残、致畸、致癌,缩短或危及生命。

2. 预防原则　药品不良反应的预防应从多方面着手,全方位规范药品的研究、生产、使用和监督管理过程。

(1)新药上市前严格审查　为确保全面客观地评价新药的疗效和不良反应,必须有严格控制的对照实验与客观资料,上市前必须进行严格的全面审查。

(2)新药上市后的追踪观察　由于新药在临床试验阶段的局限性,不良反应还不能完全被发现,新药上市后,必须继续进行大量临床观察跟踪研究,以及时发现新的不良反应。

(3)合理使用药物　合理使用药物涉及医生、护士、药师和患者。医生应以正确诊断为基础,熟知药物的药理作用,尤其是不良反应,制订合理的用药方案,选药要有明确的指征,联合用药要有明确的目的性。护士应该正确进行药物治疗,督促患者遵医嘱用药。患者应接受正确的药物治疗教育,不要盲目迷信新药、进口药或所谓的特效药。

(4)不良反应的处理原则　一旦发生药品不良反应,首先停用一切药物,这样既可以终止药物对机体的继续损害,又有助于诊断和采取治疗措施。多数药物停药后不必特殊处理,症状可逐渐缓解。如果遇到严重的不良反应如过敏性休克及药物性肝肾功能损害等,应采取对症治疗,以纠正不良反应造成的损害。

笔记栏

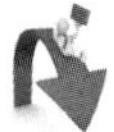

第二节　药品不良反应监测及报告

一、监测报告系统

我国药品不良反应监测报告工作由国家食品药品监督管理总局主管。监测报告系统由国家药品不良反应监测中心、专家咨询委员会和省、自治区、直辖市监测中心组成。

1. 国家药品不良反应监测中心　该中心具体负责全国药品不良反应监测工作,其任务是承担全国药品不良反应资料的收集、管理、上报工作,对省、自治区、直辖市药品不良反应监测专业机构进行业务指导;组织全国药品不良反应专家咨询委员会的工作;组织药品不良反应教育培训;编辑全国药品不良反应信息刊物等工作。

2. 药品不良反应专家咨询委员会　委员会由医学、药学、药物流行病学、统计学等学科专家组成。其任务是向有关行政部门提出全国药品不良反应监测工作规划,制订需要重点监测的药品不良反应名单;向国家药品不良反应监测中心提供技术指导和咨询;协助国家药品不良反应监测中心组织的重点药品流行病学调查研究;对危害严重的药品提出管理措施的方案和建议。

3. 省、自治区、直辖市药品不良反应监测中心　该监测中心具体负责本辖区的药品不良反应监测工作。其主要职责是根据国家药品不良反应中心和本辖区有关行政部门的计划,安排、组织本辖区的药品不良反应监测工作;收集、整理、分析、评价本辖区药品不良反应监测报告,并按规定及时向国家药品不良反应监测中心报告;在药品的安全性方面,定期向辖区有关行政部门报告并提供咨询;编辑、出版有关药品不良反应资料,开展宣传教育、技术培训、学术交流等工作。

二、报告程序

我国《药品不良反应报告和监测管理办法》中规定,药品不良反应监测报告实行逐级、定期报告制度,必要时可以越级报告。严重或罕见的药品不良反应最迟不超过15个工作日进行报告。

药品生产、经营、使用的单位和个人发现可疑的药品不良反应病例时,必须详细记录、调查,并按要求填写报表,向辖区药品不良反应监测中心报告。

目前我国医院报告不良反应,一般由医师或临床药师填写报告表,然后交给临床药学室。该药学室对收集的报告表进行整理、加工,对疑难病例由医院药品不良反应监测组分析评定,然后全部上报辖区药品不良反应监测中心。辖区药品不良反应监测中心再将收集到的不良反应报告上报国家药品不良反应监测中心。国家药品不良反应监测中心将有关报告上报世界卫生组织国际药物监测合作中心。世界卫生组织国际药物监测合作中心要求各成员国每3个月以报告卡或磁盘方式向中心报告所收集到的不良反应。世界卫生组织国际药物监测合作中心将报告汇总分类后,定期向各成员国反馈不良反应信息资料。

笔记栏

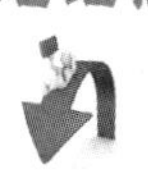

三、报告范围

我国规定药品不良反应的报告范围:上市5年以内的药品和列为国家重点监测的药品,报告有可能引起的所有可疑不良反应;上市5年以上的药品,主要是报告严重的、罕见或新的不良反应。

严重的药品不良反应是指造成器官损害、致残、致畸、致癌、致死及导致住院治疗或延长住院时间的反应。新的药品不良反应是指药品使用说明书或有关文献资料上未收载的不良反应。

第三节 药源性疾病

临床用药实例 4-2

患者,女性,66岁。体检发现血清总胆固醇7.1 mmol/L,三酰甘油1.8 mmol/L,医嘱每晚口服辛伐他汀20 mg。3个月后血清总胆固醇降至3.6 mmol/L。药量减至10 mg。6个月后,出现全身肌肉酸痛,血清酶学指标均升高:肌酸激酶2 173 U/L,肌酸激酶同工酶71 U/L,乳酸脱氢酶493 U/L,天冬氨酸氨基转移酶108 U/L,丙氨酸氨基转移酶58 U/L,肌钙蛋白T阴性。

问题:①此病例出现全身肌肉酸痛和血清生化检测异常的原因是什么?②处理原则是什么?

药源性疾病(drug-induced diseases,DID)又称为药物诱发性疾病,是指药物用于预防、诊断、治疗疾病过程中,因药物原因引起机体组织或器官发生功能性或器质性损害,引起生理功能、生化代谢紊乱及组织结构变化等不良反应,由此产生各种体征和临床症状的疾病,为医源性疾病的主要组成部分。它包括了药物在正常用法情况下所产生的不良反应,也包括由于超量、误服、错用及不正常使用药物而引起的疾病,一般不包括药物过量导致的急性中毒。事实上,药源性疾病就是药品不良反应在一定条件下产生的较为严重的后果。目前已经知道各种药物引起的药源性疾病或综合征达100多种。

一、药源性疾病分类

药源性疾病目前尚无统一的分类标准。如按照给药剂量及用药方法,可分为以下三类。

1. 与剂量有关的药源性疾病　常与药物毒性和剂量有关,可以预测和逆转,发生

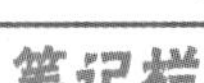
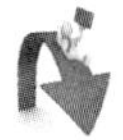

率高(70%~80%),病死率低。如氨基糖苷类抗生素引起的耳聋,抗凝血药引起的出血。

2. 与剂量无关的药源性疾病　与药物剂量和正常药理作用不相关,难以预测和逆转,发生率低(20%~30%),病死率高。如青霉素引起的过敏反应。

3. 其他　①与用药方法有关的反应,如长期用药骤然停药所致的反跳现象。②不合理联合用药造成的不良反应,如阿司匹林与华法林合用引起的自发性出血。③给药途径或给药方法不当等,如应缓慢静脉注射的钙剂可因注射过快引起心脏骤停。

二、常见药源性疾病

1. 药源性消化系统疾病　吲哚美辛、阿司匹林、布洛芬、吡罗昔康等非甾体抗炎药及呋塞米、依他尼酸、吡喹酮可引起胃出血、胃及十二指肠溃疡甚至穿孔;氯丙嗪等抗精神病药、阿托品等M受体阻断药及抗组胺药常引起肠蠕动减慢,甚至肠麻痹。

2. 药源性肝病　许多药物容易引起氨基转氨酶升高,甚至引起较严重的肝损害,如灰黄霉素、咪唑类抗真菌药,异烟肼、利福平等抗结核药,洛伐他汀等3-羟基-3-甲基戊二酸单酰辅酶A(3-hydroxy-3-methylglutaryl coenzyme A,HMG-CoA)还原酶抑制剂均有明显的肝毒性。

3. 药源性肾病　磺胺类、氨基糖苷类抗生素、两性霉素B、顺铂、阿昔洛韦及含马兜铃酸的中药等,可引起肾小球滤过率降低、蛋白尿、血尿、少尿或无尿,甚至肾衰竭。

4. 药源性血液系统疾病　氯霉素、氮芥、环磷酰胺等抗肿瘤药及硫脲类抗甲状腺药可导致再生障碍性贫血;苯妥英钠、奎尼丁、氯磺丙脲、伯氨喹、磺胺类等药物可引起溶血性贫血;硫脲类抗甲状腺药、抗肿瘤药常造成粒细胞减少症;利福平、阿苯达唑、葛根素注射液可使患者出现血小板减少性紫癜。

5. 药源性神经系统疾病　氯丙嗪等抗精神失常药、左旋多巴、甲氧氯普胺等可引起锥体外系反应;中枢神经兴奋药、氯丙嗪、碳酸锂、糖皮质激素、抗抑郁药及利多卡因、美西律等抗心律失常药可诱发癫痫发作;氨基糖苷类抗生素、依他尼酸及水杨酸类药可损害听神经,导致药物性耳聋。

第四节　药物滥用及药物依赖性

一、药物滥用及其相关概念

【药物滥用】

药物滥用(drug abuse)是指与医疗目的无关的反复大量自行使用有依赖性的药物的行为,可导致精神依赖性和身体依赖性,进而酿成对社会的严重危害。药物滥用与医疗上的不合理用药不同。

药物滥用问题主要集中在四个方面:一是吸毒;二是过度使用烟、酒等生活嗜好品;三是医疗工作中的失误;四是体育竞赛中的药物滥用。

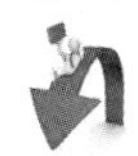

【药物依赖性】

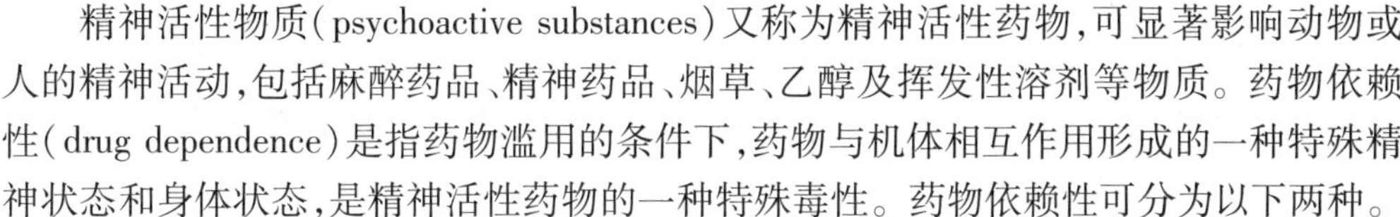

精神活性物质(psychoactive substances)又称为精神活性药物,可显著影响动物或人的精神活动,包括麻醉药品、精神药品、烟草、乙醇及挥发性溶剂等物质。药物依赖性(drug dependence)是指药物滥用的条件下,药物与机体相互作用形成的一种特殊精神状态和身体状态,是精神活性药物的一种特殊毒性。药物依赖性可分为以下两种。

1. 身体依赖性　身体依赖性又称为生理依赖性,是指药物滥用造成机体对所滥用药物的适应状态。在这种身体状态下,一旦中断用药或减少用药剂量,用药者会相继发生严重的精神和身体症状,致使用药者主观感受极为痛苦,产生明显的生理功能紊乱,甚至可能危及生命,即为戒断综合征。其临床表现随用药者滥用药品的类别不同而有所差异,同时伴有渴求再次用药的心理体验和觅药行为。

可以产生身体依赖性的药物有阿片类(如阿片、吗啡、哌替啶、海洛因等)、镇静催眠药(巴比妥类、苯二氮䓬类)、乙醇等。

2. 精神依赖性　精神依赖性又称为心理依赖性,是指滥用药物使滥用者产生一种特殊精神感受,如愉悦、幻觉和满足感,通常表现出强烈的心理渴求和周期性、强迫性觅药行为。精神依赖性在停药后不出现严重的戒断症状。但一旦产生,即很难戒除。

有些药物的滥用仅引起精神依赖性,停药后并不出现药物戒断症状,如致幻觉药。有些药物滥用既可产生精神依赖性,又可引发身体依赖性,如吗啡、海洛因、镇静催眠药等。一般精神依赖性先于身体依赖性发生。

【药物耐受性】

药物耐受性(drug tolerance)是指人体在重复用药条件下形成的对药物的反应性逐渐降低的状态。此时,在该药原有的用药剂量下效应明显减弱,必须增加剂量方可获得相同的效应。药物滥用形成的药物依赖性常同时伴有对该药物的耐受性。

二、致依赖性药物

1. 麻醉药品　我国《麻醉药品管理办法》规定,麻醉药品是指连续使用后容易产生生理依赖性,能成瘾癖的药品。其可分为以下三类。

(1)阿片类　阿片类包括阿片粗制品、吗啡、可待因,以及海洛因、哌替啶、美沙酮、芬太尼、二氢埃托啡等人工合成的麻醉性镇痛药。此类药物依赖性强,戒断症状明显,滥用者表现为流涕、流泪、呵欠、瞳孔放大、胃肠功能紊乱、震颤、肌肉痉挛、出虚汗等。过量可出现中毒症状,表现为嗜睡、感觉迟钝、瞳孔缩小等,严重的可因呼吸抑制而死亡。

(2)可卡因类　可卡因类包括可卡因碱、盐酸可卡因、古柯叶等。滥用者可产生欣快感,自觉体力超人,出现幻觉、妄想等精神障碍,甚至失去自我控制能力,渴求用药。停药后出现轻度戒断综合征,如疲乏、思睡、精神抑郁、心动过缓、过度摄食等。

(3)大麻类　大麻类主要指印度大麻。人吸食后产生欣快感,情绪反常,大剂量可引发幻觉与妄想、焦虑不安。停药后情绪淡漠、表情呆滞、记忆障碍、精神不能集中、思维联想障碍,同时伴有心率加快、血压增高等心血管功能的改变。

2. 精神药品　我国《精神药品管理办法》规定,精神药品是指作用于中枢神经系统,能使之兴奋或抑制,反复应用能产生依赖性的药品。其包括下述种类。

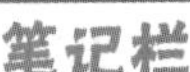

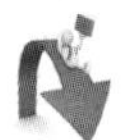

(1)中枢抑制药　中枢抑制药包括巴比妥类、苯二氮䓬类、水合氯醛等。人长期用药后产生欣快感、用药渴求。停药后 36 h 左右出现戒断综合征，表现为焦虑、烦躁、头痛、心悸、失眠、多梦、低血压、肌肉震颤，甚至惊厥，严重者可能导致死亡。

(2)中枢兴奋药　中枢兴奋药包括苯丙胺类，如苯丙胺、右苯丙胺、甲基苯丙胺(冰毒)、亚甲二氧基甲基苯丙胺(摇头丸)及哌甲酯、咖啡因等中枢兴奋药。滥用者可致中毒性精神病，出现幻觉、妄想、焦虑、行为呆板等精神分裂症状。有严重的精神依赖性和一定身体依赖性，停药后可出现全身乏力、精神萎靡、忧郁、过量饮食、持久性睡眠等症状。

(3)致幻剂　致幻剂包括麦角酸二乙胺、苯环利定、氯胺酮(K 粉)等。滥用后或产生欣快感、幻觉、反常的感觉如"听见"颜色或"看见"声音，或觉得时间过得很慢(与实际情况不符)，知觉上出现异常变化(视物显小或显大)、心境易变，促发精神异常，增加突发事故与自杀的危险。

(4)其他　乙醇、烟草、挥发性有机溶剂等。乙醇滥用者可出现运动失调、急性精神障碍、嗜睡、兴奋及无法控制的危险行为，戒断症状类似中枢抑制药。尼古丁(烟碱)滥用者可出现镇静、食欲缺乏及满足感，戒断症状表现为兴奋、失眠、注意力涣散、食欲亢进等。

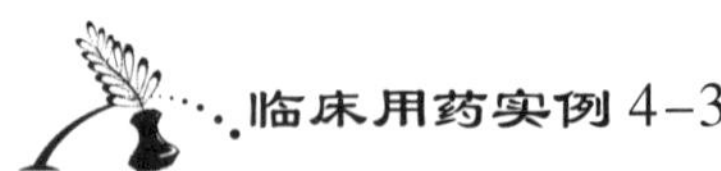

患者，女性，56 岁，因自认为患有冠心病而情绪低落，入睡困难并易醒，服用地西泮(安定)疗效不佳，改为三唑仑每晚 1 片(0.25 mg/片)，可睡眠 7 h，3 d 后情绪好转。半年来剂量渐增至睡前 6～8 片，就医前白天 4～5 h 口服三唑仑 2～3 片，睡前服用 10～12 片，停药 6 h 左右出现焦虑不安、易激惹、激动、头痛、心悸、心前区不适、失眠等，并渴求用药。

问题：①为什么该患者会出现上述表现？②怎样防止此类现象发生？

三、药物滥用的管制与防治

我国先后制定了《麻醉药品管理办法》《精神药品管理办法》及《麻醉药品和精神药品管理条例》。这些法规及条例使我国麻醉药品和精神药品的管理，以及加强药物滥用的管制走向法制化。既有效保证了麻醉药品和精神药品的合法医疗需求，又防止这些药物流入非法供销渠道。

对药物依赖性患者进行治疗，应首先根据患者滥用药物的种类及所呈现的特殊临床问题，实施个体化的脱毒治疗方案。脱毒治疗应在与外界隔绝的环境下，完全停用致依赖性药物，进而采用作用时间较长、依赖性较低的同类型药物进行替代递减治疗。

完整的阿片类药物脱毒治疗应包括脱毒或控制戒断症状、身体心理康复、预防复吸三方面。阿片类药物的戒毒方法如下。

笔记栏

1. 替代疗法

(1)美沙酮替代治疗　美沙酮的药理作用类似吗啡,但依赖性较小,作用时间长,是目前海洛因等阿片类药物依赖者替代治疗的主要药物。但美沙酮只能相对地减轻戒断症状,其缺点是也具有一定的依赖性。还可用乙酰美沙醇、丁丙诺啡等替代治疗。

(2)可乐定治疗　可乐定本为抗高血压药,因其有阿片样作用而几乎无成瘾性,可用于阿片类成瘾者的替代治疗。可乐定脱毒治疗的剂量一般高于抗高血压剂量,可有效控制呕吐、腹泻、血压升高、呼吸加速等戒断症状,而控制打哈欠、流泪、肌肉酸痛等症状较缓慢,对焦虑、渴求、失眠等主观症状的治疗作用稍差。

(3)东莨菪碱综合戒毒法　东莨菪碱可控制吗啡的戒断症状,减轻或逆转吗啡的耐受性,还可促进毒品排泄。东莨菪碱较美沙酮和可乐定法有明显优势,具有控制戒断症状快、不成瘾、可部分减轻精神依赖性的特点。

2. 预防复吸　脱毒后必须长期坚持服用阿片受体拮抗剂纳洛酮,预防复吸。

3. 心理干预和其他疗法　心理干预主要是通过厌恶治疗、认知疗法、心理矫治等来帮助脱毒和预防复吸。还可通过中药、针灸等方法减轻戒断症状和促进机体恢复。

课后练习

一、单项选择题

1. 药品不良反应的诱发因素有哪两大类(　　)
   A. 抗体作用和药理作用　　B. 化学作用和物理作用
   C. 药物因素和非药物因素　　D. 医生因素和患者因素
   E. 药理作用和化学作用
2. 药物产生副作用的药理学基础是(　　)
   A. 药物的安全范围小　　B. 用药剂量过大
   C. 患者的特异体质　　D. 机体对药物过敏
   E. 药物的选择性低
3. 下列哪一项不是引起药品不良反应的因素(　　)
   A. 药品的药理作用　　B. 药品的质量
   C. 药品的剂型　　D. 药品中的杂质
   E. 药品的包装
4. 不属于A型药品不良反应的是(　　)
   A. 后遗作用　　B. 首剂效应
   C. 特异质反应　　D. 毒性反应
   E. 继发反应
5. 下列不属于药品不良反应的是(　　)
   A. 激素引起的水钠潴留
   B. β受体阻断剂诱发的支气管哮喘
   C. 血管紧张素转化酶抑制剂引起的干咳
   D. 全麻时阿托品抑制腺体分泌
   E. 硝酸酯类引起的头痛
6. A型药品不良反应的特点是(　　)
   A. 发生率低　　B. 死亡率高

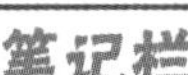

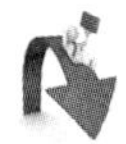

C. 难预测　　D. 与给药剂量有关
E. 与给药途径无关

7. B型药品不良反应的特点不包括(　　)
A. 死亡率高　　B. 难以预测
C. 发生率高　　D. 与给药剂量无关
E. 不能通过常规毒理学筛选发现

8. 我国药品不良反应报告实行(　　)
A. 逐级报告制度　　B. 定期报告制度
C. 随时报告制度　　D. 逐级定期报告制度
E. 越级报告制度

9. 药源性疾病的实质是(　　)
A. 药理作用的结果　　B. 患者用药错误造成的结果
C. 药效学改变的结果　　D. 药品不良反应的结果
E. 以上都是

10. 下列药物中,对消化道影响较轻的是(　　)
A. 阿司匹林　　B. 保泰松
C. 吲哚美辛　　D. 吡罗昔康
E. 对乙酰氨基酚

二、简答题

1. 常见的药品不良反应及药源性疾病各有哪些类型?
2. 我国《麻醉药品管理办法》规定的麻醉药品分为哪几类?

(马瑜红)

第五章 药物相互作用

临床任务

掌握药物相互作用的类型、药动学及药效学方面药物相互作用的机制与规律。熟悉药物相互作用引起的严重不良反应,科学地预见药物联用后给疗效带来的影响,为临床合理用药提供用药指导。了解体外药物相互作用。

临床工作中,为了提高疗效,减少不良反应或延缓病原体耐药性的产生,常常同时或相继使用两种或两种以上药物,于是,各药之间就可能发生相互影响,使药理作用产生量或质的改变,称为药物相互作用。药物相互作用的结果有3种情况:有益的、无关紧要的和有害的。医生在联合用药时,通常只注意到有益的方面,而忽视了药物相互作用使药物疗效降低,甚至会出现严重不良反应。从狭义上讲,药物相互作用就是指两种或两种以上药物合用时所产生的不良影响。我们学习药物相互作用的目的,是为了掌握药物相互作用的机制和规律,科学地预见药物合用后给疗效带来的影响,克服用药的盲目性。

药物相互作用按发生机制可分为体外药物相互作用、药动学方面的药物相互作用和药效学方面的药物相互作用3类。

第一节 体外药物相互作用

体外药物相互作用是指在体外合用的药物发生直接的物理或化学反应,导致药物作用改变,通常称为"配伍禁忌"。此作用多发生于配制液体制剂时,药物与药物、药物与溶液中的物质(溶媒或辅料)、药物与容器本身产生物理性、化学性反应,可伴有溶液外观的改变,如出现浑浊、沉淀、变色、产气等。其中多数变化可使药物作用降低、失效甚至产生有毒物质。

在输液剂中加入药物是临床常用的给药方法,但应注意:血液、血浆、氨基酸等特殊性质的输液剂,不可加入其他药物。葡萄糖溶液中不能加入氨茶碱、维生素 B_{12}、氢化可的松、可溶性磺胺类药物、可溶性巴比妥类、青霉素等。0.9%氯化钠注射液中不能加入两性霉素B、红霉素。林格注射液中不能加入促皮质素、两性霉素B、间羟胺、

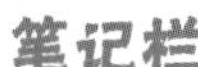

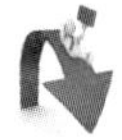

去甲肾上腺素、四环素类抗生素等。

多数药物的稳定性、溶解度与药物溶液的 pH 值密切相关。若药物配伍后溶液 pH 值发生改变，则可使药物破坏、失效或发生沉淀反应，影响药效的发挥。如维生素 C 注射液的 pH 值以 5～6 最适宜，pH 值>6 时易氧化，效价降低，故维生素 C 注射液不宜与碱性的氨茶碱、谷氨酸钠等注射液配伍；又如 20% 磺胺嘧啶钠注射液 pH 值为 9.5～11.0，若与 10% 葡萄糖注射液（pH 值为 3.2～5.5）混合后，溶液 pH 值<9.0，磺胺嘧啶易析出结晶，有可能造成栓塞，损害肾功能。

有些药物的溶解度与药物的溶媒密切相关，溶解度小的药物需增加溶剂，当这些药物的注射剂加到输液中时，可因增溶剂浓度被稀释而析出结晶，如氢化可的松注射剂是稀乙醇溶液，当与其他水溶液注射剂混合时，由于乙醇浓度稀释，溶解度下降而发生沉淀。

有些药物可与容器发生反应而使药效降低，如乙酰半胱氨酸必须用玻璃容器盛放，如遇金属、橡皮、氧气、氧化剂则可发生反应，使疗效降低。

为了避免发生注射剂的体外相互作用，操作时应注意：①混合注射或混合输液的药物种类应尽量减少；②不清楚配伍变化时，不应贸然相互混合；③药物混合后放置时间愈长，发生配伍禁忌的可能性愈大；④在配伍后的输液过程中，应加强观察。

第二节　药动学方面的药物相互作用

药物在吸收、分布、代谢和排泄等任一过程中发生相互作用，均有可能引起的药效改变（作用加强或减弱）。

一、影响药物吸收的相互作用

药物可以通过多种途径进入血液循环，但口服是最常用的给药方法，因而在胃肠吸收过程中发生相互作用的机会也最多。

1. 胃肠道 pH 值的影响　药物在胃肠道的吸收主要通过被动扩散的方式，药物的脂溶性是影响被动扩散的重要因素。药物大多以解离型和非解离型混合存在，解离型药物脂溶性较低，难以通过生物膜，而非解离型药物脂溶性较高，容易通过生物膜。而药物的解离度与胃肠道的 pH 值密切相关，若升高胃内 pH 值，则弱酸性药物（巴比妥类、磺胺类、呋喃妥因、阿司匹林等）的解离度增大、脂溶性降低，吸收减少，如水杨酸类药物在酸性环境中吸收较好，若同时服用碳酸氢钠，将减少这类药物的吸收。

胃肠道的 pH 值不仅影响药物的解离度，同时也影响药物的溶解度，进而影响药物的吸收。固体药物必须首先溶解于体液中，才能进行跨膜转运。某些抗真菌药如酮康唑、伊曲康唑必须在胃内酸性环境中充分溶解，进而在小肠中吸收。若与升高胃内 pH 值的药物（如抗酸药、H_2受体拮抗药、质子泵抑制剂等）合用，则酮康唑和伊曲康唑的吸收显著减少。

2. 胃肠道运动功能的影响　改变胃排空或肠蠕动速度的药物会影响其他口服药的吸收。大多数药物主要在小肠吸收，胃排空速度的变化仅影响药物吸收的速度，而对吸收的程度影响较小。胃肠道促动力药甲氧氯普胺，可加快对乙酰氨基酚的吸收；

笔记栏

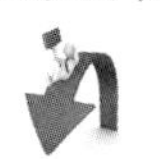

溴丙胺太林、阿片类均抑制胃排空速度，可延缓对乙酰氨基酚的吸收。加快肠推进运动的药物，会使溶解度低和本来难以吸收的药物来不及从肠道充分吸收而随粪便排出体外；抑制肠推进的药物则相反。

3. 肠道菌群的改变　消化道的菌群主要位于大肠内，以小肠内吸收为主的药物较少受到肠道菌群的影响。约 10% 的患者肠道中的地高辛能被肠道菌群代谢灭活，如将地高辛与抑制肠道菌群的药物(如抗生素类)合用时，可使地高辛的血药浓度增高。

正常情况下肠道内菌群能合成维生素 K，若长期应用广谱抗生素，可因肠内菌群被抑制而致体内维生素 K 合成减少，此时服用抗凝血药(如华法林等)，可致抗凝作用增强。

4. 药物的理化性质方面的影响　药物联合应用在胃肠道内可相互作用形成络合物或复合物，从而影响药物的吸收。如四环素类与含钙、镁、铝、铁、铋等多价金属离子的药物合用，会发生络合反应，使合用的任一种药物的吸收均受到干扰；又如具有阴离子性质的考来烯胺等与阿司匹林、地高辛、保泰松、华法林、洋地黄毒苷、甲状腺素等合用，可形成难溶性复合物，从而干扰这些药物的吸收；再如白陶土、活性炭具有物理性吸附作用，可吸附对乙酰氨基酚、林可霉素等，进而影响药物吸收。

5. 某些药物对消化道的毒性作用　细胞毒类抗肿瘤药(如甲氨蝶呤、环磷酰胺、长春碱等)及对氨基水杨酸、新霉素等能损害肠黏膜的吸收功能，因而妨碍其他药物的吸收。如甲氨蝶呤、长春碱与苯妥英钠、维拉帕米等合用，会使后者的吸收减少，疗效降低；新霉素与地高辛合用时，后者的吸收减少，血药浓度降低；对氨基水杨酸可使与其合用的利福平血药浓度降低一半。

二、影响药物分布的相互作用

药物被吸收后，将分布到其作用部位发挥作用。在这一过程中相互作用的方式可表现为与其他药物竞争血浆蛋白结合位点，使游离型药物的浓度增加。另外，也可改变药物在某些组织中的分布量，从而影响其消除。

1. 竞争蛋白结合位点　入血后的药物大多与血浆蛋白呈可逆性结合，结合型药物暂时失去药理活性，因此游离型药物的浓度直接影响药物的作用。由于药物与血浆蛋白的结合呈非特异性和竞争性，结合力强者可以将弱者从血浆蛋白结合位点上置换下来。被置换下来的药物，如表观分布容积大，则药效改变不大，如表观分布容积小，则血药浓度升高，作用可大大增强，甚至出现毒性。如华法林单用时血浆蛋白结合率为 99%，表观分布容积为 0.09～0.24 L/kg，如与保泰松等血浆蛋白结合率高的药物合用，华法林从血浆蛋白结合位点被置换出 1%，则血液中游离型药物浓度就可增高 1 倍，就有导致出血的危险。

由于理化性质相似的药物或内源性物质均可在相同的血浆蛋白结合位点上竞争，有时被置换的也可能是内源性物质，如新生儿使用较大剂量磺胺类、水杨酸类药物时，易将胆红素从血浆蛋白上置换下来，从而加重新生儿黄疸或导致核黄疸。因血浆蛋白置换而引起的药物相互作用见表 5-1。

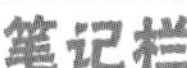
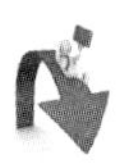

表 5-1　因血浆蛋白置换而引起的药物相互作用

相互作用药物	被置换药物	临床表现
水杨酸类、保泰松、磺胺类	甲苯磺丁脲	低血糖
水杨酸类、水合氯醛	华法林	出血倾向
水杨酸类、磺胺类、呋塞米	甲氨蝶呤	粒细胞减少
呋塞米	水合氯醛	出汗、颜面潮红、血压升高
维拉帕米	卡马西平、苯妥英钠	两药毒性增加
磺胺类	胆红素	新生儿黄疸

2. 改变组织分布量　与药物的血浆蛋白置换一样，类似的反应也可发生于组织结合位点上，置换下来的游离药物可返回血液中，使血药浓度增高。如奎尼丁能将地高辛从其骨骼肌的结合位点上置换下来，增高地高辛的血药浓度，引起毒性反应。

三、影响药物代谢的相互作用

临床用药实例 5-1

患者，男性，58 岁。患糖尿病 15 年，咳嗽 1 个月余。2 周前患感冒后一直感觉周身无力、发热，下午体温偏高，咳嗽，有时痰中带血。X 射线胸片显示右上肺有一结核病灶，痰结核菌检验(+)。医生为其开具了下列处方。

(1)利福平胶囊　150 mg×42 粒。

用法：450 mg/次，1 次/d，口服。

(2)异烟肼片　100 mg×42 片。

用法：300 mg/次，1 次/d，口服。

(3)格列齐特缓释片　30 mg×14 片。

用法：30 mg/次，1 次/d，餐前口服。

经 2 周抗结核病治疗后，原有症状如咳嗽、低热开始好转，但患者食欲逐渐减退，出现饭后恶心、肝区疼痛、肝大等症状，氨基转移酶升高，血糖从用药初的 7.2 mmol/L 升至 8.5 mmol/L。

问题：①用药后出现肝损害的原因是什么？请提出防治措施；②用药后血糖异常的原因是什么？

影响药物代谢的相互作用约占药动学相互作用的 40%，是最具临床意义的相互作用。细胞色素 P_{450} 单加氧酶系是药酶的主要组成部分，在药物代谢中起重要作用，而其活性容易受药酶诱导剂或药酶抑制剂的影响。现已发现 200 种以上的药物对药酶有影响。

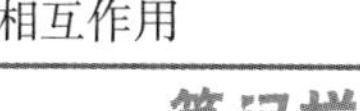

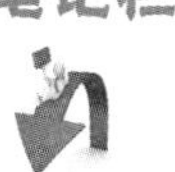

1. 酶促作用　药酶诱导剂与某些药物间的相互作用见表5-2。

表5-2　常见的药酶诱导剂与药物相互作用

药酶诱导剂	因代谢增加而药理活性降低的药物
苯巴比妥	可的松、地高辛、苯妥英钠、华法林、口服避孕药
利福平	口服避孕药、华法林
苯妥英钠	可的松、口服避孕药、甲苯磺丁脲
水合氯醛	华法林
乙醇	苯巴比妥、苯妥英钠、氨茶碱、甲苯磺丁脲、华法林

2. 酶抑作用　药酶抑制剂与某些药物的相互作用见表5-3。

表5-3　常见的药酶抑制剂与药物相互作用

药酶抑制剂	因代谢减少而药理活性增加的药物
氯霉素	双香豆素、苯妥英钠、甲苯磺丁脲
甲硝唑	乙醇、华法林
保泰松	甲苯磺丁脲、华法林、苯妥英钠
西咪替丁	吗啡、苯妥英钠、茶碱、华法林
异烟肼、对氨基水杨酸	苯妥英钠
单胺氧化酶抑制剂	华法林
吩噻嗪类	华法林
环丙沙星、培氟沙星	氨茶碱

四、影响药物排泄的相互作用

药物主要通过肾小球滤过、肾小管再吸收及肾小管的分泌3个环节经肾排泄，药物合用时影响其中任一环节，均可影响药物的排泄。药物在肾排泄过程中发生相互作用的主要方式如下。

1. 改变尿液酸碱度　药物的解离度与其所处环境的pH值有关，酸性药物在酸性环境或碱性药物在碱性环境中，解离少，从肾小管的再吸收增加，尿中排泄减少；相反，酸性尿或碱性尿分别促进碱性药、酸性药自尿中排泄。如碳酸氢钠通过碱化尿液促进水杨酸类药物的排泄，在水杨酸类药物中毒的解救中有实际应用价值。

2. 干扰药物自肾小管分泌　肾小管通过两个不同的转运系统分别分泌酸性药物和碱性药物，同时应用两种经肾小管主动转运分泌排泄的酸性或碱性药物时，可发生竞争性抑制现象。如阿司匹林妨碍甲氨蝶呤的排泄，使其毒性增加；呋塞米、依他尼酸可妨碍尿酸的排泄，引起痛风；奎尼丁与地高辛合用时，奎尼丁在近曲小管与地高辛竞争主动分泌系统，导致地高辛血药浓度升高；双香豆素、保泰松抑制氯磺丙脲的排泄，加强后者的降糖作用。

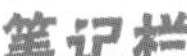

笔记栏

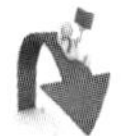

第三节 药效学方面的药物相互作用

药效学方面的相互作用主要是指两药合用时,一种药物改变了另一种药物的生理作用或药理效应,使之作用增强或减弱,但对血药浓度的影响不明显。按其对药物作用的影响结果可分为协同作用和拮抗作用。

1. 协同作用 如果两种具有相似药理作用的药物联合用药,可出现协同作用。两个药物可作用于同一部位或受体,使药效增强,如抗胆碱药阿托品与具有抗胆碱作用的氯丙嗪合用,副作用明显增加。

两种药物也可分别作用于不同部位或受体而产生协同作用,如镇静催眠药与抗精神病药合用,中枢抑制作用可相互加强;氨基糖苷类抗生素与骨骼肌松弛药合用,可延长或增强肌肉松弛效果,引起肌肉麻痹及呼吸暂停;又如肾上腺嗜铬细胞瘤释放的肾上腺素兴奋α受体及β受体,合用α、β受体阻断药,其降压效果明显优于单用α受体阻断药或β受体阻断药。

2. 拮抗作用 作用于同一受体的拮抗药与激动药合用,可产生竞争性拮抗作用。如甲苯磺丁脲可促进胰岛β细胞释放胰岛素,此种作用可被结构相似的噻嗪类利尿药拮抗;又如氯丙嗪具有α受体阻断作用,可将肾上腺素的升压作用翻转为降压作用,两药合用可导致严重的直立性低血压。临床上也常利用拮抗作用来纠正另一些药物的有害作用,如用阿片受体拮抗剂纳洛酮可抢救吗啡过量中毒。

作用于不同部位或受体,但效应相反的药物合用时,可出现功能性拮抗作用。如多巴胺能神经与胆碱能神经存在着生理拮抗作用,长期大剂量使用多巴胺受体阻断药氯丙嗪治疗精神分裂症时,可导致胆碱能神经功能亢进,引起锥体外系不良反应,此时,可用中枢抗胆碱药苯海索减轻锥体外系反应。

第四节 药物相互作用引起的严重不良反应

临床上期望通过药物相互作用使疗效提高或(和)毒性降低,但是大量的临床事例证明,有些药物合用后却出现了疗效降低或药物毒性加大的不良后果。药物相互作用引起的不良反应可以发生在许多方面,以下主要列举临床常见的因药物相互作用引起的严重不良反应。

1. 呼吸肌麻痹 ①氨基糖苷类抗生素不宜与全身麻醉药(氟烷、甲氧氟烷、硫喷妥钠等)、琥珀胆碱、多黏菌素、普鲁卡因胺或硫酸镁合用,因前者有神经肌肉接头传递阻滞作用,可引起呼吸肌麻痹。②新斯的明抑制胆碱酯酶,加强和延长琥珀胆碱的作用;环磷酰胺能抑制假性胆碱酯酶活性使琥珀胆碱不易被灭活;利多卡因可加强琥珀胆碱的骨骼肌松弛作用,合用时易致呼吸肌麻痹。

2. 心脏意外(心脏骤停或心律失常) ①正在使用β受体阻断药的患者,静脉注射维拉帕米易引起心动过缓、低血压、房室传导阻滞、心力衰竭,甚至心脏停搏。②保钾利尿药与血管紧张素转化酶抑制剂联合应用,可导致高钾血症,严重者可导致心脏

笔记栏

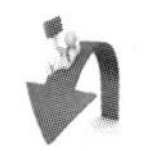

骤停。③异氟醚与去甲肾上腺素、肾上腺素、异丙肾上腺素合用，会出现严重室性心律失常。④强心苷不宜与钙盐合用，因血钙升高可使心脏对强心苷的敏感性增加，易导致心律失常，甚至引起死亡。⑤强心苷不宜与排钾利尿药或糖皮质激素类药物合用，因后两者均可促进钾的排出，使血钾降低，而低血钾是诱发强心苷中毒、导致心律失常的重要因素之一。

4. 高血压危象　①应用三环类抗抑郁药后，不宜使用去甲肾上腺素或肾上腺素等血管收缩药。②三环类抗抑郁药能抑制肾上腺素能神经末梢膜上的胺泵，妨碍胍乙啶等抗高血压药被摄入末梢内，使之不能发挥降压作用，合用时血压可迅速升高。

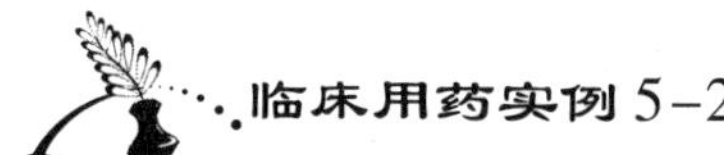

临床用药实例 5-2

患者，女性，19 岁，大学二年级学生。1 年前无任何原因出现失眠，开始仅出现早醒，后由于情绪不好，与朋友发生争吵后逐渐出现入睡困难，偶尔通宵不眠，自感头晕、头胀，记忆力减退，反应迟钝，思路闭塞，心情郁闷，情绪低落。近半年来病情更为严重，入院诊断为抑郁症。应用丙米嗪治疗已半年多，3 d 前因智齿生长不良需拔牙，进行口腔局部麻醉时，局部麻醉药液中加入浓度为 2 g/L 的肾上腺素溶液 0.2 mL（0.4 mg），用药后患者血压突然升高。

问题：请分析该患者发生高血压的原因。

5. 严重的低血压反应　①因普萘洛尔可阻断肾上腺素 β 受体，氯丙嗪及哌唑嗪则阻断肾上腺素 α 受体，故普萘洛尔不宜与氯丙嗪或哌唑嗪合用，否则可致低血压。②哌唑嗪初次用药不宜与利尿药合用，否则易致首剂现象。③氯丙嗪不宜与利尿药（呋塞米、氢氯噻嗪、依他尼酸等）合用，因利尿药可明显增强氯丙嗪的降压作用，引起严重的低血压。

6. 出血　①香豆素类药物（双香豆素、华法林、硝苄丙酮香豆素等）与某些药物联用后可增强药效，引起出血（表 5-4）。②阿司匹林、双嘧达莫均能抑制血小板聚集，与肝素合用可使抗凝作用增强，引起出血。

表 5-4　增强香豆素类药物作用的药物及作用机制

药物	增强药效的机制
液状石蜡、考来烯胺	抑制维生素 K 的吸收，减弱维生素 K 与香豆素类的对抗作用
阿司匹林、布洛芬、吲哚美辛	置换与血浆蛋白结合的香豆素类药物，使后者的抗凝作用增强
甲苯磺丁脲、氯磺丙脲、西咪替丁、氯霉素	抑制肝微粒体酶活性，减慢香豆素类药物的代谢
头孢菌素、氨基糖苷类等抗菌药物	抑制肠道细菌，使维生素 K 的合成减少
阿司匹林、双嘧达莫	抑制血小板聚集，与香豆素类药物产生协同作用

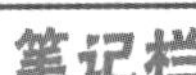
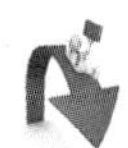

7. 低血糖反应　①普萘洛尔不宜与降血糖药合用，二者合用不仅可加重降血糖药引起的低血糖反应，还可掩盖急性低血糖先兆征象。②甲苯磺丁脲不宜与长效磺胺类、水杨酸类、保泰松、呋塞米等合用，因这些药物与血浆蛋白结合率高，可将结合型甲苯磺丁脲置换下来，升高血中游离型甲苯磺丁脲浓度，降糖作用增强，从而引起低血糖反应。③氯霉素等药酶抑制剂能抑制甲苯磺丁脲的代谢，使后者血浓度提高，降糖作用增强。

8. 严重骨髓抑制　①水杨酸类、呋塞米、磺胺类等药物可将甲氨蝶呤自血浆蛋白结合部位置换出来，使游离型甲氨蝶呤浓度升高，对骨髓的抑制作用明显增强。②别嘌呤醇抑制黄嘌呤氧化酶，与硫唑嘌呤、巯嘌呤合用可使后两药代谢减慢，血药浓度升高，对骨髓抑制作用加强。如需合用，应减少硫唑嘌呤、巯嘌呤的用量。此外，别嘌呤醇也能加强环磷酰胺对骨髓的抑制作用。

9. 听力损害　①呋塞米、依他尼酸不宜与氨基糖苷类抗生素合用，因上述药物均有听神经损害，合用后明显增加耳聋的发生率，尤其在尿毒症患者更容易发生。②氨基糖苷类抗生素不宜与抗组胺药（尤其是苯海拉明、茶苯海明）合用，因抗组胺药可掩盖氨基糖苷类抗生素的听神经毒性症状，不易及时发觉。

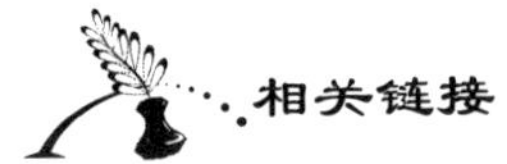

中西药之间的相互作用

中西药的相互作用是指中药（单味、复方制剂、中成药或汤剂）与西药合用或先后序贯使用时，所引起的药物间作用与效应的变化。中西药之间的相互作用可使治疗作用增强或减弱，毒性反应减少或增加，作用维持时间延长或缩短，产生有益的治疗作用，也可导致有害的不良反应。其相互作用按发生机制亦可分为体外、药动学和药效学相互作用。本节着重介绍其药动学方面的相互作用。

中药（或西药）能使西药（或中药）体内过程的一个或多个环节发生变化，从而影响药物在体内的浓度，最终在药效方面产生一定程度的变化。

1. 相互作用影响药物吸收　中西药在胃肠道吸收速度和吸收过程受胃肠道酸碱度、胃肠蠕动、胃排空时间及在胃肠内发生螯合、吸附等因素的影响。

(1) 胃肠道酸碱度的变化　抗酸中成药陈香露白露片或乌贝散，可提高胃肠道 pH 值，与弱酸性药物同服，可使后者吸收减少。但若与弱碱性药物（氨茶碱、奎宁等）同服，则使后者吸收增加。

(2) 胃肠蠕动、胃排空时间的变化　胃肠蠕动增加、内容物停留时间缩短，会减少某些药物的吸收。反之，则增加某些药物的吸收。例如，黄芩、木香、砂仁、陈皮等对肠道蠕动有明显抑制作用，可延长维生素 B_{12}、地高辛、灰黄霉素等在小肠上部的停留时间，使药物吸收增加。相反，与中药大黄、番泻叶等泻药合用，由于胃肠蠕动加快，使地高辛不能

笔记栏

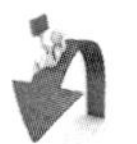

充分溶解,从而吸收减少,血药浓度降低。缩短胃排空时间的药物能使胃内药物提早进入小肠吸收;反之,则会延缓吸收。抗胆碱中成药洋金花片可延长胃排空时间,故能降低西药的吸收速度。

(3)形成螯合物或复合物　四环素类及异烟肼与含钙、镁、铝、铁和铋等多价金属离子中药(石决明、石膏、龙骨、阳起石等)、中成药(牛黄解毒丸、明目上清丸)等同服,易形成不溶解的螯合物,使合用药的吸收均减少,血药浓度下降,并增加对胃肠道的刺激。

(4)产生吸附及沉淀　含鞣质较多的中药如五倍子、石榴皮、地榆、虎杖、大黄、老鹳草、诃子、四季青、枣树皮等与含金属离子的药物如钙剂、铁剂同时服用后,可在回盲部结合,生成难以吸收的沉淀物而降低药物的疗效。含鞣质的中药可与胃肠道中的维生素 B_1 结合而排出体外,长期服用可致维生素 B_1 缺乏。

2. 相互作用影响药物分布　中西药合用可影响相互的体内分布,从而使疗效增加或减弱,甚至产生毒性反应。例如,氨基糖苷类抗生素与中药硼砂及含硼砂的中成药合用,能使前者排泄减少,在抗菌作用增强的同时也使耳毒性增强,长期合用可导致永久性耳聋。又如抗癌中药黄药子与阿霉素合用时,可影响阿霉素的组织分布,使阿霉素的血浆药物浓度增加,心脏毒性增加。而理气中药枳实与庆大霉素合用于胆道感染时,由于枳实能松弛胆总管括约肌,可使胆道内压下降,从而升高胆道内庆大霉素的浓度,提高疗效。

3. 相互作用影响药物代谢　有些中药或西药能抑制或增强肝微粒体酶的含量和活性,对体内许多物质的代谢产生影响。

(1)酶促作用　肝微粒体酶专一性较低,活性易受一些中西药的影响。中药生甘草是药酶诱导剂,生甘草及其制剂与巴比妥类、胰岛素、苯妥英钠、双香豆素、华法林、苯乙双胍等西药合用,可使后者代谢加速、$t_{1/2}$缩短、药效减弱;亦可能使合用的三环类抗抑郁药(丙米嗪、去甲丙米嗪、阿米替林、多虑平等)代谢产物增多,不良反应增强。

(2)酶抑作用　某些药物可通过抑制药酶的活性或竞争同一酶或辅酶而改变其他药物的代谢。例如,西药氯霉素、西咪替丁、华法林、异烟肼、对氨基水杨酸、阿司匹林、哌甲酯和口服避孕药等均能使药酶活性降低,从而使某些药物代谢延缓、血中浓度升高、$t_{1/2}$延长、疗效或毒性增强。目前,关于中药与西药酶抑作用方面的研究还不多,有研究者报道,血塞通注射液(成分为三七总皂苷)能显著抑制大鼠药酶,降低右美沙芬的转化率。

4. 相互作用影响药物排泄　碱性较强的中药硼砂与阿司匹林等酸性药物合用时,因碱化尿液,可使阿司匹林等酸性药物排泄加快,疗效降低。含有机酸的中药如乌梅、木瓜、山楂、陈皮等可酸化尿液,当与磺胺类药物合用时,可使后者的溶解度降低,导致尿中析出结晶,引起结晶尿、血尿。

许多中药及其制剂能酸化或碱化尿液,从而影响西药的解离,使其

笔记栏

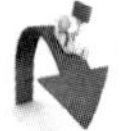

重吸收增加或减少，导致排泄较慢或较快。例如，酸性中药（乌梅、山楂、五味子等）、中成药（大山楂丸、五味子丸、保和丸等）可酸化尿液，增加酸性药物呋喃妥因、对氨基水杨酸、阿司匹林、吲哚美辛、磺胺类药物、青霉素、头孢霉素类、苯巴比妥、苯妥英钠等在肾小管的重吸收，提高血药浓度。当酸性中药与氨茶碱、碳酸氢钠、复方氢氧化铝、利福平、东莨菪碱、咖啡因等碱性药同用，则使后者在肾小管重吸收减少，排出加快。

总之，合理的中西药配伍应用可产生协同作用，具有提高疗效、降低毒性反应、扩大适应证范围等作用。如黄芩提取物黄芩黄酮A，可降低药酶的活性，具有抗肿瘤活性，对顺铂、阿霉素、氟尿嘧啶等化疗药物有增效作用。人参皂苷对庆大霉素所致的急性肾衰竭有明显的治疗作用等。但中西药的配伍不当，可产生拮抗作用，使药效降低，并引起严重的不良反应，甚至引起死亡。因此，中西药在合用时应全面衡量药物间的相互作用，本着效益最大化、风险最小化的原则合理选择药物。

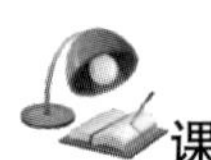

课后练习

一、单项选择题

1. 在葡萄糖溶液中可以加入的药物是（　　）
   A. 氨茶碱　　B. 维生素 B_{12}
   C. 维生素C　　D. 氢化可的松
   E. 青霉素

2. 0.9%氯化钠注射液和林格注射液中都不能加入的药物是（　　）
   A. 促皮质素　　B. 间羟胺
   C. 四环素　　D. 两性霉素B
   E. 青霉素

3. 下列属于酶促作用的药物是（　　）
   A. 氯霉素　　B. 苯巴比妥
   C. 甲硝唑　　D. 异烟肼
   E. 阿司匹林

4. 强心苷中毒时选用下列哪种药物口服，以中断肝肠循环（　　）
   A. 考来烯胺　　B. 硫酸镁
   C. 螺内酯　　D. 阿司匹林
   E. 氢氯噻嗪

5. 下列药物中具有自身诱导作用的是（　　）
   A. 丙磺舒　　B. 苯巴比妥
   C. 阿司匹林　　D. 红霉素
   E. 安定

6. 丙磺舒延长青霉素 $t_{1/2}$ 的原因是（　　）
   A. 竞争性结合肾小管分泌载体　　B. 竞争血浆蛋白结合位点
   C. 改变青霉素的脂溶性特征　　D. 改变青霉素的解离度

E. 影响尿液 pH 值

7. 下列关于药物相互作用的描述不正确的是(　　)
   A. 药物相互作用可以导致有益的治疗作用
   B. 药物相互作用只会导致有害的不良反应
   C. 药物相互作用可以发生在药动学环节
   D. 药物相互作用可以发生在药效学环节
   E. 药物相互作用可以发生在体外
8. 阿司匹林与碳酸氢钠合用(　　)
   A. 促进吸收　　B. 减少吸收
   C. 对吸收无影响　　D. 产生物理吸附作用
   E. 产生络合作用
9. 甲苯磺丁脲与氢氯噻嗪类利尿药合用,其降糖作用(　　)
   A. 增强　　B. 减弱
   C. 不受影响　　D. 先增强,后减弱
   E. 先减弱,后增强
10. 苯巴比妥使双香豆素抗凝血作用减弱的原因是(　　)
   A. 使双香豆素解离度增加　　B. 影响双香豆素的吸收
   C. 影响双香豆素的脂溶性　　D. 使双香豆素代谢速度加快
   E. 使双香豆素排泄加快

二、简答题

1. 具有酶促作用或酶抑作用的药物分别对与其联用的其他药物产生怎样的影响?
2. 药物相互作用能引起哪些严重不良反应?

(马瑜红)

第六章 特殊人群用药

根据药物在小儿、老年人、孕妇及哺乳期妇女、肝肾功能不全患者等特殊人群体内的药动学、药效学特点，合理选择药物，并注意剂量和疗程，以保证安全、有效、经济、合理地用药。

特殊人群主要指的是新生儿、儿童、老年人、孕妇和哺乳期妇女、具有特殊疾病的患者及从事特殊职业的人员。这些人群的药动学和药效学特点与一般成年人有明显差别，如何合理、安全、有效地用药，是一个十分重要的问题。

第一节 小儿用药

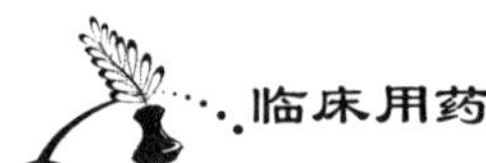

临床用药实例 6-1

我国某些地区，有些孩子步态异常：单侧臀肌挛缩呈跛行，双髋外展，站立时双下肢轻度外旋、双膝分开呈“蛙形腿”，下蹲受限。体检可见臀部注射部位皮肤凹陷，臀肌萎缩，可触及与臀大肌纤维走向一致的索状硬块，可移动或稍有压痛感。流行病学调查研究表明，臀肌挛缩症患者大多数都是注射了以苯甲醇作为溶媒的青霉素。

问题：为什么臀肌挛缩症多发生于儿童？

一、小儿不同发育阶段的用药特点

(一)新生儿期用药特点

1. 新生儿药动学特点

(1)吸收　新生儿的药物吸收与给药途径关系很大。①局部用药:新生儿相对成人体表面积大,皮肤角化层薄,局部用药透皮吸收较成人快且多。当皮肤黏膜有损伤时,硼酸、水杨酸、萘甲唑啉等局部用药过量甚至可导致中毒。②口服用药:新生儿胃黏膜发育不完全,胃酸分泌很少,青霉素、氨苄西林、阿莫西林等不耐酸的口服青霉素类药吸收完全,生物利用度高。新生儿胃排空的时间长达6～8 h,对磺胺类、地西泮、地高辛等主要在胃内吸收的药物吸收较完全,与成人的吸收量相似;而对苯妥英钠、苯巴比妥、对乙酰氨基酚等的口服吸收量较少。③注射给药:外周血液循环量影响药物的吸收、分布,新生儿肌肉组织和皮下脂肪少,局部血流灌注不足,一般不采用皮下或肌内注射,主要经静脉给药,但必须考虑液体容量、药物制剂和静脉输注液体的理化性质及滴注的速度。应用戊巴比妥钠、地西泮、普萘洛尔、维拉帕米等易引起急性中毒。④新生儿直肠给药具有简便易行和避免服药呕吐的优点,但吸收量不稳定。⑤一些难以透过血脑屏障的药物,选用鞘内注射给药时一定要慎重。

(2)分布　新生儿的药物分布主要取决于组织器官大小及血流量、脂肪含量、体液pH值、药物脂溶性及其血浆蛋白结合率、体内各种屏障等诸多因素的影响。①新生儿总体液量占体重的80%(成人约60%),因此水溶性药物如β-内酰胺类等的表观分布容积大,在细胞外液被稀释而浓度降低,因此需要相对较大的剂量,而脂溶性药物如地西泮等则易出现中毒。②新生儿的血浆蛋白含量少,药物与其结合率较成人低,易发生药物中毒。因此当使用苯二氮䓬类、口服抗凝药、水杨酸类、磺胺类、苯巴比妥、苯妥英钠等血浆蛋白结合率高的药物时,应适当减少剂量。③使用磺胺类、水杨酸盐、苯妥英钠、维生素K、毛花苷C等,易致血中游离胆红素增加,导致核黄疸。④新生儿血脑屏障发育尚未完善,脂溶性药物如全身麻醉药、催眠镇静药、吗啡类镇痛药等易进入中枢,引发神经系统不良反应。

(3)代谢　药物代谢速度取决于肝的大小及其酶系统的代谢活性,新生儿的酶系统尚不成熟和完备,某些药物代谢酶分泌量少且活性不足,药物代谢缓慢,血浆$t_{1/2}$延长。氯霉素引起的灰婴综合征及磺胺类、硝基呋喃类药引起的新生儿溶血等,皆是药物抑制代谢酶或酶活性不足所致。

(4)排泄　新生儿肾有效循环血量及肾小球滤过率仅为成人的30%～40%,因此,主要经肾以原型由肾小球滤过或肾小管分泌排泄的地高辛、阿替洛尔及青霉素类、氨基糖苷类、四环素类抗生素等,因消除慢而造成血药浓度过高。所以,一般新生儿用药量宜少,用药间隔时间应适当延长。

2. 新生儿药效学的特点　影响新生儿药效的因素主要有对药物的敏感性、耐受量、心功能等。新生儿对药物敏感性与成人有差异,如新生儿对地高辛的耐受量较成人心脏病患者大,但新生儿,尤其是早产儿对该药的排泄较慢而易发生中毒。新生儿可能对某些药物敏感性高,如吗啡可引起呼吸抑制,过量的水杨酸盐因酸、碱和水、电解质调节功能差而致酸中毒等。

笔记栏

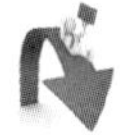

(二)婴幼儿期用药特点

给药途径除口服外,宜静脉注射给药,有些药物还可通过口腔、直肠、鼻、眼等黏膜和皮肤给药吸收。但皮下、肌内注射吸收不完全。

1. 婴幼儿药动学特点

(1)吸收　婴幼儿吞咽能力差或哭闹拒服等,服用片剂、丸剂等固体制剂时易引起呛咳或气管异物,口服给药宜选用糖浆剂、合剂、颗粒剂等。婴幼儿胃内酸度低于成人,因此,苯巴比妥、苯妥英钠、利福平等弱酸性药物口服吸收减少,而弱碱性药物、青霉素类等口服吸收则可增加。

(2)分布　婴幼儿体液总量和细胞外液高于成人,水溶性药物浓度较低,体液调节功能差。婴幼儿血浆蛋白含量低于成人,若服用血浆蛋白结合率高的药物可致血中游离型药物增多,导致毒性反应;婴幼儿血脑屏障功能差,某些药物易进入脑脊液。

(3)代谢　婴幼儿的肝相对较大,且肝的药物代谢能力高于新生儿,甚至可高于成人,主要经肝代谢的药物如茶碱、地西泮、苯妥英钠等的 $t_{1/2}$ 较成人短。

(4)排泄　婴幼儿肾血流量、肾小球滤过率在出生后 6 ~ 12 个月可达成人值,肾小管的排泌功能出生后 7 ~ 12 个月接近成人水平,肾脏指数较成人为高,故经肾排泄的药物消除率较成人高。

2. 婴幼儿药效学特点　婴幼儿的药效学特点基本与成人相似,但也有例外,用药期间应密切关注药物对婴幼儿的发育,尤其是对智力的影响,在应用下列药物时需要注意。

(1)中枢神经系统药物　吗啡、哌替啶等镇痛药对婴幼儿易引起呼吸抑制等中毒现象,应禁用。婴幼儿对镇静药、抗惊厥药或洋地黄毒苷等的耐受性较大,其敏感性可随年龄增长而增强,故应随年龄增长适当调整用药剂量。

(2)呼吸系统药物　婴幼儿不会咳痰且气道较狭窄,呼吸道炎症时易发生气道阻塞性呼吸困难,治疗时应以祛痰抗炎为主,不宜使用可待因等中枢性镇咳药。

(3)消化系统药物　婴幼儿消化吸收功能仍不完善,易发生消化不良。婴幼儿腹泻时,宜口服补液剂以防止脱水和电解质紊乱,亦可使用调整肠道微生态制剂,不宜随意使用止泻药,以免加快肠毒素吸收;便秘时,主要应调整饮食,不宜使用导泻药。

(三)儿童期用药特点

1. 儿童新陈代谢旺盛,对一般药物的排泄比较快。

2. 儿童对水及电解质的平衡功能较差,应用利尿剂后易出现低钠、低钾现象,应注意预防水及电解质紊乱。

3. 必须注意四环素类及氟喹诺酮类药物对未成年人的影响。

4. 儿童不宜长期使用雄激素,因其可致骨骼闭合过早,影响生长发育,甚至可使男童性早熟、女童男性化。

二、小儿用药注意事项

1. 严格掌握用药的剂量　小儿用药量一般可根据成人剂量折算,具体有以下 3 种计算方法。

(1)根据体重折算　小儿剂量=小儿体重(kg)×成人剂量/60。

笔记栏

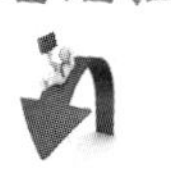

(2)根据年龄折算　小儿剂量按年龄与成人剂量折算方法见表6-1。

表6-1　小儿剂量按年龄与成人剂量折算

年龄	小儿剂量
出生~1个月	成人剂量的1/18~1/14
1~6个月	成人剂量的1/14~1/7
6个月~1岁	成人剂量的1/7~1/5
1~2岁	成人剂量的1/5~1/4
2~4岁	成人剂量的1/4~1/3
4~6岁	成人剂量的1/3~2/5
6~9岁	成人剂量的2/5~1/2
9~14岁	成人剂量的1/2~2/3
14~18岁	成人剂量的2/3~1

(3)根据体表面积折算　小儿剂量=小儿体表面积(m^2)×成人剂量/1.73。

小儿体重<30 kg,体表面积(m^2)=体重×0.035+0.1;体重在30~50 kg时,每增加5 kg体重,增加0.1 m^2体表面积;体重>50 kg时,每增加10 kg体重,增加0.1 m^2体表面积。例如,体重为35 kg时,体表面积为1.1+0.1=1.2(m^2);体重为60 kg时,则体表面积为1.5+0.1=1.6(m^2)。此法计算比较合理且较为精确,但计算较复杂。

小儿年龄、体重与体表面积的对照可参考表6-2。

表6-2　小儿年龄、体重与体表面积的对照

年龄	体重(kg)	体表面积(m^2)
出生	3.0	0.21
1个月	4.0	0.24
2个月	4.5	0.26
3个月	5.0	0.27
4个月	5.5	0.28
5个月	6.0	0.31
6个月	6.5	0.33
7个月	7.0	0.35
8个月	7.5	0.36
9个月	8.0	0.38
10个月	8.5	0.40
11个月	9.0	0.42
12个月	10.0	0.44

笔记栏

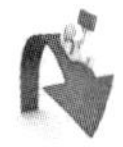

续表 6-2

年龄	体重(kg)	体表面积(m^2)
2 岁	12.0	0.52
3 岁	14.0	0.59
4 岁	16.0	0.66
5 岁	18.0	0.73
6 岁	20.0	0.80
7 岁	22.0	0.89
8 岁	24.0	0.94
9 岁	26.0	1.00
10 岁	28.0	1.08
11 岁	30.0	1.15
12 岁	33.0	1.19
13 岁	36.0	1.26
14 岁	40.0	1.33
16 岁	50.0	1.50
18 岁	60.0	1.60
>18 岁	70.0	1.70

不同患儿对许多药物的个体差异较大，所以除按上述方法获得儿童用药剂量外，还要注意个体化用药，必要时进行血药浓度监测。

2. 小儿禁用药物　小儿禁用药物见表 6-3。

表 6-3　小儿禁用的一般药物

年龄	禁用药物
<28 d	氯霉素、磺胺类、去甲万古霉素、呋喃妥因、苯海拉明等
<6 个月	地西泮
<1 岁	吗啡、酚酞、噻嘧啶、阿苯达唑、依他尼酸、甲氧氯普胺等
<8 岁	四环素类
<14 岁	吲哚美辛
<18 岁	氯喹诺酮类

笔记栏

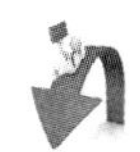

第二节　老年人用药

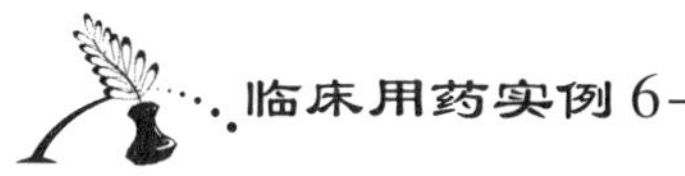

临床用药实例 6-2

患者，女性，68 岁。患高血压多年，平时服用硝苯地平 10 mg/次，3 次/d，血压维持在 140/90 mmHg，心率 96 次/min，自感心悸。双肺底部均可闻及少量湿啰音，双下肢轻度水肿，心电图显示前间壁心肌缺血。入院后静脉滴注多巴酚丁胺，继续服用硝苯地平 10 mg/次，3 次/d，病情无缓解，停用上述药物，改用美托洛尔 25 mg/次，3 次/d，氢氯噻嗪 25 mg/次，2 次/d，氯化钾口服液 10 mL，3 次/d，血压降至 135/82 mmHg，心率降至 68 次/min，心悸、气短、双下肢水肿与双肺底部湿啰音消失。

问题：①分析单用硝苯地平降压的合理性；②治疗方案调整后患者病情为何得到较好控制？

老年人生理、心理等方面均处于衰老与退化状态，加之同时患有多种慢性病，因此用药的种类较多，用药时间较长，不合理用药造成的损害明显增加。

一、老年人用药特点

1. 老年人药动学特点

（1）吸收　老年人胃排空延缓，胃酸分泌减少（25%～35%），酸性药物解离型增多，吸收减少。对于阿司匹林、对乙酰氨基酚、保泰松、复方磺胺甲噁唑等以被动扩散方式吸收的药物几乎没有影响，而按主动转运方式吸收的药物如水溶性维生素、铁剂、钙剂等吸收减少。由于胃肠道和肝血流量减少，使有些药物的吸收显著降低，如地高辛、奎尼丁、普鲁卡因胺、氢氯噻嗪等。伴有腹泻或长期使用通便泻药时，可减少药物的吸收。老年人肌肉血液循环较差，肌内注射、皮下注射给药时，吸收速率下降。

（2）分布　老年人细胞内液减少，脂肪组织增加，总体液及非脂肪组织减少，加之心肌收缩力减弱，心血管灌注量减少，使乙醇、吗啡、地高辛、哌替啶、西咪替丁等水溶性药物表观分布容积变小，而具有较高的血药浓度与较强的药理效应；部分脂溶性药物如地西泮、硝西泮、利多卡因、氯丙嗪、苯巴比妥等表观分布容积增大，药物在体内贮存，药效持久，不良反应亦可能增加，但华法林、普萘洛尔、丙硫氧嘧啶等药物的表观分布容积并无改变。

老年人肝合成蛋白的功能下降，导致血浆蛋白含量减少，蛋白结合率高的药物如华法林、苯妥英钠、甲苯磺丁脲、吗啡等游离型增加，药理效应增强，应减量应用。一般而言，蛋白结合率高的药物在治疗量范围内单独应用是安全的，而两种或两种以上合用时，易发生竞争置换现象而出现严重不良反应。

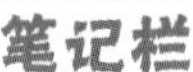
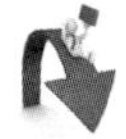

(3)代谢　老年人肝的重量减轻,肝细胞数减少,肝血流量减少,肝微粒体酶活性降低,从而使药物的首关效应降低,因而普萘洛尔、拉贝洛尔、利多卡因等药物的血药浓度较年轻人高,易致不良反应。老年人肝微粒体酶活性不易受巴比妥类、利福平、苯妥英钠等诱导,长期用药较少发生耐受性。

(4)排泄　老年人的肾单位减少(为年轻人的一半),肾灌注量也减少,而使药物在体内积蓄,容易产生不良反应或中毒。应用氨基糖苷类、头孢菌素类、磺胺类、磺酰脲类降血糖药、地高辛等主要经肾排泄的药物时,应注意减量,要避免使用有肾损害的药物。因胆汁分泌功能的下降,洋地黄毒苷等胆汁排泄量较多的药物可产生蓄积中毒。所以老年人长期用药,尤其是应用安全范围小的药物时,最好能监测血药浓度。

2. 老年人药效学特点

(1)神经系统变化对药效学的影响　老年人对镇静催眠药、抗精神病药、抗抑郁药、镇痛药等中枢神经系统药物的敏感性增高,在缺氧、发热时更为明显。如老年人吗啡的镇痛作用时间长于年轻人,且更易发生呼吸抑制;应用利血平、氯丙嗪、抗组胺药等可引起抑郁和自杀倾向;应用氨基糖苷类抗生素、依他尼酸易致听力损害。

(2)心血管系统变化对药效学的影响　老年人心血管系统及维持水、电解质平衡的功能减弱,使利尿药与抗高血压药的药理作用增强,吩噻嗪类、肾上腺素受体阻断药、硝酸甘油等药物引起直立性低血压的发生率及程度均较年轻人高。由于M胆碱受体的减少,老年人应用阿托品后心率增加不明显。

(3)内分泌系统变化对药效学的影响　老年人应用糖皮质激素易致骨质疏松或自发性骨折;应用胰岛素易引起低血糖反应或昏迷;应用雌激素可引起子宫内膜和乳腺癌变,应用雄激素则易引起前列腺肥大或癌变等。

(4)免疫系统变化对药效学的作用　老年人细胞免疫和体液免疫功能均降低,当病情严重时,常导致抗菌药物治疗的失败,无肝肾功能障碍的老年患者,抗菌药物的剂量可稍增加或适当延长疗程。

老年人易产生自身免疫抗体,对药物的变态反应发生率不受免疫功能下降的影响,因此,老年人骨髓抑制、过敏性肝炎、红斑狼疮及间质性肾炎的发生率并不比年轻人低。

(5)其他　老年人对肝素和口服抗凝血药非常敏感,一般治疗剂量即可引起持久的血凝障碍,并有自发性内脏出血的危险。如临床上70岁以上患者使用华法林的剂量为40~60岁患者的30%。老年人心脏β受体敏感性降低,对β受体激动药与拮抗药反应均减弱。

二、老年人合理用药原则

老年人医源性疾病和不良反应发生率高达15%~20%,且药物反应比较严重。根源是不适当用药或错误用药。因此,老年人用药应注意以下几方面。

1. 用药的基本原则

(1)剂量适当,合理联用　对药物进行利益与风险的利弊权衡,大多数药物从小剂量(成人剂量的1/5~1/4)开始,密切观察逐渐增量,即"低起点,缓增量",以获得最大疗效和最小不良反应。联合用药应控制在3~4种以内,对治疗指数小、毒性大、多药联合应用及心、肝、肾疾病患者,应进行血药浓度监测。

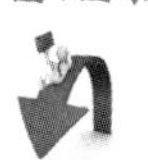

(2)把握好用药时间　应根据疾病、药动学和药效学的昼夜节律,选择最合适的用药时间,如老年糖尿病患者的胰岛素治疗,上午10点钟用药较下午用药的降血糖作用更强。

(3)控制疗程,及时停药　镇痛药宜于症状消失后即停药;抗抑郁药、抗甲状腺功能亢进药、抗癫痫药等应在症状消失后巩固治疗一段时间后停药。普萘洛尔、糖皮质激素等药物长期应用后突然停药可出现“反跳”现象,应逐渐减量至停药。但原发性高血压、慢性心功能不全、糖尿病、帕金森病、甲状腺功能减退等疾病需要长期用药或终身用药。

(4)戒除不良嗜好,合理饮食　用药期间应控制烟、酒、茶等嗜好,并注意日常饮食的合理搭配。

2. 合理选用药物

(1)对症用药　老年人用药应有明确的用药指征,不要随意滥用保健品,慎用滋补药或抗衰老药。

(2)尽量避免使用老年人禁用的药物　如长效苯二氮䓬类、短效巴比妥类、阿米替林、吲哚美辛、保泰松、氯磺丙脲、双嘧达莫、肌肉松弛药、颠茄和莨菪碱、氨基糖苷类和多黏菌素类抗生素、万古霉素、四环素、利福平、洋地黄毒苷等。

(3)药物治疗要适度　老年人高血压大多有动脉粥样硬化,药物治疗使血压降至135/85 mmHg左右即可,如降至更低,会影响脑血管及冠状动脉的灌注,甚至诱发缺血性脑卒中。

(4)注意药物对并发症的影响　老年人常患有多种慢性病,如同时患有青光眼、前列腺增生、中枢神经疾患等,在中枢神经疾病的药物治疗中,有不少药物具有抗胆碱作用,可引起尿潴留和青光眼恶化。

第三节　孕妇和哺乳期妇女用药

临床用药实例6-3

1957—1962年,全世界28个国家共发现12 000例这样的婴儿:无肢或短肢,手和脚几乎直接长在躯干上,指(趾)间有蹼,心脏畸形,外形与海豹相似,故称为“海豹肢畸形儿”。

问题:导致“海豹肢畸形儿”的原因是什么?这给我们什么样的警示?

药物对孕妇、哺乳期妇女和胎儿、婴幼儿均会产生不同程度的影响,熟悉治疗药物在此类人群体内的药动学特点及药物对孕妇、哺乳期妇女、胎儿、新生儿、婴幼儿的安全性,具有重要的意义。

笔记栏

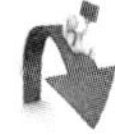

一、孕妇用药特点

1. 孕妇的药动学特点

(1)吸收　妊娠期间可因雌激素、孕激素分泌增多,导致胃酸和胃蛋白酶分泌减少,胃排空延迟,小肠蠕动变慢、减弱等,使弱酸性药如水杨酸类药物经口服吸收延缓、减少,血药达峰时间后推,峰浓度下降;而弱碱性药物如镇痛药、阿托品等的吸收则较非妊娠妇女增多。孕妇因心输出量增加,皮肤及黏膜的局部毛细血管开放,血流增加,因此滴鼻给药、阴道栓剂、霜剂、软膏、灌洗液等制剂中的药物亦可由皮肤、黏膜或阴道吸收增多、加快。

(2)分布　血容量的增加与血浆蛋白浓度降低是影响药物在孕妇体内分布的两个主要因素。孕妇血容量增加 40%~50%,导致许多水溶性药物浓度被稀释,尤其表观分布容积较小的药物更为显著,就此类药物而言,孕妇的需要量应大于非妊娠妇女。孕妇药物与血浆蛋白结合量减少,导致游离型药物增多,从而使利多卡因、苯妥英钠、苯巴比妥、地西泮、水杨酸、哌替啶、地塞米松、磺胺类等血浆蛋白结合率高的药物药理作用增强,且易增加药物经胎盘向胎儿转运的比例。妊娠晚期妇女脂肪储备过多,使脂溶性药物表观分布容积显著增大。

(3)代谢　孕激素的分泌量增加,造成胆汁淤积,药物排除减慢,且可诱导或抑制药酶的活性,使一些药物的代谢受到影响,如苯妥英钠、苯巴比妥、乙琥胺、卡马西平等的代谢加快,需增加用药量;而茶碱的代谢则受到明显的抑制。

(4)排泄　妊娠期肾血流量增加约 35%,肾小球滤过率增加约 50%,加之肌酐清除率也增加,地高辛、碳酸锂和注射用硫酸镁、庆大霉素、氨苄西林等主要经肾消除的药物及其代谢物排泄量增加。应用青霉素类、头孢菌素类、红霉素、克林霉素、呋喃妥因等抗菌药物时,需要适当增加用药量。

妊娠晚期伴有妊娠高血压综合征且肾功能不全时,药物排泄减慢、减少,反而使药物容易在体内蓄积。

2. 胎儿的药动学特点

(1)吸收　母体与胎儿间的物质和药物相互转运是通过胎盘屏障进行的,随着妊娠期的延长,药物的转运随之加快。大多数药物可经胎盘进入胎儿体内,并进入羊水中,由于羊水内的蛋白含量仅为母体的 1/10~1/20,药物多呈游离型,可被胎儿皮肤吸收或妊娠 12 周后的胎儿吞咽入胃肠道,并被吸收入血液循环,其代谢产物由尿排泄,排泄的药物又可被胎儿吞咽羊水而重吸收形成“羊水-肠道循环”。

(2)分布　妊娠早期(12 周前)胎儿体液含量较高,水溶性药物在细胞外液分布较多,脂溶性药物的脂肪分布与蓄积较少,随着胎龄增长至妊娠晚期时,脂溶性药物脂肪分布增加。胎儿血浆蛋白含量较低,进入组织的游离型药物增多。

胎儿肝、脑等器官体积相对较大,血流量多,肝内药物分布量较其他器官多,胎儿的血脑屏障发育不完善,药物直接到达中枢神经系统的量较多,特别是母体快速静脉注射给药时更应重视。

(3)代谢　胎儿缺乏药酶,代谢能力差,导致乙醚、巴比妥类、镁盐和 B 族维生素、维生素 C 等药物的胎儿血药浓度高于母体一倍或数倍。胎儿尤其缺乏催化药物结合

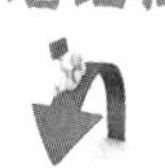

反应的酶,特别是葡萄糖醛酸转移酶,故水杨酸盐等药物的解毒能力差,易达到中毒浓度。胎儿的药物代谢能力低,也是致畸的原因之一。

(4)排泄　妊娠11~14周开始,胎儿的肾已有排泄功能,但肾小球滤过率低,加之药物和代谢物不易通过胎盘屏障,使之排泄延缓,即使药物被排泄至羊膜腔后,由于"羊水-肠道循环"的存在,容易在胎儿体内蓄积,如地西泮的代谢物易在胎儿的肝中蓄积。

二、孕妇合理用药

1.药物对孕妇的影响　药物对孕妇的影响见表6-4。

表6-4　药物对孕妇的影响

药物	对孕妇的影响
依托红霉素、琥乙红霉素	肝内胆汁淤积症和肝实质损害
四环素	暴发性肝代偿失调症候群,死亡率高
阿司匹林、吲哚美辛、萘普生、吡罗昔康等	过期妊娠、产程延长和产后出血,妊娠后期禁用
泻药	早产或流产
高效能利尿药	早产或流产、高尿酸血症,诱发痛风、损害听力及胃肠道反应
吗啡、地西泮、β_2受体激动药	延长产程,分娩止痛时禁用
尼群地平、哌唑嗪、卡托普利、依那普利、硝普钠等降压药	消化道反应、头痛、眩晕、心悸
西咪替丁、雷尼替丁、氯丙嗪	溢乳
糖皮质激素、垂体后叶素	骨质疏松、延缓伤口愈合、升高血压,妊娠高血压及合并高血压的孕妇禁用

2.药物对胎儿的影响

(1)药物对胎儿危害的分类标准　根据动物实验和临床实践经验及对胎儿的不良影响,将药物分为五类。

A类:动物实验和临床观察未见对胎儿有损害,是最安全的一类药物,如青霉素钠。

B类:动物实验显示对胎儿有危害,但临床研究未能证实或无临床验证资料,多种临床常用药物属于此类,如红霉素、磺胺类、地高辛、氯苯那敏等。

C类:仅动物实验证实对胎儿有致畸或杀胚胎的作用,但在人类缺乏研究资料证实,如硫酸庆大霉素、氯霉素、盐酸异丙嗪等。

D类:临床资料表明对胎儿有危害,但治疗孕妇疾病的疗效肯定,又无代替药物,权衡利弊后再应用,如苯妥英钠、链霉素等。

X类:证实对胎儿有危害,妊娠期禁用的药物,如治疗痤疮的异维A酸可使胎儿发生中枢神经系统、面部及心血管多种异常。

笔记栏

(2)药物对胚胎期的影响　胚胎期为妊娠 3～12 周,是胚胎各器官处于高度分化、迅速发育阶段,药物的致畸作用往往发生在该期,故此期用药应特别慎重。部分有致畸作用的药物和化学物质见表 6-5。

表 6-5　部分有致畸作用的药物和化学物质

药物或化学物质	对胎儿的主要危害
苯妥英钠	唇裂、腭裂、发育迟缓、智力低下
麻醉药、镇痛药、抗组胺药	神经系统损害
卡马西平	中枢神经缺陷增加
丙戊酸钠	发育迟缓、多发畸形
沙利度胺	海豹肢畸形
香豆素类抗凝血药	中枢神经、面部及骨骼畸形
维生素 A	骨骼异常、泌尿道畸形
氢化可的松	腭裂
抗甲状腺药	甲状腺功能低下
己烯雌酚	性别异化、男孩睾丸发育不全、女孩青春期后阴道腺癌
甲睾酮(甲基睾丸素)	女胎男性化
孕激素	性发育异常
四环素	手指畸形、先天性白内障、骨发育不良等
氯霉素	再生障碍性贫血、灰婴综合征
烷化剂(环磷酰胺、氮芥等)	多发畸形、生长迟缓
甲氨蝶呤	脑积水、无脑儿、腭裂
乙醇	生长延缓,智力低下,肢体、心、肾等多器官病变
锂	心血管畸形
铅	发育迟缓

(3)药物对胎儿期和新生儿期的影响　胎儿期是指从妊娠 3 个月末到胎儿出生;新生儿期是指从出生脐带结扎到出生后 28 d。在此期间胎儿体内器官已形成,并迅速生长发育。此时孕妇用药对胎儿、新生儿的影响,主要为对各系统功能的影响,特别是尚未分化完全的器官,如对生殖系统影响较大,而神经系统在整个妊娠期,甚至出生后仍在继续分化,药物的影响可持续存在。可引起胎儿、新生儿不良反应的常用药物见表 6-6。

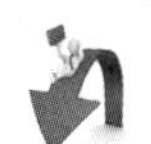

表 6-6　对胎儿及新生儿有不良影响的常用药物

药物	不良反应
苯巴比妥	中枢抑制、肝损害、戒断综合征
地西泮	肌张力减退
苯妥英钠	头面部及手指畸形、出血
阿司匹林	出血倾向
吲哚美辛	肺血管病变、发绀
吗啡	呼吸抑制、戒断综合征、嗜睡
氯丙嗪	视网膜病变
普萘洛尔	心率减慢、呼吸抑制
氢氯噻嗪	死胎、低血糖、出血
香豆素类抗凝药	胎儿严重出血，甚至死胎
丙硫氧嘧啶、甲巯咪唑、碘剂	先天性甲状腺功能低下、胎儿甲状腺肿大，甚至窒息
甲苯磺丁脲、氯磺丙脲	低血糖、死胎
磺胺类	黄疸、核黄疸
氨基糖苷类抗生素	耳聋、肾损害
四环素	骨及牙齿缺陷
氯霉素	死胎、灰婴综合征
氯喹	视神经损害、智力障碍和惊厥
大剂量维生素 A	骨骼异常、颅内压增高
大剂量维生素 D	血钙过高、智力障碍

3. 孕妇用药原则

(1)必须明确诊断和具有确切的用药指征。

(2)权衡药物的治疗作用与对胎儿损害之间的利弊，根据病情调整剂量，必要时甚至可以先终止妊娠，再用药。

(3)用药时必须做到如下几点：①尽量应用对妊娠妇女及胎儿无害或毒性小的药物，并选择适当剂量、给药途径及间隔时间；②慎用子宫收缩药；③杜绝滥用抗菌药物；④尽量避免使用新药及疗效不肯定的药物。

三、哺乳期妇女用药

1. 药物在乳汁中的排泄　药物进入乳汁的含量很少超过母亲摄入量的 1%~2%，故一般不至于危害乳儿。乳汁偏酸性，脂溶性高的药物、非解离的药物及弱碱性药物易从血液转运至乳汁，如阿托品、吗啡、普萘洛尔等，哺乳期应慎用。

2. 药物对泌乳量的影响　小剂量己烯雌酚及缩宫素、氯丙嗪等药物可促进乳汁分泌，而口服避孕药、枸橼酸氯米芬(克罗米芬)、多巴胺、溴隐亭等药物则可使乳汁分泌减少。

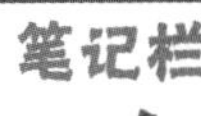
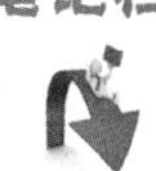

3. 哺乳期妇女用药注意事项

(1)权衡利弊,慎重选药　应严格掌握用药适应证,尽可能选择已明确对乳儿安全、无不良影响的药物。抗恶性肿瘤药、锂盐、抗甲状腺药、苯二氮䓬类、抗抑郁药、抗癫痫药、喹诺酮类等,应列为乳母禁用药物,如果乳母因治疗需要而必须用药时,则应十分注意,必要时停止哺乳。

(2)适时哺乳,防止蓄积　乳母用药时间可选在哺乳刚结束后,尽可能与下次哺乳时间间隔在4 h以上,以避开乳母血药浓度高峰期间哺乳。避免使用长效药物及多种药物联合应用,以减少药物在乳儿体内蓄积的机会。若乳母需大剂量或长疗程用药,并有可能对乳儿产生不良影响时,最好能监测乳儿血药浓度,以此根据药物的 $t_{1/2}$ 来调整用药与哺乳的最佳间隔时间。

(3)非用不可,选好替代　如果乳母患病必须用药时,则应选择对母亲和婴儿危害和影响小的替代药物。例如,乳母患泌尿道感染时,不用磺胺类药物,而用氨苄西林代替,这样既可有效地治疗乳母泌尿道感染,又可减少对婴儿的危害。

(4)代替不行,人工哺育　如果乳母必须使用可能对乳儿有危害的某种药物,或不能证实该药对乳儿是否安全时,可暂停哺乳,在停止用药后再恢复哺乳。如应用放射性药物时应暂停哺乳,待放射性消退后再开始哺乳。但哺乳妇女应用的药物亦适用于治疗乳儿的疾病时,则通常不影响哺乳。

第四节　肝功能不全患者用药

一、肝功能不全患者用药特点

1. 药动学特点

(1)吸收　肝病时,可出现肝内血流阻力增加、门静脉高压及肝实质损害。如肝硬化伴门脉高压时,胃肠黏膜淤血、水肿,影响口服药物的吸收;肝病可导致胆汁分泌减少或缺乏而发生脂肪泻,使无机盐(铁、钙)及维生素(叶酸、维生素A、维生素 B_{12}、维生素D、维生素K)等吸收障碍,并影响一些脂溶性高的药物(如地高辛)的吸收。但对水溶性药物无明显影响。

(2)分布　当肝功能不全时,肝蛋白质合成减少,使药物与血浆蛋白结合率下降,与血浆蛋白结合率高的药物游离型明显增加,药物的作用加强,不良反应也可能相应增加。如游离型药物的增加:甲苯磺丁脲为115%、苯妥英钠为40%、奎尼丁为300%、保泰松为400%,若同时伴有药物消除减慢时,便会出现毒性反应。肝病患者用氨茶碱、泼尼松龙、地西泮等药物时,其不良反应发生率升高与此因素有关。

(3)代谢　肝病时,肝细胞的数量减少,功能受损,肝细胞色素 P_{450} 酶系的活性和数量均可有不同程度的减少,使主要通过肝代谢的药物代谢速度和程度降低,$t_{1/2}$ 延长,血药浓度增高,长期用药还可引起蓄积性中毒。

但肝病时肝内不同药物转化反应的影响是不同的。某些药物如阿司匹林、普萘洛尔等由于肝功能降低而致代谢率降低、首过效应降低,使血药浓度上升,生物利用度增强;另一方面,可待因、依那普利、环磷酰胺、可的松、泼尼松等药物需要在肝内转化后

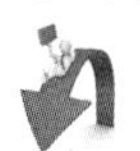

才具有药理活性，由于肝的生物转化功能减弱，这些药物的药理效应反而降低。

同一类药物由于代谢机制不同，肝病时的代谢也不同，如苯二氮䓬类药物中，地西泮及氯䓬的转化是氧化反应，受肝硬化、肝炎等疾病的影响；而奥沙西泮则是葡萄糖醛酸结合反应，与肝病无关。所以慢性肝病必须应用苯二氮䓬类药物时，应首选奥沙西泮。

对于肝功能损害的患者，在临床用药时应该根据肝功能损害的程度及药动学调整药物的剂量。一般来说，对于肝功能损害较轻者，静脉或短期口服给予安全范围较大的药物，可不调整剂量或将药物剂量下调 20%；对于肝功能损害较重者，给予主要在肝代谢且需长期用药、安全范围较大的药物，药物剂量应下调 30%，以保证临床用药的安全性。

2. 药效学特点　慢性肝功能损害的患者对药物作用的影响，可表现为增强或减弱，也可能使不良反应发生率相应增加或药效降低。例如，临床上对慢性肝病患者给予巴比妥类药物往往诱发肝性脑病；严重肝病患者仅给予正常人用量的 1/3～1/2 剂量的吗啡、苯二氮䓬类、氯丙嗪、哌唑嗪、异丙嗪等药物，就可引起明显不良反应。与此相反，肝硬化患者 β 受体呈现下调现象，从而改变了 β 受体激动药的药效，如患者对异丙肾上腺素加快心率作用的敏感性降低。

肝功能衰竭并发弥散性血管内凝血时，机体对抗凝血药如肝素、华法林等敏感性增高，剂量稍有不当，便可导致大出血，这可能与肝合成凝血因子的能力降低及肝功能不全时血浆蛋白结合率降低，导致游离型药物浓度增高有关。

二、肝功能不全患者用药原则

肝功能不全患者应避免或减少使用有肝损害的药物。据统计，能引起不同程度肝损害的药物有 200 种以上，药物性肝损害占不良反应发生率的 10%～15%。易引起肝损害的药物有异烟肼、利福平、对氨基水杨酸、氟烷、甲氨蝶呤、氯丙嗪、三环类抗抑郁药、苯妥英钠、丙戊酸钠、氯磺丙脲、四环素类、红霉素酯化物、两性霉素 B、口服避孕药、雄激素和蛋白同化类固醇等。特别是应避免联合应用有肝毒性的药物。单胺氧化酶抑制剂、排钾利尿药易诱发肝性脑病，肝功能不全患者也应慎用。

肝功能不全而肾功能正常的患者可选用肝毒性小且从肾排泄的药物。初始用药时宜从小剂量开始，必要时进行血药浓度监测，定期检查肝功能，及时调整治疗方案，做到给药方案个体化。

第五节　肾功能不全患者用药

一、肾功能不全患者用药特点

1. 药动学特点

(1)吸收　肾功能不全对药物吸收的影响比较大，机制复杂。如慢性尿毒症时常伴有胃肠功能紊乱，如腹泻、呕吐，减少了药物的吸收；患者胃内氨含量增高，可减少弱

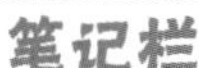
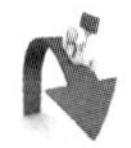

酸性药物在胃内的吸收。又如肾功能不全时肾单位数量减少、肾小管酸中毒，维生素D羟化不足，可导致肠道钙吸收减少。

(2)分布　肾功能不全如慢性肾衰竭、肾病综合征等患者，由于蛋白尿和小肠的吸收功能障碍等因素，常引起低蛋白血症，药物的血浆蛋白结合率下降，游离型药物增加。酸性代谢产物蓄积而竞争血浆蛋白，也改变了药物与血浆蛋白的结合率。一般来说，酸性药物如苯妥英钠、苯巴比妥、硫喷妥钠、戊巴比妥、水杨酸盐、保泰松、呋塞米、华法林、甲状腺素、磺胺类、青霉素G等血浆蛋白结合率下降；而碱性药物血浆蛋白结合率不变（如普萘洛尔、筒箭毒碱）或降低（如地西泮、吗啡、氨苯蝶啶）。

肾功能不全时，大多数药物表现为表观分布容积增加，某些蛋白结合率低的药物，如庆大霉素、异烟肼等的表观分布容积无改变，但地高辛的表观分布容积减少。

尿毒症患者丢失脂肪较多，脂肪组织摄取药量明显减少，因此硫喷妥钠用于麻醉时应减少用量。尿毒症时机体呈现氮质血症，水杨酸盐或巴比妥类等弱酸性药物解离度降低，易于进入中枢神经系统，产生中毒症状。相反，弱碱性药物则解离度增加，造成细胞外蓄积，此时其药理效应取决于药物的作用部位是在细胞内还是在细胞外。

(3)代谢　肾是仅次于肝的代谢器官，肾也含有多种药物代谢酶，肾功不全时，经肾代谢的药物可出现生物转化障碍。一般药物的氧化反应加速，还原和水解反应减慢，对药物的结合反应影响不大，如伴有尿毒症的癫痫患者使用常规剂量的苯妥英钠，因氧化代谢加速，往往不能控制发作，需加大剂量；而氢化可的松的还原反应、胰岛素的水解反应、磺胺异噁唑、对氨基水杨酸和异烟肼的乙酰化反应等则速度变慢，药物$t_{1/2}$延长。

(4)排泄　肾功能低下时，主要经肾排泄的药物及其代谢产物消除减慢，药物$t_{1/2}$延长，可引起蓄积，甚至产生毒性反应。

2.药效学特点　尿毒症患者常伴有电解质紊乱及酸碱失衡，致使体内各种平衡机制改变，机体对药物的反应性发生改变，如：①低钾血症可降低心脏传导性，因而增加洋地黄类、奎尼丁、普鲁卡因胺等药物的传导抑制作用；②酸血症和肾小管酸中毒可对抗儿茶酚胺的升压作用；③对镇静催眠药和阿片类镇痛药的中枢神经系统抑制效应敏感；④机体对抗凝血药更敏感，使用阿司匹林等非甾体抗炎药更易引起胃肠出血；⑤由于胆碱酯酶活性降低，对新斯的明更加敏感；⑥由于钠、钾代谢紊乱，使用保钾利尿药、补钾药、血管紧张素Ⅰ转化酶抑制剂等更易出现高钾血症。

临床用药实例6-4

患者，女性，29岁。主诉心悸、无力、易激动，伴颜面水肿、进行性消瘦1个月余，恶心、呕吐1周。体格检查：心率130次/min，手指静止震颤。实验室检查：血清总三碘甲腺原氨酸6.1 nmol/L（正常参考值1.6～3.0 nmol/L），血清总甲状腺素326 nmol/L（正常参考值65～155 nmol/L）；尿蛋白（++），血清尿素氮12.8 mmol/L（正常参考值3.2～7.1 mmol/L），血清肌酐196 μmol/L（正常参考值：男性70～106 μmol/L，女性53～88 μmol/L）。诊断为慢性肾功能不全、甲状腺功能亢进。因心率快，患者服用普萘洛尔10 mg/次，3次/d，心悸症状好转，但

笔记栏

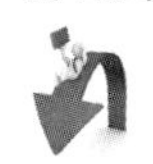

血清钾升高至5.77 mmol/L(正常参考值3.5~5.5 mmol/L)。给予低钾饮食后血钾未降,严重时高达6.81 mmol/L,但未发现肾功能恶化的证据。将普萘洛尔减量至5 mg/次,2次/d,血钾下降,但心率仍快。将普萘洛尔增至10 mg/次,3次/d,血钾再次升高至6.04 mmol/L。用美托洛尔代替普萘洛尔,心率和血钾均正常。

问题:为什么该患者应用普萘洛尔时可引起高血钾?

二、肾功能不全患者用药原则

肾功能不全患者应避免或减少使用肾毒性大的药物,常用的具有肾损害的药物有磺胺类、氨基糖苷类抗生素、第一代头孢菌素、多黏菌素B、两性霉素B、强效利尿剂、抗肿瘤药(如顺铂等)、造影剂等。特别应避免与有肾毒性的药物合用。

肾功能不全而肝功能正常者可选用双通道(肝、肾)排泄的药物。根据肾功能的情况调整用药剂量和给药间隔时间,必要时进行血药浓度监测,设计个体化给药方案。肾功能不全时需调整剂量及避免使用的药物见表6-7。

表6-7　肾功能不全时需调整剂量及避免使用的药物

肾功能不全分级	需调整剂量的药物	应避免使用的药物
轻度	氯磺丙脲、庆大霉素、链霉素、四环素、万古霉素、美沙酮、头孢唑林、多黏菌素	
中度	水杨酸类、保泰松、吩噻嗪类、碳酸锂、别嘌呤醇、地高辛、乙胺丁醇、胰岛素、普鲁卡因胺、丙硫氧嘧啶、磺胺类、氨苄西林、羧苄西林、甲基多巴、四环素类、甲氨蝶呤、环磷酰胺、氟尿嘧啶等	氯磺丙脲、丙磺舒
严重	巯唑嘌呤、第一代头孢菌素、秋水仙碱、洋地黄毒苷、苯海拉明、林可霉素、青霉素G类、新斯的明、戊巴比妥、奎宁、氨苯蝶啶、甲苯磺丁脲	对乙酰氨基酚、两性霉素B、依他尼酸、呋喃妥因、苯乙双胍、噻嗪类等

第六节　驾驶员用药

驾驶员(包括驾驶飞机、车船,操作机械,高空作业人员)常因服药出现不同程度的疲倦、嗜睡、视物模糊、辨色困难、多尿、平衡力下降等,影响正常的反应能力,容易出现危险及事故。驾驶员应了解这方面的知识,以确保用药安全。驾驶员应慎用的常用药物见表6-8。

笔记栏

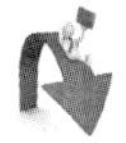

表 6-8　驾驶员应慎用的常用药物

药物种类	药物	常见不良反应
镇静催眠药	苯二氮䓬类、巴比妥类等	抑制中枢神经、嗜睡
抗过敏药	苯海拉明、异丙嗪、氯苯那敏等	抑制中枢神经、嗜睡
抗癫痫药	卡马西平、苯妥英钠、丙戊酸钠	视力模糊、复视或眩晕
镇痛药	哌替啶	定向力障碍、幻觉
镇咳药	右美沙芬、那可丁、喷托维林	嗜睡、眩晕、眼花、全身麻木
抗病毒药	金刚烷胺	眩晕、嗜睡、视力模糊、幻觉
抗血小板药	双嘧达莫	头痛、眩晕
血管扩张药	氟桂利嗪 双氢麦角碱	抑郁感、嗜睡、四肢无力、倦怠、眩晕 呕吐、头痛、视力模糊
解热镇痛抗炎药	双氯芬酸 布洛芬、吲哚美辛	呕吐、眩晕 头晕、头痛、视力降低和辨色困难
解痉药	阿托品、山莨菪碱、东莨菪碱等	视力模糊、耳鸣、色视、视物不清
抗高血压药	吲达帕胺、哌唑嗪	尿量增多、尿意频繁
质子泵抑制剂	奥美拉唑、兰索拉唑、泮托拉唑等	疲乏、嗜睡
H_2受体拮抗药	雷尼替丁、西咪替丁、法莫替丁	定向力障碍
口服避孕药	常用复方制剂	长期服用可出现疲乏、复视、对光敏感、精神紧张、定向力障碍

课后练习

一、单项选择题

1. 下列关于儿童期用药特点的叙述,错误的是(　　)
   A. 对一般药物的排泄比较快
   B. 注意预防水、电解质紊乱
   C. 患病后常有烦躁不安、高热、惊厥,可适当加用镇静剂
   D. 激素类药物应慎用
   E. 骨和牙齿发育易受药物影响

2. 下列药物可用于婴幼儿的是(　　)
   A. 喹诺酮类　　B. 青霉素类药物
   C. 可待因　　D. 四环素
   E. 阿司匹林

3. 新生儿应用苯巴比妥容易中毒,是因为(　　)
   A. 苯巴比妥与血浆蛋白结合能力差,游离的苯巴比妥血药浓度过高
   B. 苯巴比妥在胃内的吸收较完全,导致血药浓度过高
   C. 新生儿酶系统尚不成熟和完备,苯巴比妥在血浆内的 $t_{1/2}$ 较长
   D. 苯巴比妥在肾小球的滤过较少,导致血药浓度过高
   E. 以上都不是

4. 老年人长期应用下列何种药物可引起精神忧郁症(　　)

A. 阿司匹林　　B. 氨基糖苷类药物

C. 地高辛　　D. 硝酸甘油

E. 氯丙嗪

5. 老年人胃肠道功能的变化对下列哪些药物的吸收几乎没有影响(　　)

A. 维生素 B_1、维生素 B_6、钙剂、铁剂

B. 维生素 B_1、维生素 B_6、阿司匹林、对乙酰氨基酚

C. 维生素 C、维生素 B_{12}、保泰松、复方磺胺甲噁唑

D. 钙剂、铁剂、阿司匹林、保泰松

E. 阿司匹林、对乙酰氨基酚、保泰松、复方磺胺甲噁唑

6. 下列关于老年人用药的说法,不正确的是(　　)

A. 尽量不用链霉素和(或)庆大霉素抗炎

B. 糖尿病和痛风患者不选用噻嗪类利尿剂

C. 长期服用糖皮质激素时,加服钙剂及维生素 D

D. 适宜选用吲达帕胺利尿降压

E. 适宜选用地西泮镇静催眠

7. 可导致老年人肠道菌群失调或真菌感染等严重并发症的是(　　)

A. 大量长期应用抗心律失常药　　B. 大量长期应用广谱抗生素

C. 大量长期应用抗高血压药　　D. 大量长期应用降血糖药

E. 大量长期应用解热镇痛药

8. 下列关于孕妇用药注意事项的说法,不正确的是(　　)

A. 对怀疑有感染的孕妇,必须大剂量应用抗生素控制感染

B. 用药剂量宜小不宜大

C. 用药时间宜短不宜长

D. 要谨慎使用可引起子宫收缩的药物

E. 疗效不确切的药物不能用于孕妇

9. 下列药物不宜用于妊娠早期的是(　　)

A. 叶酸　　B. 微量元素

C. 香豆素类抗凝药　　D. 维生素 D

E. 钙剂

10. 下列关于药物对妊娠不良影响的说法,错误的是(　　)

A. 孕妇对泻药、利尿药比较敏感,这些药可能引起早产或流产

B. 妊娠晚期服用阿司匹林可引起过期妊娠、产程延长和产后出血

C. 过量服用含咖啡因的饮料可能引起早产或流产

D. 在孕妇营养不足情况下,应适当补充铁、钙、叶酸等

E. 妊娠后期应用依托红霉素引起阻塞性黄疸并发症的可能性增加

11. 哺乳期妇女患泌尿道感染时宜选用下列何种药物进行治疗(　　)

A. 环丙沙星　　B. 利巴韦林

C. 磺胺嘧啶　　D. 红霉素

E. 氨苄西林

12. 下列哪种药物可引起视力模糊(　　)

A. 多巴胺　　B. 山莨菪碱

C. 比索洛尔　　D. 氢氯噻嗪

E. 普伐他汀

笔记栏

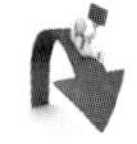

13. 肝病患者合并心功能不全时适宜选用下列何种强心药(　　)

A. 洋地黄毒苷　　B. 阿托伐他汀

C. 氯霉素　　D. 地高辛

E. 氢氯噻嗪

14. 下列药物中,肝功能损害急性期及有明显肝功能损害者不宜选用的是(　　)

A. 高渗葡萄糖　　B. 苯丙酸诺龙

C. 呋塞米　　D. 地塞米松

E. 螺内酯

15. 对肾损伤不重的患者,可适当调整剂量应用的药物是(　　)

A. 万古霉素　　B. 克林霉素

C. 两性霉素 B　　D. 阿米卡星

E. 氯霉素

二、简答题

1. 简述老年人用药的基本原则。
2. 简述肝功能不全患者的用药原则。
3. 简述肾功能不全患者的用药原则。

(马瑜红)

第七章 神经系统疾病的临床用药

临床任务

熟悉抗帕金森病药物的分类,正确评价左旋多巴的临床特点、主要不良反应,理解其与外周多巴脱羧酶抑制药联合用药的意义。了解苯海索等中枢性抗胆碱药的临床应用特点、癫痫发作的临床类型和抗癫痫药的作用机制,熟悉苯妥英钠、苯巴比妥、卡马西平、丙戊酸钠及苯二氮草类药物在抗癫痫方面的临床应用。了解抗痴呆药物的类型及常用药物的临床应用特点。

第一节 抗帕金森病药

帕金森病(Parkinson disease,PD)又称为震颤麻痹,是一种慢性退行性疾病,多发生于老年人,常表现为运动过缓(运动不能)、肌肉强直、震颤、姿势及步态异常。若由脑动脉硬化、脑炎后遗症及化学药物(抗精神病药、氰化物、一氧化碳、锰)中毒等病因所致,出现类似于帕金森病的症状,则称为帕金森综合征。帕金森病主要病变在锥体外系黑质-纹状体神经通路。已知黑质中多巴胺能神经元释放抑制性神经递质多巴胺(dopamine,DA),对脊髓前角运动神经元起到抑制作用;纹状体内有乙酰胆碱能神经元释放兴奋性神经递质乙酰胆碱(acetylcholine,Ach),对脊髓前角运动神经元起兴奋作用。正常时两种递质相互拮抗,处于平衡状态,参与运动功能调节。帕金森病时由于黑质中多巴胺神经元变性,数目减少,多巴胺能神经功能低下而胆碱能神经功能相对亢进,从而产生肌张力增高等一系列临床症状和体征。因此,治疗帕金森病的药物主要有两类:一是拟多巴胺药,二是中枢性抗胆碱药,通过增强中枢多巴胺能神经功能或降低中枢胆碱能神经功能以缓解症状,改善患者预后,减少并发症。

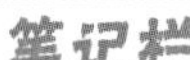

笔记栏

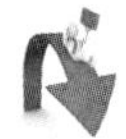

一、拟多巴胺药

(一)多巴胺的前体药

左旋多巴

左旋多巴(levodopa,*L*-dopa)是多巴胺的前体物。多巴胺不能通过血脑屏障,对帕金森病没有治疗效应。左旋多巴可通过血脑屏障进入纹状体组织,经多巴脱羧酶转化为多巴胺,是目前最常用的抗帕金森病药。

【临床药动学】

左旋多巴口服可吸收,95%以上左旋多巴在肝和胃黏膜经多巴脱羧酶脱羧转变为多巴胺,多巴胺不易透过血脑屏障,在外周引起不良反应;仅剩下不到1%左旋多巴转运入脑内,在脑内脱羧转变为多巴胺,发挥中枢作用,因此显效缓慢。如同时应用外周多巴脱羧酶抑制剂,可使进入中枢的左旋多巴增多,显著增加左旋多巴的利用率。

【临床应用及评价】

1. 抗帕金森病　给予左旋多巴治疗后,约75%的患者可获得较好治疗效果。治疗初期的疗效更为明显。对肌僵直和运动困难疗效好,对肌震颤症状疗效差;对轻症及年轻患者疗效好,对重症及老年患者疗效差;用药后产生作用较慢,常需用药2~3周才出现体征的改善,1~6个月以上才获得最大疗效。

2. 治疗肝性脑病　可增加脑内多巴胺及去甲肾上腺素浓度,取代肝性脑病患者由于酪胺不能得到正常处理引起的“假递质”增加,使脑功能恢复。但不能逆转肝损害,也不能改善肝功能。

【不良反应及防治】

左旋多巴的不良反应主要与其在外周转化为多巴胺有关。

1. 胃肠道反应　约80%的患者治疗初期有恶心、呕吐、厌食、腹泻等,与多巴胺刺激延髓催吐化学感受区有关,饭后服药、缓慢增量及服用维生素C均可减轻胃肠道反应。

2. 心血管反应　约30%的患者治疗初期可发生轻度的直立性低血压,严格控制药量可避免。老年患者亦可出现心动过速或其他心律失常等,与多巴胺对β受体激动作用有关,冠心病患者禁用。

3. 不自主的异常动作　长期用药后可引起不随意运动,多见于面部肌群抽动,如咬牙、吐舌、点头、怪相及舞蹈样动作等,也可累及肢体或躯干肌群引起摇摆运动,偶尔见喘息样呼吸。服药3~5年后40%~80%的患者出现症状快速波动,重者出现“开-关”现象,即表现为突然由多动不安(开)转为全身强直不动(关),二者交替出现,妨碍患者的正常生活。

4. 精神活动障碍　长期服用左旋多巴,少数患者表现为激动、焦虑、失眠、幻觉、妄想等症状,须减量或停药,精神病患者慎用。此反应可能与多巴胺作用于边缘系统有关。

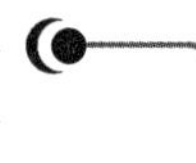

【相互作用】

1. 维生素 B_6 是多巴脱羧酶的辅酶，可增加左旋多巴在外周转化为多巴胺，降低其疗效，增加不良反应。

2. 抗精神病药阻断多巴胺受体，使左旋多巴失效，故这两种药不宜合用。

(二) 外周多巴脱羧酶抑制药

卡比多巴

卡比多巴是较强的 *L*-芳香氨基酸脱羧酶抑制剂，不易通过血脑屏障，故与左旋多巴合用时能抑制外周多巴脱羧酶的活性，从而减少多巴胺在外周组织的生成，同时提高脑内多巴胺的浓度，既提高了左旋多巴的临床治疗效果，也减轻其外周副作用，因此卡比多巴是左旋多巴的重要辅助药，其单独应用时无治疗帕金森病作用。将卡比多巴与左旋多巴按 1∶10 的剂量合用，能够使左旋多巴的有效剂量减少 75%。

苄丝肼

苄丝肼(benserazide)口服吸收快，吸收率达 58%，与左旋多巴合用吸收稍增加。不易透过血脑屏障，在肠内代谢，由尿排出，12 h 排泄率约 90%。苄丝肼的作用同卡比多巴，单用无效。复方苄丝肼(madopar，美多巴)是将苄丝肼与左旋多巴按 1∶4 的剂量配伍应用。骨质疏松患者慎用，孕妇、严重心血管疾病、器质性脑病等患者禁用。

(三) 多巴胺受体激动剂

溴隐亭

溴隐亭(bromocriptine，溴麦亭)口服首关效应明显，生物利用度低，血药浓度个体差异大(5 倍之多)，故用药剂量应个体化。小剂量可激动结节-漏斗通路多巴胺受体，抑制催乳素和生长激素的释放，用于产后回乳、催乳素分泌过高引起的闭经和溢乳，也可治疗垂体瘤伴有的肢端肥大症；大剂量可兴奋锥体外系的多巴胺受体，用于治疗严重帕金森病、应用左旋多巴疗效不好或不能耐受者，改善运动不能和肌肉强直效果较好，对肌肉震颤疗效较差。与左旋多巴复方制剂同用可减少用量，减轻副作用。不良反应较卡比多巴及左旋多巴少，可见食欲缺乏、恶心、呕吐、便秘等消化系统症状，直立性低血压、心律失常等心血管系统反应，长期应用可出现无痛性手指血管痉挛等。

同类药物还有培高利特(pergolide)，作用比溴隐亭强约 10 倍，不良反应与溴隐亭类似。可用于不能耐受左旋多巴的患者，特别适用于复方制剂疗效逐渐减退者，对左旋多巴引起的“开-关”现象有较好的防治效应，也可改善肌肉僵直和运动迟缓症状。但近年来该药有心脏瓣膜损害的报道，应予以注意。

(四) 促多巴胺释放药

金刚烷胺

金刚烷胺(amantadine，金刚胺)原为抗病毒药，用于预防 A_2 型流感，1972 年被发现有缓解帕金森病患者症状的作用，且与左旋多巴合用后有协同作用。本品易从肠道

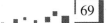

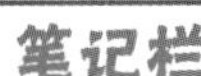
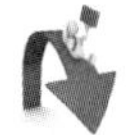

吸收，以原型经肾排出。可促进纹状体中残存的多巴胺能神经元释放多巴胺，抑制神经元对多巴胺的再摄取，使突触间隙中的多巴胺增多，也可对多巴胺受体产生直接兴奋作用。用于抗帕金森病，起效快，疗效不及左旋多巴，但对肌僵直、震颤和运动障碍的缓解作用较强，疗效优于抗胆碱药。常见的副作用是下肢出现网状青斑及踝部水肿，还可引起精神不安、失眠、运动失调等。

（五）单胺氧化酶抑制药

司来吉兰

司来吉兰（selegiline）是选择性较高的中枢神经系统单胺氧化酶 B 抑制药，透过血脑屏障后，可减少脑中多巴胺的降解，使纹状体中多巴胺增多，是治疗帕金森病的辅助药，如与左旋多巴合用，则可增强并延长后者作用，减少左旋多巴用量，而不会引起高血压危象等心血管严重不良反应。可作为早期帕金森病的首选药。近年来发现司来吉兰作为神经保护剂，能够优先抑制黑质-纹状体中的超氧阴离子和羟自由基的形成，延迟神经元变形和帕金森病的发生。不良反应较少，用药过程中偶尔见眩晕、焦虑、幻觉、失眠等，故应避免晚间用药。

（六）新型儿茶酚-O-甲基转移酶抑制药

硝替卡朋和托卡朋

硝替卡朋（nitecapone）和托卡朋（tocapone）为新型儿茶酚-O-甲基转移酶抑制药。其中，硝替卡朋只抑制外周儿茶酚-O-甲基转移酶，增加左旋多巴生物利用度，使纹状体中左旋多巴和多巴胺增加，从而提高抗帕金森病作用。托卡朋能够延长左旋多巴的 $t_{1/2}$，稳定血药浓度，使更多的左旋多巴进入脑组织，同时对中枢儿茶酚-O-甲基转移酶产生抑制作用，减少多巴胺的降解。可明显改善病情，尤其适用于伴有症状波动的患者。托卡朋易引起肝损伤，甚至导致暴发性肝衰竭，仅用于其他抗帕金森病药无效的患者，应用过程中要严密监测患者的肝功能改变。

二、中枢抗胆碱药

中枢抗胆碱药可阻断中枢胆碱受体，恢复多巴胺能神经和胆碱能神经的功能平衡，从而发挥抗帕金森病作用。本类药物曾是应用已久的抗帕金森病药，但自使用左旋多巴以来，此类药物的应用居于次要地位，其疗效低于左旋多巴。本类药物胃肠吸收好，可通过血脑屏障进入中枢。常用药物有苯海索（trihexyphenidyl，安坦）、丙环定（procyclidine，开马君）、苯扎托品（benzatropine）等。

苯海索的外周抗胆碱作用弱，为阿托品的 1/10 ~ 1/3，对中枢胆碱受体有明显阻断作用，能阻断纹状体胆碱受体而使增高的肌张力降低，临床主要用于轻症患者、不能耐受或禁用左旋多巴的患者及抗精神病药引起的锥体外系症状。苯海索对肌震颤疗效好，也可使流涎、多汗及情感抑郁状况好转，但对肌肉强直、运动困难效果差。不良反应同阿托品，但较轻。青光眼和前列腺肥大的患者忌用。中枢神经系统副作用有精神错乱、谵妄、幻觉等，使其应用受到了一定限制，久用突然停药可导致病情恶化。

丙环定的作用、临床应用及不良反应与苯海索相似。

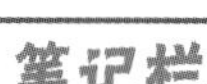
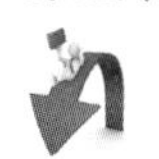

苯扎托品具有抗胆碱作用，同时还有抗组胺、局部麻醉和抑制大脑皮质的作用。临床应用和不良反应同苯海索，老年患者对其敏感，用药时要谨慎，3 岁以下小儿不能使用。

第二节　抗癫痫药

癫痫是由于脑组织病灶内的神经元产生突发性的异常高频放电，并向周围正常组织扩布，引起短暂的大脑功能失调性疾病，特点为突然、短暂、反复发作，表现出意识、运动、精神及脑电图异常。癫痫的发病机制目前尚不清楚，多数患者脑组织中有局部病灶，其中大量神经元突然同时去极化，出现高频率、同步化、爆发式放电，并向病灶周围正常脑组织扩散，导致受累的脑组织广泛兴奋，出现癫痫发作。药物治疗癫痫主要是控制症状，药物控制症状的方式有两种：一是降低病灶神经元的兴奋性，减弱或防止异常放电；二是降低病灶周围正常脑组织的兴奋性，防止异常放电的扩布。目前常用的抗癫痫药，大多数是通过后一种方式发挥作用的。

临床用药实例 7-1

患者，女性，19 岁。患癫痫 3 年余，每次发作均表现为突然尖叫一声后意识丧失，跌倒在地，四肢抽搐，牙关紧闭，口吐白沫。每次发作持续时间 2 ~ 3 min，之后进入昏睡状态。诊断：癫痫大发作（强直-阵挛发作）。治疗方案：苯妥英钠 100 mg，1 次/d，口服，逐渐增加量，达到 200 mg/d，癫痫发作得以控制。用药 2 个月后患者出现牙龈增生现象。

问题：①该治疗方案是否合理？②如何预防牙龈增生？

一、常用抗癫痫药

苯妥英钠

【临床药动学】

苯妥英钠（phenytoin sodium，大仑丁）口服吸收缓慢而不规则，6 ~ 10 d 达到稳态血药浓度。吸收后很快分布于全身各组织，脑脊液药物浓度与血浆游离药物浓度相同。主要经肝微粒体酶代谢灭活后以结合型由肾排出，消除速率与血药浓度密切相关，血药浓度低于 10 μg/mL，按一级动力学消除，$t_{1/2}$ 约 20 h。其血药浓度个体差异较大，临床用药要注意剂量个体化。

【临床应用及评价】

苯妥英钠治疗量对中枢神经系统无镇静催眠作用，其药理作用基础是对其细胞膜有稳定作用，降低细胞膜对 Na^{+} 和 Ca^{2+} 的内流，从而降低细胞膜的兴奋性，使动作电位

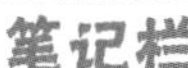
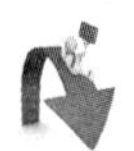

不易产生。这种作用除与其抗癫痫作用有关外,也是其治疗三叉神经痛等多种疼痛和抗心律失常的药理作用基础。

1. 抗癫痫　本品为治疗癫痫大发作的首选药,静脉注射可缓解癫痫大发作;对复杂局限性发作及单纯局限性发作疗效次之;对小发作无效,甚至还可增加发作频率。

2. 其他　治疗中枢疼痛综合征,如三叉神经痛、舌咽神经痛和坐骨神经痛等;抗心律失常,为强心苷类中毒所致室性心律失常的首选药。

【不良反应及防治】

1. 神经系统反应　一般血药浓度10 μg/mL 时可有效地控制大发作,而20 μg/mL 左右则可能出现毒性反应。轻症反应包括眩晕、共济失调、头痛和眼球震颤等。血药浓度大于40 μg/mL 可致精神错乱,也可导致癫痫频繁发作;血药浓度在50 μg/mL 以上时出现严重昏睡甚至昏迷。血药浓度长期处于中毒范围时,可出现注意力和智力减退、反应迟钝及抑郁等现象,严重者发生小脑萎缩。因此,使用苯妥英钠时,在密切观察临床疗效的同时要监测血药浓度。

2. 血液系统反应　可见粒细胞减少、血小板减少、再生障碍性贫血和巨幼细胞贫血等。用药期间要定期进行血常规检查。

3. 过敏反应　常见皮疹,偶尔见剥脱性皮炎或过敏性肝损害。

4. 牙龈增生　长期用药可致牙龈增生,发生率约为20%,多见于儿童和青少年,为胶原代谢障碍引起结缔组织增生所致。注意口腔卫生、防止牙龈炎、经常按摩齿龈可减轻反应,一般停药3~6个月可恢复。

5. 局部刺激　本品具强碱性,口服可见胃肠刺激症状,引起食欲缺乏、恶心、呕吐、腹痛等症状,宜饭后服用;因局部刺激大,不宜肌内注射,静脉注射时必须预防静脉炎。

6. 骨骼系统　本品为药酶诱导剂,能够加速维生素D代谢,长期应用可导致低钙血症,儿童患者可发生佝偻病样改变。少数成年患者可出现骨质软化症。必要时应用维生素D预防。

7. 其他　偶尔见男性乳房增大、女性多毛症、淋巴结肿大等。可致畸胎,故孕妇慎用。久服骤停可导致癫痫发作加剧,甚至诱发癫痫持续状态。

【相互作用】

1. 抗凝血药物(如香豆素类)、磺胺类、丙戊酸钠等与苯妥英钠竞争血浆蛋白结合部位,使游离型苯妥英钠血药浓度增加。

2. 药酶抑制剂如氯霉素、异烟肼等,可提高苯妥英钠的血药浓度;而药酶诱导剂如苯巴比妥、卡马西平等,则可降低其血药浓度。

3. 苯妥英钠本身为药酶诱导剂,能加速多种药物的代谢而降低药效,如皮质类固醇和避孕药等。

苯巴比妥

苯巴比妥(phenobarbital,鲁米那)为广谱抗癫痫药,能够提高病灶周围正常组织的兴奋阈值,限制异常放电扩散,还能降低病灶内细胞兴奋性,从而抑制病灶的异常放电及限制其扩散。苯巴比妥的抗癫痫特点为有效、低毒、价廉。口服吸收慢,但较完全,脑脊液中的浓度接近血药浓度。本品对大发作及癫痫持续状态的疗效最好,对局

限性发作及精神运动性发作也有一定效应,对小发作效果差。

不良反应有嗜睡、困倦、精神萎靡、共济失调等,用药初期较明显,长期应用可因患者耐受此类反应而自行消失。偶尔见巨幼细胞贫血、白细胞减少和血小板减少。小儿可能出现兴奋不安、活动过多等反常症状。本药可通过胎盘屏障,并经乳汁排泄,孕妇和哺乳期妇女慎用。久用可产生依赖性。

卡马西平

卡马西平(carbamazepine,CBZ,酰胺咪嗪)口服吸收较慢而不规则,个体差异大,吸收后快速不均匀地分布在各组织中,以肝、肾和脑浓度较高,主要在肝内代谢。本品可抑制癫痫病灶异常放电,并阻止其扩散。对复杂部分发作(精神运动型发作)的疗效最好,对全身强直-阵挛性发作、单纯部分发作及混合型发作的疗效与苯妥英钠相当,对癫痫并发的精神症状也有效,对失神发作与肌阵挛性发作的疗效不佳。此外,本品治疗中枢疼痛综合征的效果优于苯妥英钠。

不良反应较多,如胃肠道刺激症状、头昏、嗜睡、眼球震颤、复视、共济失调等,也可有皮疹和心血管反应。一般不严重,1 周左右逐渐消退。大剂量可导致甲状腺功能低下、房室传导阻滞。少见而严重的不良反应有骨髓抑制、肝肾损害等。

乙琥胺

乙琥胺(ethosuximide)吸收完全。对失神性发作效果好,是防治失神性发作的首选药,对其他类型癫痫无效。不良反应常见胃肠道反应、头痛、头晕等,偶尔见粒细胞缺乏和再生障碍性贫血,需定期查血常规。

丙戊酸钠

丙戊酸钠(sodium valproate,DPA)为广谱抗癫痫药。口服可完全吸收。本品不抑制癫痫病灶的放电,但可阻止病灶异常放电的扩散。可增加脑内 γ-氨基丁酸的含量,降低神经元兴奋性,从而控制癫痫发作。对大发作的疗效不及苯妥英钠和苯巴比妥,对小发作的疗效优于乙琥胺,但因其肝毒性,一般不作为首选药,对精神运动性发作的疗效与卡马西平相似。孕妇禁用。

氟桂利嗪

氟桂利嗪(funarizine)为选择性钙通道阻滞药,近年来人们发现其具有较强的抗惊厥作用,对多种癫痫动物模型具有不同程度的治疗作用。适用于各型癫痫,尤其对局限性发作、大发作疗效好。临床还用于脑动脉缺血性疾病的治疗、血管性偏头痛的防治等。不良反应有嗜睡、乏力、体重增加等,长期用药有锥体外系症状。

拉莫三嗪

拉莫三嗪(lamotrigine)在肠道吸收迅速而完全,口服 1.5~4.0 h 血药浓度达峰值,主要经肝微粒体酶代谢。对部分发作和全身性发作有效,可与其他抗癫痫药合用治疗难治性癫痫。不良反应较少,常见为胃肠道反应和中枢神经系统反应,少见皮疹、面部皮肤水肿及弥散性血管内凝血。

笔记栏

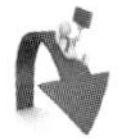

托吡酯

托吡酯(topiramate)是高效、广谱的新型抗癫痫药。口服吸收完全且吸收速度不受进食影响,口服2 h血药浓度达峰值,生物利用度为80%,易通过血脑屏障。本品对各种类型的癫痫发作均有效,特别用于治疗难治性癫痫。常见不良反应与中枢神经系统抑制有关,如共济失调、注意力不集中等。动物实验有致畸报道,孕妇慎用。

苯二氮䓬类

地西泮是治疗癫痫持续状态的首选药,静脉注射可迅速控制发作,但作用时间较短,必须同时用苯妥英钠或苯巴比妥。硝西泮静脉注射除用于控制癫痫持续状态外,主要用于治疗肌阵挛性发作。氯硝西泮的作用较上述两药强,对各型癫痫都有效,而以失神发作、婴儿痉挛和肌阵挛发作疗效好。静脉注射控制癫痫持续状态作用迅速而持久。

本类药物的不良反应有嗜睡、头晕、乏力、胃肠功能紊乱、共济失调,儿童偶尔见行为和精神异常。也可能有血小板和白细胞减少。静脉注射过快可致心脏、呼吸抑制,氯硝西泮尤应注意。

二、癫痫的治疗原则

1. 根据癫痫发作的类型选药　癫痫发作的主要类型与常用药物见表7-1。

表7-1　癫痫发作的主要类型与常用药物

癫痫发作类型	常用药物
单纯性和复杂性部分发作	苯妥英钠、卡马西平、苯巴比妥、扑米酮
强直阵挛性发作(大发作)	卡马西平、苯妥英钠、苯巴比妥、丙戊酸钠
失神发作(小发作)	乙琥胺、丙戊酸钠、氯硝西泮
肌阵挛发作、失张力发作	丙戊酸钠、氯硝西泮
婴儿痉挛	糖皮质激素类、丙戊酸钠、氯硝西泮
癫痫持续状态	地西泮、异戊巴比妥钠、苯妥英钠、苯巴比妥

2. 单一用药和联合用药　因抗癫痫药需长期用药,为尽量减少不良反应,以单一用药为宜,只有当单用无效时才考虑联合用药。

3. 剂量调整及使用方法　当药物已用到通常的最大剂量,或血药浓度已达高值,但疗效仍不佳者,应考虑换药。换药时应采取逐渐过渡方式,即在原用药的基础上,逐渐加用新药,待其发挥疗效后,再逐渐撤掉原药。用药时间愈长,则减量愈慢,不应少于3个月。症状完全控制后,还须维持治疗2~3年再逐渐停药,以防复发。青少年患者最好在青春期以后再考虑停药。

4. 定期检查　治疗期间应密切注意不良反应,定期检查血、尿常规和肝肾功能。

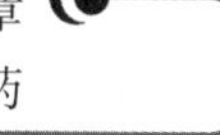

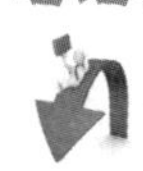

第三节　抗痴呆药

痴呆是一种大脑皮质功能衰退的临床综合征，主要表现为记忆力、计算力、判断力、注意力、抽象思维能力、语言功能减退，情感和行为障碍，独立生活和工作能力丧失。痴呆根据病因不同可分为：①老年性痴呆，又称为阿尔茨海默病（Alzheimer disease，AD）；②血管性痴呆（vascular dementia，VD）；③混合性痴呆及其他神经疾病合并的痴呆等。阿尔茨海默病和血管性痴呆临床最常见。

治疗痴呆的药物：①脑循环改善剂；②脑功能改善剂或亲智能药；③与神经递质有关的药物（保护神经递质）；④其他，包括神经营养因子、非甾体抗炎药、雌激素、自由基清除剂、微量元素制剂等，此类药物本章不进行详述。

一、脑循环改善剂

此类药物能舒张脑血管，增加脑血流量，增加脑细胞对氧的有效利用，改善脑细胞的代谢，主要用于治疗阿尔茨海默病和血管性痴呆。

尼莫地平

尼莫地平（nimodipine）口服吸收迅速，可阻滞脑血管平滑肌细胞膜的钙通道，增加脑血流量，抑制脑血管痉挛和各种血管活性物质引起的脑组织缺氧，并且有抑制血小板聚集作用。一般剂量对血压影响较小。临床主要用于治疗缺血性脑血管疾病、阿尔茨海默病和血管性痴呆、突发性耳聋等。

不良反应主要有头痛、头晕、面部潮红、胃肠不适、血压下降、心率加快等。静脉用药时必须注意监测血压。孕妇及哺乳期妇女慎用，颅内高压及脑水肿者禁用。

二、亲智能药

亲智能药是指一类能促进大脑皮质细胞的物质代谢、提高脑细胞活性，并能扩张脑血管、改善脑血流量，从而恢复大脑细胞功能的药物。

双氢麦角胺

双氢麦角胺（dihydroergotoxine，二氢麦角碱）可改善神经传递功能，能阻断 α 肾上腺素受体，缓解血管痉挛，改善脑血流量，还能促进葡萄糖及氧的利用，改善脑细胞的能量平衡。此药在临床上主要用于治疗脑动脉硬化、脑卒中后遗症、脑震荡后遗症、阿尔茨海默病和血管性痴呆。

一般不良反应有恶心、呕吐、面部潮红、视力模糊、皮疹、鼻塞等。低血压、严重动脉硬化、心脏器质性损害及肾功能不全者禁用。应避免此药与吩噻嗪类抗精神病药和降压药合用。

吡拉西坦

吡拉西坦（piracetam，脑复康）为 γ-氨基丁酸的衍生物，可降低脑血管阻力，增加

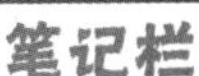

脑血流量;促进大脑对磷脂、氨基酸的利用和蛋白质的合成;促进线粒体内腺苷三磷酸(adenosine triphosphate,ATP)的合成;提高脑组织对葡萄糖的利用。故对大脑缺氧有保护作用,并能促进大脑信息传递,改善动物和人的记忆。此药主要用于治疗阿尔茨海默病、血管性痴呆、脑外伤所致的记忆和思维障碍;还可用于治疗一氧化碳中毒所致的思维障碍及儿童智力低下和行为障碍。个别患者服药后出现口干、食欲缺乏、荨麻疹等。孕妇及肝肾功能不全者禁用。

奥拉西坦

奥拉西坦(oxiracetam,脑复智)为吡拉西坦的衍生物,刺激特异性中枢神经胆碱能神经通路,促进脑代谢,作用较吡拉西坦强。

脑活素

脑活素(cerebrolysin)为脑蛋白水解物,可直接通过血脑屏障进入神经元,促进神经元蛋白质合成,使已受损而未变性的神经元恢复功能;同时可加速葡萄糖通过血脑屏障的转运速度,改善脑细胞能量供应,提高腺苷酸环化酶的活性,利于脑细胞记忆功能的恢复。临床主要用于治疗脑动脉硬化、脑外伤后遗症、大脑发育不全、阿尔茨海默病、记忆力减退等。注射过快可有发热感,偶尔引起过敏反应,表现为寒战、低热,有时可有胸闷不适、头痛、气促、呕吐等,过敏体质者慎用。一旦出现过敏反应,要立即停药。严重肾功能障碍者忌用。

胞磷胆碱

胞磷胆碱(citicoline)能增加脑血流量与耗氧量,改善脑循环与脑组织代谢,促进大脑功能恢复与苏醒。临床主要用于治疗外伤、脑部手术、脑卒中后遗症所致的意识障碍,亦可用于治疗阿尔茨海默病和血管性痴呆。

吡硫醇

吡硫醇(pyritinol)能促进大脑摄取葡萄糖,使紊乱的脑组织糖代谢恢复正常,增加脑血流量,改善脑电活动,改善脑的功能。正常人服用本品后,脑电图显示中枢神经激活,注意力集中,记忆力明显提高。临床用于治疗阿尔茨海默病、脑功能障碍(如脑损伤后意识障碍)、儿童学习能力低下等。

三、与神经递质有关的药物

他克林

他克林(tacrine)是美国食品药品管理局批准的第一个治疗阿尔茨海默病的药物,属于第一代可逆性乙酰胆碱酯酶(acetylcholine esterase,AChE)抑制药,通过抑制 AChE 而增加乙酰胆碱的含量,还可促进乙酰胆碱释放,激动 M 受体和 N 受体。本品可促进脑组织对葡萄糖的利用,改善药物、缺氧及老化等引起的学习记忆能力的降低。多与卵磷脂合用治疗阿尔茨海默病。由于本品不良反应较大,其临床应用受到限制。

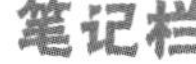

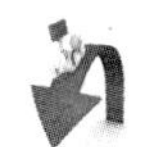

多奈哌齐

多奈哌齐(dunepezil)为第一代可逆性中枢 AChE 抑制药,可改善患者的认知功能,延缓病情发展,用于治疗轻度和中度阿尔茨海默病,具有用药剂量小、毒性低、价格相对较低等优点。与他克林相比,多奈哌齐对中枢 AChE 有高度选择性,外周不良反应较少,患者耐受性较好。肝毒性及外周抗胆碱副作用较他克林轻。

加兰他敏

加兰他敏(galantamine)属于第二代 AChE 抑制药,对神经元中的 AChE 有高度选择性竞争抑制作用。用于治疗轻、中度阿尔茨海默病,疗效与他克林相当,但无肝毒性。用药 6 ~8 周治疗效果开始明显。主要不良反应表现为治疗早期(2 ~3 周)患者可有恶心、呕吐、腹泻等胃肠道反应。

利凡斯的明

利凡斯的明(rivastigmine)为第二代 AChE 抑制药,对中枢的 AChE 抑制作用明显强于外周作用,能选择性地抑制大脑皮质、海马中的 AChE 活性。适用于轻、中度阿尔茨海默病患者,能改善患者的记忆及认知功能,提高患者的日常生活活动能力,减轻精神症状,对伴有心、肝、肾疾病的阿尔茨海默病患者具有独特疗效。不良反应轻,常有恶心、呕吐、眩晕等。

石杉碱甲

石杉碱甲(huperzine A)口服吸收迅速、完全,生物利用度超过 95%,易通过血脑屏障。药物原型及代谢产物经肾排出。石杉碱甲是一种高效的可逆性 AChE 抑制药,具有很强的拟胆碱活性,能易化神经-肌肉接头递质传递。对改善衰老性记忆障碍及阿尔茨海默病患者的记忆功能有良好作用;在改善认知功能方面,疗效显著好于高压氧治疗。常见不良反应有头晕、恶心、出汗、腹痛、视力模糊等,一般可自行消失,严重者可给予阿托品拮抗。严重心动过缓、低血压、心绞痛、哮喘及肠梗阻患者慎用。

美曲膦酯

美曲膦酯(metrifonate,敌百虫)是第一个 AChE 抑制药。原用作杀虫剂,直到 20 世纪 80 年代才被用于治疗阿尔茨海默病。服用数小时后转化为活性的代谢产物而发挥持久的疗效。本品还能显著提高大鼠脑内多巴胺和去甲肾上腺素浓度;能易化记忆过程,能同时改善阿尔茨海默病患者的行为和认知功能,而且可使患者的幻觉、抑郁、焦虑、情感淡漠症状明显改善。本品主要用于治疗轻、中度阿尔茨海默病。不良反应小而轻,偶而有腹泻、下肢痉挛、鼻炎等症状,继续使用后会自行消失。

占诺美林

占诺美林(xanomeline)为目前选择性最高的 M_1 受体激动剂之一。口服易吸收,大剂量可改善阿尔茨海默病患者的认知功能和行为能力,但易引起胃肠道和心血管方面的不良反应。新研制的透皮吸收贴剂可避免消化道不良反应。

笔记栏

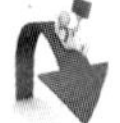

美金刚

美金刚(memantine)为 N-甲基-D-天冬氨酸受体非竞争性阻断药,可阻断谷氨酸浓度过高导致的神经元损伤,对妄想、攻击性和易激惹症状的改善最为明显。本品主要用于治疗中、重度阿尔茨海默病。不良反应少,常见幻觉、头晕、头痛等,也可见肌张力增高、膀胱炎、性欲增加等。慎用于癫痫患者、有惊厥病史者。对本药过敏者禁用。

课后练习

一、单项选择题

1. 苯妥英钠不宜用于治疗癫痫的哪种类型(　　)

A. 大发作　　B. 小发作
C. 精神运动性发作　　D. 单纯局限性发作
E. 肌阵挛性发作

2. 可用于治疗癫痫的药物是(　　)

A. 异戊巴妥　　B. 苯巴比妥
C. 司可巴比妥　　D. 硫喷妥钠
E. 左旋多巴

3. 左旋多巴与下列何药联用可提高利用率及疗效(　　)

A. 卡比多巴　　B. 溴隐亭
C. 培高利特　　D. 司来吉兰
E. 苯海索

4. 癫痫小发作首选(　　)

A. 苯妥英钠　　B. 苯巴比妥
C. 地西泮　　D. 卡马西平
E. 乙琥胺

5. 下列哪种药物不用于抗痴呆(　　)

A. 尼莫地平　　B. 吡拉西坦
C. 地西泮　　D. 胞磷胆碱
E. 石杉碱甲

二、简答题

1. 苯妥英钠可用于治疗哪些疾病?其主要不良反应有哪些?
2. 怎样合理应用抗癫痫药?
3. 目前临床常用的抗痴呆药有哪些类型?

(曲震理)

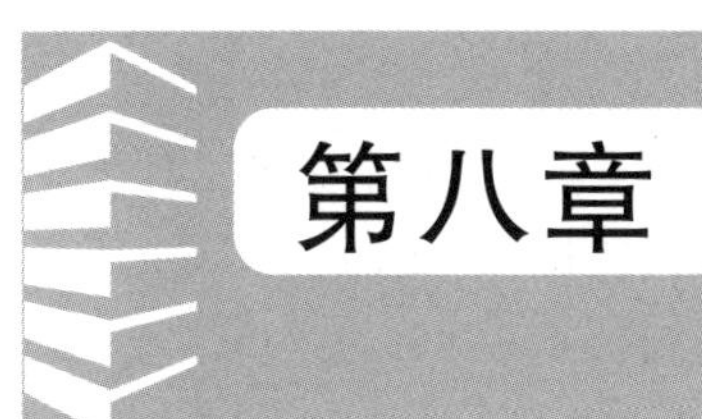

第八章 精神疾病的临床用药

临床任务

掌握苯二氮䓬类代表药物地西泮的药理作用、适应证、不良反应及其防治。熟悉抗精神分裂症药的分类，掌握氯丙嗪的药理作用、临床应用、不良反应及其防治。了解抗抑郁药的分类，熟悉丙米嗪的临床用药特点。

第一节 抗睡眠障碍药

生理性睡眠包括非快动眼睡眠（non-rapid eye movement sleep, NREMS）和快动眼睡眠（rapid eye movement sleep, REMS）两个时相，前者又分为浅睡眠和深睡眠或慢波睡眠（slow wave sleep, SWS），一夜之间两个时相交替 4 ~ 6 次。慢波睡眠有助于机体的发育和疲劳的消除，快动眼睡眠有助于脑和智力的发育。失眠是由于多种原因使正常生理性睡眠紊乱，从而破坏了机体正常的生物学节律，出现入睡困难、过早觉醒、睡眠不实或夜间觉醒次数过多等症状。

治疗睡眠障碍的药物主要分为镇静催眠药（苯二氮䓬类、巴比妥类及其他类）和非镇静催眠药（抗抑郁药、抗精神分裂症药）两类。巴比妥类药物已很少用于睡眠障碍的治疗，抗抑郁药和抗精神分裂症药分别见本章第三节和第四节，本节主要介绍苯二氮䓬类药物。

一、苯二氮䓬类

苯二氮䓬类（benzodiazepine，BDZ）药物有几十种，作用基本相同，药动学方面有一定差异。本类药物不良反应相对较少，安全可靠，已取代其他药物成为镇静、催眠及抗焦虑的首选药物。

地西泮

【临床药动学】

地西泮（diazepam，安定）脂溶性高，口服吸收完全，服后 0.5 ~ 1.0 h 血药浓度达峰值。肌内注射比口服吸收慢且不规则，欲快速显效时，应静脉注射。易通过胎盘屏

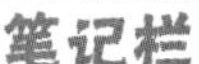
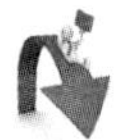

障和血脑屏障，血浆蛋白结合率为 97%～99%。主要在肝代谢，代谢产物仍有药理活性。原型及代谢产物经肾排泄，也可经胆汁排泄，形成肝肠循环，造成药物蓄积。本品还可经乳汁排泄，对乳儿造成影响。

【药理作用】

本品通过与苯二氮䓬类受体结合，促进 γ-氨基丁酸与其受体的结合，增加氯离子通道开放频率，发挥中枢抑制效应，产生抗焦虑、镇静催眠、抗惊厥、抗癫痫作用，还具有抑制骨骼肌痉挛、抑制紧张性头痛、抗震颤等作用。

【临床应用及评价】

1. 治疗焦虑症　小剂量地西泮即可缓解焦虑症患者的紧张、不安、烦躁、恐惧等症状，从而缓解由焦虑引起的心悸、出汗、震颤等生理功能改变。地西泮在临床上是治疗各种原因引起的焦虑症的首选药。持续性焦虑症宜选用长效类药物，间断性焦虑症则宜选用中效或短效类药物。

2. 治疗睡眠障碍　地西泮镇静作用快，可缓解情绪激动。随着剂量增大，出现镇静催眠作用，表现为能缩短睡眠诱导时间，延长睡眠持续时间，对快波睡眠无明显影响，引起类似生理性睡眠。与巴比妥类相比，其特点：①治疗指数高，对呼吸、循环抑制轻，不引起麻醉；②对快动眼睡眠影响小，连续应用停药后反跳现象轻，但能缩短非快动眼睡眠，减少夜惊或夜游症的发生；③对药酶没有诱导作用，联合用药相互干扰小。主要用于治疗失眠、夜间惊恐、梦游症等。

3. 抗惊厥和抗癫痫　地西泮抗惊厥作用较强，可用于辅助治疗破伤风、子痫、小儿高热及药物中毒等引起的惊厥。静脉注射地西泮是治疗癫痫持续状态的首选方法，其他类型的癫痫发作则可选择硝西泮和氯硝西泮。

4. 松弛骨骼肌　地西泮有较强的中枢性肌肉松弛作用，但不影响正常活动。其在临床上主要用于治疗中枢病变（如脑血管意外、脊髓损伤）或局部病变（如腰肌劳损、关节病变）引起的肌张力增强和肌肉痉挛。

5. 其他　较大剂量地西泮用于镇静时可引起暂时性的记忆缺失。本品还可用于麻醉、心脏电击复律、内镜检查前给药，以缓解患者对手术的恐惧和使术中的不良刺激在术后不复记忆。

【不良反应及防治】

1. 后遗效应　亦称宿醉反应，表现为头晕、嗜睡、乏力、记忆力下降等，长效类药物更易发生，大剂量可导致共济失调。

2. 耐受性和依赖性　长期用药可产生耐受性和依赖性。突然停药可出现反跳和戒断症状（失眠、焦虑、激动、震颤等），故不宜长期应用。与巴比妥类相比，本品的戒断症状发生较迟、较轻。

3. 呼吸及循环抑制　静脉注射速度过快对呼吸、心血管有抑制作用。注射过量可导致昏迷及呼吸、循环抑制。一旦出现急性中毒，除了加速药物排出、阻止吸收及对症治疗外，还可应用苯二氮䓬类受体阻断药氟马西尼（安易醒）解救。

4. 其他　长期用药有致畸作用，妊娠早期禁用。地西泮可通过胎盘屏障和随乳汁分泌，临产前应用大量地西泮，可导致新生儿肌张力降低、体温下降及呼吸轻度抑制，产前和哺乳期慎用。

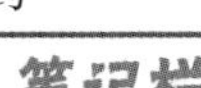

【相互作用】

1. 地西泮与其他中枢抑制药及乙醇有协同作用,严重者可致死亡。

2. 地西泮与三环类抗抑郁药合用,可增强后者的镇静作用并产生阿托品样反应。

3. 地西泮与药酶诱导剂(苯妥英钠、卡马西平等)合用,可使其消除速度加快,疗效减弱。

4. 地西泮与药酶抑制剂(异烟肼、西咪替丁等)合用,可使其消除速度减慢,疗效增强。

常用苯二氮䓬类药物作用特点见表 8-1。

表 8-1　常用苯二氮䓬类药物作用特点比较

类别	药物	作用特点
长效类	地西泮(安定)	抗焦虑、镇静催眠、抗惊厥、抗癫痫较好
	氟西泮(氟安定)	作用与地西泮相似,催眠作用较强而持久,缩短快动眼睡眠作用轻,主要用于治疗各种失眠
中效类	硝西泮(硝基安定)	镇静催眠、抗癫痫作用较好,催眠作用突出,主要用于治疗各种失眠、癫痫
	艾司唑仑(舒乐安定)	抗焦虑、镇静催眠、抗惊厥作用比硝西泮强,临床应用与硝西泮相似
短效类	三唑仑	催眠作用强而短,起效快,主要用于治疗各种失眠。依赖性较强
	阿普唑仑	镇静催眠作用较地西泮强,起效快而短,并具有抗抑郁、肌肉松弛作用,安全范围大

二、其他镇静催眠药

唑吡坦

唑吡坦(zolpidem,思诺思)为速效短效催眠药。抗焦虑、抗惊厥和肌肉松弛作用弱,适用于各种失眠,短期应用对失眠疗效好。15 岁以下少儿、孕妇及哺乳期妇女禁用。长期应用,应逐渐停药,防止出现戒断症状。

佐匹克隆

佐匹克隆(zopiclone,唑比酮)是第三代镇静催眠药,具有镇静、抗焦虑、抗惊厥和肌肉松弛作用。$t_{1/2}$短,作用迅速,疗效确切。用于治疗各种原因引起的睡眠障碍,尤其适用于不能耐受后遗效应的失眠患者。本品不良反应小、毒性低,长期用药无明显的耐受性和反跳现象。孕妇和哺乳期妇女、15 岁以下青少年、心肺功能不全者禁用。用药期间禁止饮酒及含乙醇的饮料,服药后 8 h 内不宜驾驶车辆、进行高空作业或机械操作。

笔记栏

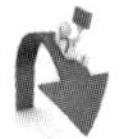

水合氯醛

水合氯醛(chloral hydrate)治疗量催眠作用强而可靠,不缩短快动眼睡眠时相,无后遗效应。可用于治疗失眠,尤其是其他催眠药治疗无效的失眠。大剂量有抗惊厥作用,可用于子痫、破伤风、小儿高热惊厥的治疗。本品对胃刺激性强,可引起恶心、呕吐、胃炎等,必须稀释后口服或灌肠。久服可产生耐受性、依赖性。胃炎、胃溃疡和严重心、肝、肾疾病者禁用。

第二节　抗焦虑药

焦虑性神经症(简称焦虑症)是以焦虑为主要特征的神经症,表现为没有事实根据也无明确客观对象和具体观念内容的提心吊胆、恐惧不安的心情,还可伴有自主神经紊乱症状、肌肉紧张及运动性不安。苯二氮䓬类是常用的抗焦虑药,三环类抗抑郁药、β 受体阻断药(普萘洛尔)及某些抗精神分裂症药也有一定的抗焦虑作用。上述各类药物于其他章节介绍,本节只介绍丁螺环酮。

丁螺环酮

【临床药动学】

丁螺环酮(buspirone,布斯哌隆)口服吸收快而完全,$t_{1/2}$为 2.5 h。首关消除明显,生物利用度仅 4%。血浆蛋白结合率为 95%。主要在肝代谢。

【药理作用】

丁螺环酮的抗焦虑作用强度与地西泮相似,但无镇静、抗惊厥和肌肉松弛作用。

【临床应用及评价】

对焦虑伴有轻度抑郁症状者有效,对严重焦虑伴有惊恐者疗效不佳。焦虑伴有严重失眠者应加用催眠药。本品起效慢,急性患者初治时必须与其他抗焦虑药联合应用。

【不良反应及注意事项】

常见头痛、眩晕、恶心、乏力、烦躁不安等。严重肝肾疾病、青光眼、重症肌无力者,孕妇、儿童,以及对本药过敏者禁用。

【相互作用】

1. 丁螺环酮与其他中枢抑制药合用,可增强中枢抑制作用。
2. 应用单胺氧化酶抑制剂的患者使用丁螺环酮,可使血压升高,应避免二者合用。
3. 丁螺环酮与氟哌啶醇合用,易引起锥体外系反应。
4. 丁螺环酮与地高辛、环孢素合用,可增高后两者血药浓度。
5. 丁螺环酮与红霉素、咪唑类抗真菌药合用,可升高其血药浓度,增加不良反应。

同类药物还有伊沙匹隆(ipsapirone)和吉哌隆(gepirone),对焦虑症、抑郁症均有效。

笔记栏

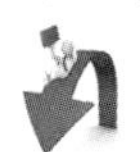

第三节　抗抑郁药

抑郁症患者主要临床表现为情绪低落、寡言少语、思维缓慢、动作迟钝、自责感强、有自杀情绪或行为等。抗抑郁药是一类增强5-羟色胺能神经功能和去甲肾上腺素能神经功能而使精神振奋的药物。

一、三环类抗抑郁药

丙米嗪

【药理作用】

丙米嗪(imipramine,米帕明)抑制去甲肾上腺素和5-羟色胺的再摄取,从而使去甲肾上腺素及5-羟色胺在突触间隙的浓度增高,促进神经传递以发挥抗抑郁作用。

【临床应用及评价】

丙米嗪是治疗抑郁症的首选药,对内源性抑郁症和更年期抑郁症疗效好;也可用于治疗强迫症、伴有焦虑的抑郁症及小儿遗尿症。服药2～3周后发挥抗抑郁作用,能明显提高患者情绪,消除自卑、自责、自罪感、自杀冲动和减轻运动抑制。对伴有焦虑的抑郁症患者疗效显著,对恐惧症亦有效。

【不良反应及防治】

1. 阿托品样作用　丙米嗪治疗量有明显阻断M受体作用,表现为口干、便秘、视力模糊等,在用药过程中可逐渐消失。严重者可能发生急性青光眼、肠麻痹、尿潴留等,必须立即停药,必要时注射新斯的明。前列腺肥大、青光眼患者禁用。

2. 心血管反应　丙米嗪可引起心率加快甚至心律失常、直立性低血压等。患者应定期检查心电图。

3. 中枢神经系统反应　丙米嗪可引起乏力、震颤、眩晕,严重者可有静坐不能、幻觉、共济失调、神经错乱等;偶尔可引起惊厥发作、诱发癫痫等,有癫痫病史者禁用。

4. 内分泌紊乱　长期使用丙米嗪可引起乳房增大、溢乳等。

【相互作用】

1. 因本品可增强拟肾上腺素类药物的升压作用,故二者不宜合用。

2. 本品可降低癫痫发作阈值,减弱抗癫痫药的作用。

三环类抗抑郁药的作用特点见表8-2。

笔记栏

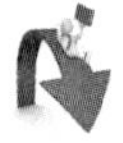

表 8-2　三环类抗抑郁药作用特点比较

药物	$t_{1/2}$(h)	抑制 5-羟色胺再摄取	抑制去甲肾上腺素再摄取	镇静作用	抗胆碱作用
丙米嗪	9～24	++	++	++	++
地昔帕明	14～76	0	+++	+	+
阿米替林	17～40	+++	+	+++	+++
多塞平(多虑平)	8～24	弱	弱	+++	+++

注:+代表有作用;++代表有中等作用;+++代表有明显作用

二、其他抗抑郁药

马普替林

马普替林(maprotiline)是选择性去甲肾上腺素再摄取抑制剂,对 5-羟色胺摄取几乎无影响。其抗胆碱作用与丙米嗪类似,比阿米替林弱。其镇静作用和对血压的影响与丙米嗪类似。治疗抑郁症的效果与丙米嗪相似,治疗剂量可见口干、便秘、眩晕、头痛、心悸等不良反应。本品还能增强拟交感胺药物的作用,减弱降压药物反应等。

去甲替林

去甲替林(nortriptyline)抑制去甲肾上腺素再摄取的作用强于 5-羟色胺。与阿米替林相比,其镇静、抗胆碱、降低血压的作用及对心脏的影响和诱发惊厥作用均较弱。此药有助于抑郁症患者入睡,但缩短快动眼睡眠时间。其治疗内源性抑郁症的效果优于治疗反应性抑郁症,显效快。不良反应小,但过量可引起心律失常,双相抑郁症患者可引起躁狂症发作,癫痫患者应慎用。

阿莫沙平

阿莫沙平(amoxapine,氯氧平)选择性抑制去甲肾上腺素再摄取,抗抑郁作用与丙米嗪相似,镇静、抗胆碱作用较丙米嗪弱。起效快,一般在 5～6 d 即可改善症状。用药剂量小、使用方便、锥体外系反应少,目前已成为一线治疗药物。

氟西汀

【临床药动学】

氟西汀(fluoxetine,百忧解)口服吸收良好,6～8 h 血药浓度达峰值,生物利用度接近 100%,吸收不受进食影响。血浆蛋白结合率为 80%～95%,$t_{1/2}$为 48～72 h。

【临床应用及评价】

氟西汀是强效选择性 5-羟色胺再摄取抑制剂,比抑制去甲肾上腺素再摄取的作用强 200 倍,用于治疗各种类型的抑郁症。其治疗抑郁症的疗效与三环类抗抑郁药相当,耐受性及超量安全性优于三环类抗抑郁药。此外,本品对强迫症、贪食症亦有疗效。

【不良反应及防治】

偶有恶心、呕吐、头痛、头晕、乏力、失眠、厌食、体重下降、震颤、惊厥、性欲降低等。肝病患者服用后 $t_{1/2}$ 延长,须慎用。肾功能不全者长期用药时必须减量并延长给药间隔时间。心血管疾病、糖尿病患者应慎用。

同类药物还有帕罗西汀(paroxetine)、舍曲林(sertraline,郁乐复)等,均属于5-羟色胺再摄取抑制药。

第四节　抗精神分裂症药

抗精神分裂症药是指能够控制精神运动性兴奋,对某些精神病症状具有治疗作用的一类药物,也称抗精神病药。抗精神病药按化学结构可分为吩噻嗪类、丁酰苯类、硫杂蒽类及其他抗精神病药。

脑内多巴胺通路主要有4条:中脑-边缘系统通路、中脑-皮质通路、黑质-纹状体通路和结节-漏斗通路。中脑-边缘系统通路和中脑-皮质通路与精神、情绪及行为活动有关,精神分裂症是由这两条通路上的多巴胺神经功能亢进所致。黑质-纹状体通路是锥体外系的高级中枢。结节-漏斗通路与调节下丘脑某些激素的分泌有关。

一、吩噻嗪类药

氯丙嗪

【临床药动学】

氯丙嗪(chlorpromazine,冬眠灵)亲脂性强,口服易吸收但不规则,个体差异大。肌内注射后血药浓度迅速达到高峰。可分布到全身组织,血浆蛋白结合率为90%。易透过血脑屏障,脑组织中浓度高,易通过胎盘屏障。$t_{1/2}$ 为6~9 h。首关消除明显,主要在肝代谢后经肾排出,排泄缓慢。

【药理作用】

通过阻断中枢多巴胺受体(D_2受体)、外周 α 受体和 M 受体,对中枢神经系统、自主神经系统及内分泌系统产生广泛影响。

1. 抗精神病作用　阻断中脑-边缘系统和中脑-皮质通路的 D_2受体,产生抗精神病作用及较强的镇静作用。

2. 镇吐作用　小剂量抑制延髓催吐化学感受区的 D_2受体,大剂量直接抑制呕吐中枢,产生强大的镇吐作用,但不能对抗前庭功能紊乱引起的呕吐。

3. 对体温的影响　抑制下丘脑体温调节中枢,使体温随环境温度而变化。氯丙嗪配合物理降温(如冰浴),不仅可降低发热患者的体温,而且也能降低正常人的体温。

4. 对内分泌系统的影响　可阻断下丘脑结节-漏斗通路的 D_2受体,影响下丘脑释

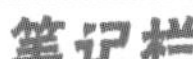

笔记栏

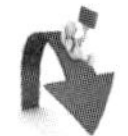

放多种神经激素，如抑制催乳素抑制因子分泌，致催乳素分泌增加，引起泌乳；抑制促性腺激素的分泌，引起排卵延迟；抑制促肾上腺皮质激素的分泌，使肾上腺皮质激素的分泌减少；抑制生长激素的分泌，使生长发育延迟。

【临床应用及评价】

1. 治疗精神病　氯丙嗪主要用于治疗各型精神分裂症，能消除幻觉、妄想，减轻思维、情感和行为障碍，多数患者症状缓解，约有半数可获痊愈，并能减少复发。但对抑郁、情感淡漠、行为退缩等症状疗效较差。对躁狂症也有效。

2. 镇吐　氯丙嗪用于治疗各种原因引起的呕吐，对尿毒症、胃肠炎、妊娠、癌症及药物引起的呕吐有效，但对晕动病（如晕车、晕船）所致呕吐无效。

3. 人工冬眠　本品与哌替啶、异丙嗪配成冬眠合剂，并配合物理降温，用于人工冬眠，治疗创伤性、中毒性休克及辅助治疗烧伤、高热、甲状腺危象等疾病。

4. 其他　氯丙嗪与镇痛药合用，治疗晚期癌症剧痛；也可治疗顽固性呃逆。

【不良反应及防治】

1. 一般反应　常见的有口干、鼻塞、便秘、视力模糊、眼压升高、心动过速等 M 受体阻断所致的副作用，一般不必处理。此外，还常见皮疹、皮炎等过敏反应。

2. 锥体外系反应　锥体外系反应是长期大剂量用药最常见的不良反应，系阻断了黑质-纹状体通路的 D_2 受体所致，表现为帕金森综合征、静坐不能、急性肌张力障碍，中枢性胆碱受体阻断药苯海索等可缓解以上症状。长期大剂量用药还可出现迟发性运动障碍，其原因可能是长期阻滞多巴胺受体，使多巴胺受体数目代偿性增加所致，胆碱受体阻断药不仅无效反而会使其加重，应减少用药剂量或停药，换用锥体外系反应小的药物。

3. 内分泌紊乱　表现为催乳素增多而性激素减少，出现乳房肿大、溢乳、月经异常。儿童生长发育迟缓。

4. 心血管系统反应　阻断 α 受体可致直立性低血压，使用超大剂量氯丙嗪可引起急性中毒，主要表现为昏睡、血压下降甚至休克，并出现心动过速、心电图异常（P-R 间期或 Q-T 间期延长，T 波低平或倒置）等，应立即采用对症措施急救。老年人、高血压患者应定期检查心电图。

临床用药实例 8-1

患者，男性，28 岁。因精神分裂症复发而入院。入院时曾静脉注射氯丙嗪 100 mg，患者稍安定后，在前往卫生间的途中昏迷。诊断为直立性低血压。

问题：①该患者发生直立性低血压的原因是什么？②如何抢救该患者？③怎样预防此类情况发生？

【相互作用】

1. 氯丙嗪与其他中枢抑制药有协同作用，合用时应适当减量。

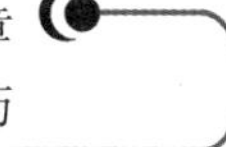

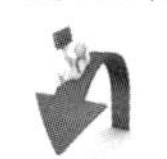

2. 氯丙嗪与奎尼丁、普萘洛尔等合用,可出现严重的心血管不良反应。

3. 药酶诱导剂(苯妥英钠、卡马西平等)可加速氯丙嗪代谢,二者合用时应适当调整剂量。

其他同类药物有奋乃静(perphenazine)、氟奋乃静(fluphenazine)、三氟拉嗪(trifluoperazine),其共同特点:①抗精神病作用均较氯丙嗪强;②镇吐作用较强而镇静作用弱;③锥体外系反应明显;④适应证与氯丙嗪相似。氟奋乃静、三氟拉嗪疗效较好而常用,奋乃静疗效相对较差。硫利达嗪(thioridazine)抗精神病作用不如氯丙嗪,但锥体外系反应少,镇静作用较强。

二、丁酰苯类药

本类药物化学结构与吩噻嗪类不同,但药理作用与吩噻嗪类相似。

氟哌啶醇

氟哌啶醇(haloperidol,氟哌醇)作用与氯丙嗪相似,抗精神病与镇吐作用比氯丙嗪强 50 倍,锥体外系反应也强。其常用于治疗以兴奋、躁狂、幻觉、妄想为主的精神分裂症及躁狂症;对多种原因引起的呕吐和持续性呃逆也有效。镇静、降压及抗胆碱作用弱。

五氟利多

五氟利多(penfluridol)为长效口服药物,每周服用 1 次即可维持疗效,药理作用与氯丙嗪相似。其用于治疗各种类型精神分裂症,尤其适用于慢性精神分裂症患者,对幻觉、妄想、情感淡漠、行为退缩等症状有较好疗效。锥体外系反应常见。

氟哌利多

氟哌利多(droperidol)与氟哌啶醇相似,但作用更快、更强、更短。其用于治疗精神分裂症的急性发作,控制兴奋躁动状态;也可作为麻醉辅助用药。

三、硫杂蒽类药

氯普噻吨

氯普噻吨(chlorprothixene,泰尔登)药理作用与氯丙嗪相似,抗精神病作用比氯丙嗪弱,但镇静、抗焦虑、抗抑郁作用及镇吐作用较强。其适用于治疗伴有焦虑或抑郁的精神分裂症、情感性精神病的抑郁症、更年期抑郁症及焦虑性神经官能症等。锥体外系反应较少,禁用于癫痫患者。

四、其他抗精神病药

舒必利

舒必利(sulpiride,止呕灵)抗精神病作用较强,镇静、降压及锥体外系反应轻。能

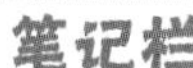

有效消除幻觉、妄想、淡漠、退缩、木僵、抑郁、焦虑、紧张等症状，对使用其他药物无效的难治病例也有效，可用于治疗抑郁症。不良反应较轻。幼儿、哺乳期妇女、嗜铬细胞瘤及躁狂症患者应禁用。出现瘙痒、皮疹等过敏反应时必须停药。

氯氮平

氯氮平(clozapine，氯扎平)疗效与氯丙嗪相当，但作用迅速，多在 1 周内见效。其能较快控制患者的兴奋躁动、焦虑不安及幻觉、妄想症状，是治疗精神分裂症的首选药。本品几乎无锥体外系反应，但可引起粒细胞减少甚至缺乏。用药期间要做血常规检查。

利培酮

利培酮(risperidone)对 5-羟色胺受体和 D_2 亚型受体均有阻断作用，对Ⅰ型和Ⅱ型精神分裂症均有效，常用于治疗首发急性或慢性精神分裂症患者。利培酮有效剂量小，用药方便、见效快，锥体外系反应轻且抗胆碱作用和镇静作用弱，易被患者接受，已成为治疗精神分裂症的一线药物。

临床用药实例 8-2

患者，女性，33 岁，公司职员。1 年前因夫妻感情不和离婚后，逐渐出现思想错乱，说话抓不住重点，交谈或书写内容缺少连贯性和逻辑性，情感反常，对亲人、朋友漠不关心，意志消沉，不愿与外界接触，行为孤僻，总感到别人在议论自己，常常自言自语，有时莫名其妙地感到恐惧。诊断为精神分裂症。服用舒必利 100 mg/次，3 次/d。服药 3 个月后患者精神分裂症症状有所缓解，但出现运动迟缓，面无表情，口角流涎不能自制，写字越来越小，静止时手指震颤。

问题：该患者用药后出现上述症状的原因是什么？如何防治？

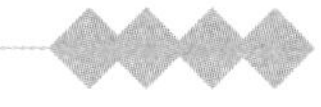

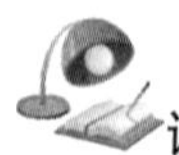

课后练习

一、单项选择题

1. 抗焦虑的常用药物是(　　)

A. 苯巴比妥　　B. 地西泮

C. 水合氯醛　　D. 苯妥英钠

E. 异戊巴比妥

2. 下列何药为抗抑郁药(　　)

A. 氯丙嗪　　B. 丙米嗪

C. 异丙嗪　　D. 碳酸锂

E. 奋乃静

笔记栏

3. 苯二氮䓬类药物在临床上取代了巴比妥类传统镇静催眠药的主要原因是其(　　)

A. 对快波睡眠时间影响大　　B. 小剂量即可产生催眠作用

C. 可引起麻醉　　D. 引起近似生理睡眠,安全性好,成瘾性小

E. 有中枢性肌肉松弛作用

4. 氯丙嗪不具有下列哪项作用(　　)

A. 抗精神病　　B. 升高血压

C. 镇吐　　D. 抑制体温调节中枢

E. 降低血压

5. 氯丙嗪不用于(　　)

A. 抗精神病　　B. 镇吐

C. 抗高血压　　D. 低温麻醉

E. 人工冬眠

6. 氯丙嗪的不良反应不包括(　　)

A. 口干　　B. 便秘

C. 锥体外系反应　　D. 中枢兴奋

E. 直立性低血压

二、简答题

1. 地西泮的药理作用与临床应用有哪些?

2. 氯丙嗪的不良反应有哪些?

(曲震理)

第九章 疼痛的临床用药

临床任务

熟悉临床常用镇痛药物的分类。掌握常用麻醉性镇痛药的作用、临床应用、常见不良反应及防治。熟悉治疗痛风药物的临床应用。熟悉缓解疼痛药物的合理应用。

疼痛是许多疾病的常见症状,是机体对伤害性刺激的一种保护性反应,然而剧烈的疼痛不仅使患者痛苦,而且还常伴有情绪、心血管和呼吸等方面的变化,可引起失眠、休克,甚至危及患者生命,因此及时缓解疼痛具有重要意义。

由于疼痛的性质及部位往往是诊断疾病的重要依据,所以在疾病确诊之前,应慎用镇痛药,以免掩盖病情,延误治疗。此外,因镇痛药反复应用易成瘾,所以应尽量控制用药次数和剂量。广义的缓解疼痛药物包括麻醉性(成瘾性)镇痛药、解热镇痛抗炎药(非甾体抗炎药)、局部麻醉药、解痉止痛药和对某些疼痛状态具有缓解作用的药物(如治疗三叉神经痛的药物卡马西平、治疗痛风的药物等)。非甾体抗炎药详见第十章第一节,本章着重介绍麻醉性镇痛药、治疗痛风的药物。

临床用药实例 9-1

患者,女性,59 岁。因乳腺癌术后 6 年,脑转移瘤术后 3 个月入院。入院 1 周后患者腰背部疼痛,医嘱给予芬太尼透皮贴剂 1 贴(8.4 mg)。贴后 0.5 h 患者开始入睡,4 h 后因患者一直沉睡,陪护反复呼唤,患者醒后突然头向后上仰,颈项强直,四肢抽动,双眼球固定于外上方,双侧瞳孔缩小,对光反射迟钝,呼吸深、慢,6 ~ 7 次/min。医生怀疑阿片类药物过量,立即去除芬太尼透皮贴剂,给予吸氧,患者四肢抽动逐渐停止,但呼吸仍慢,10 次/min,给予盐酸纳洛酮 0.2 mg 静脉注射,后呼吸频率升至 18 次/min,患者清醒。体格检查:意识清楚,回答问题切题,瞳孔大小恢复正常,对光反射灵敏;颈项变软,颈强直(-),凯尔尼格征(Kernig sign)(-),脑神经无异常,无肢体感觉及运动功能障碍,生命体征平稳。

问题：该患者出现上述情况是否为芬太尼过量引起？为什么？过量后应如何处理？

第一节　麻醉性镇痛药

镇痛药是指作用于中枢神经系统特定部位，在缓解疼痛的同时，患者的意识和感觉不受影响的药物。本类药物的镇痛作用与激动阿片受体有关，反复应用易产生药物依赖性或成瘾性，导致药物滥用及停药戒断症状，故称为麻醉性镇痛药或成瘾性镇痛药。因药物的镇痛作用与激动阿片受体有关，故又称为阿片类镇痛药。

阿片为罂粟科植物罂粟未成熟蒴果浆汁的干燥物，含有20多种生物碱，其中吗啡和可待因具有镇痛作用。

吗啡

吗啡(morphine)是阿片中最主要的生物碱，含量达10%。

【临床药动学】

吗啡口服易吸收，但首关消除明显，生物利用度低，常皮下注射、肌内注射。本品脂溶性低，仅有少量通过血脑屏障，但足以发挥中枢药理作用。主要在肝进行生物转化，吗啡及代谢产物大部经肾排泄，少量可经乳汁及胆汁排出，且可通过胎盘屏障。吗啡 $t_{1/2}$ 为2～3 h。

【药理作用】

1. 中枢神经系统

(1)镇痛　吗啡镇痛作用强大，选择性高，在不影响意识及其他感觉的条件下明显减轻或消除疼痛。皮下注射5～10 mg，即能明显减轻或消除各种疼痛，对绝大多数急性锐痛和慢性钝痛的镇痛效果好，但对慢性钝痛的镇痛效力大于间断性锐痛，对神经性疼痛的效果较差。

(2)镇静、致欣快作用　吗啡有明显的镇静作用，可消除由疼痛引起的焦虑、紧张、恐惧等情绪反应，提高患者对疼痛的耐受性。吗啡还可引起欣快感，表现为满足感和飘然欲仙等，这也是造成患者强迫用药的重要原因。

(3)抑制呼吸　治疗量的吗啡可降低呼吸中枢对二氧化碳的敏感性，并抑制呼吸调节中枢，使呼吸频率减慢，潮气量降低。随剂量增加，抑制作用增强，急性中毒呼吸频率可减慢至3～4次/min。呼吸抑制发生快慢及程度与给药途径密切相关，静脉注射吗啡5～10 min、肌内注射30～90 min时呼吸抑制最明显。与麻醉药、镇静催眠药及乙醇等合用，其呼吸抑制加重。呼吸抑制是吗啡急性中毒致死的主要原因。

(4)镇咳　吗啡可抑制呼吸中枢，使咳嗽反射减轻或消失，对多种原因引起的咳嗽均有强大的抑制作用，但易成瘾，因此临床上多以可待因代替。

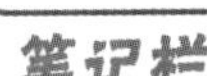
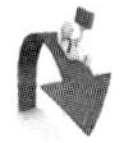

(5)其他中枢作用　吗啡有缩瞳作用，中毒时瞳孔极度缩小，针尖样瞳孔为其中毒特征。吗啡还可兴奋延髓催吐化学感受区，引起恶心、呕吐。

2. 心血管系统　吗啡能扩张外周血管，降低外周阻力，引起直立性低血压。由于其抑制呼吸，引起二氧化碳潴留，可致脑血管扩张、颅内压升高。

3. 平滑肌

(1)胃肠道平滑肌　吗啡兴奋胃肠道平滑肌和括约肌，使胃肠推进性蠕动减弱。其作用强而持久，因而具有止泻或引起便秘的作用。

(2)胆道平滑肌　治疗量可使奥狄括约肌痉挛性收缩，使胆总管压 15 min 内升高 10 倍，并持续 2 h 以上。胆囊内压力增高，引起上腹部不适，甚至诱发胆绞痛。

(3)其他平滑肌　治疗量的吗啡还能提高膀胱括约肌和输尿管平滑肌张力，引起排尿困难、尿潴留。治疗量的吗啡很少出现支气管收缩作用，但对支气管哮喘患者可诱发哮喘发作，故支气管哮喘患者忌用。吗啡还能降低子宫平滑肌张力、收缩频率和幅度，延长产程。

4. 其他　吗啡对免疫系统有抑制作用，包括抑制淋巴细胞增殖，减少细胞因子的分泌，减弱自身杀伤细胞的细胞毒作用，使机体免疫功能低下，易患感染性疾病。吗啡也可抑制人类免疫缺陷病毒蛋白诱导的免疫反应，这可能是吗啡吸食者易感染人类免疫缺陷病毒的重要原因。此外，吗啡可扩张皮肤血管，使脸颊、颈项和胸前皮肤发红，此作用可能与促进组胺释放有关。

【临床应用及评价】

1. 镇痛　吗啡对各种疼痛都有效，因其具有成瘾性，主要用于其他镇痛药无效的急性锐痛，如严重创伤、战伤、烧伤等引起的剧痛和癌症晚期疼痛。对心肌梗死引起的心前区剧痛，若血压正常，可应用吗啡，既能缓解疼痛和减轻焦虑，又能扩张血管减轻心脏负担，降低心肌耗氧量，利于治疗。对内脏绞痛(如胆绞痛、肾绞痛)，应与解痉药(如阿托品等)合用。

2. 心源性哮喘　对于左心衰竭突发急性肺水肿所致呼吸困难(心源性哮喘)，治疗时除应用强心苷、氨茶碱等药物及吸氧外，还可静脉注射吗啡。其作用机制：①吗啡扩张外周血管，降低外周阻力，减轻心脏的前、后负荷；②镇静作用，有利于消除患者紧张不安情绪，减轻心脏负担，减少耗氧量；③降低呼吸中枢对二氧化碳敏感性，减轻患者的呼吸急促和窒息感。

3. 止泻　对于急、慢性消耗性腹泻，可选用阿片酊和复方樟脑酊以减轻症状。如伴有细菌感染，应同时服用抗菌药物。

【不良反应及防治】

1. 副作用　治疗量吗啡可引起恶心、呕吐、便秘、呼吸抑制、眩晕、嗜睡、排尿困难和直立性低血压等。

2. 耐受性及依赖性　长期反复应用吗啡易产生耐受性和药物依赖性。吗啡按常规剂量连用 2～3 周即可产生耐受性。剂量越大，给药间隔时间越短，耐受性发生越快越强，且与其他阿片类药物有交叉耐受性。长期应用吗啡还可产生精神依赖性和躯体依赖性。一旦停药，即出现烦躁不安、失眠、流涕、呕吐、腹痛、腹泻、出汗，甚至虚脱、意识丧失等戒断症状。成瘾者为避免停药所致的痛苦，常不择手段地觅药和反复无节制

笔记栏

地用药（“强迫性用药”行为），以享受用药带来的欣快感和避免停药所致的戒断症状，结果造成人格丧失、道德沦落，危害极大。对成瘾者，常用成瘾性较轻的阿片类（如美沙酮或二氢埃托啡）进行替代治疗。

3. 急性中毒　吗啡急性中毒时主要表现为呼吸深度抑制、昏迷、瞳孔极度缩小呈针尖样、血压下降等。呼吸肌麻痹是吗啡导致死亡的最主要原因。抢救措施为人工呼吸、适量给氧及静脉注射阿片受体拮抗剂纳洛酮等。

【禁忌证】

吗啡禁用于分娩止痛及哺乳期妇女止痛，支气管哮喘、肺源性心脏病、颅脑外伤、严重肝功能减退患者，以及新生儿和婴儿。

可待因

可待因（codeine，甲基吗啡）口服易吸收。镇痛作用是吗啡的 1/12，镇咳作用是吗啡的 1/4，持续时间与吗啡相似。镇静作用不明显，欣快感及成瘾性弱于吗啡，对呼吸中枢抑制较轻，无明显便秘、尿潴留及直立性低血压等不良反应。可待因用于缓解中等程度疼痛。与解热镇痛药合用有协同作用，如氨酚待因片（对乙酰氨基酚+可待因）。

哌替啶

哌替啶（pethidine，度冷丁）口服生物利用度低，故一般注射给药。皮下注射或肌内注射吸收快，10 min 即显效。可通过血脑屏障或胎盘屏障。主要在肝代谢为哌替啶酸及去甲哌替啶，后者有中枢兴奋作用，中毒时发生惊厥可能与此有关。本品主要经肾排泄，$t_{1/2}$为 3 h。

本品镇痛效力较吗啡弱而短，镇痛作用约为吗啡的 1/10，持续 2～4 h。镇静、抑制呼吸、致欣快和扩张血管作用与吗啡相当。对胃肠道的作用比吗啡弱而短暂，不引起便秘，亦无止泻作用。对妊娠末期子宫的正常节律无明显影响，不延长产程。大剂量哌替啶也可引起支气管平滑肌收缩，无明显中枢镇咳作用。

哌替啶在临床上取代吗啡用于缓解各种剧痛，如创伤性疼痛、术后疼痛、内脏绞痛（必须与阿托品合用）、晚期癌痛及分娩疼痛（临产前 2～4 h 不宜使用）等。本品还可用于麻醉前给药、心源性哮喘。其与氯丙嗪、异丙嗪组成冬眠合剂，用于人工冬眠疗法。

治疗量不良反应与吗啡相似，耐受性和依赖性较吗啡弱。与吗啡不同，哌替啶急性中毒时瞳孔散大，中枢兴奋。禁忌证同吗啡。

其他常用镇痛药及特点见表 9-1。

表 9-1　其他常用镇痛药及特点

药物	作用特点	临床应用及评价	不良反应及注意事项
芬太尼（fentanyl）	①镇痛作用是吗啡的 100 倍；②镇痛作用快而短；③依赖性小	①各种剧痛；②麻醉辅助药物；③配伍氟哌啶醇制成神经-安定镇痛剂	眩晕、恶心、呕吐；静脉注射过快易引起呼吸抑制；支气管哮喘、脑外伤者禁用

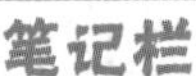

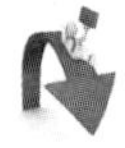

续表 9-1

药物	作用特点	临床应用及评价	不良反应及注意事项
美沙酮（methadone）	①镇痛效价强度与吗啡相当；②口服、注射均有效；③起效慢，维持时间长；④依赖性小	①各种剧痛及晚期癌痛；②阿片类毒品依赖者的替代脱毒	依赖性轻于吗啡，有眩晕、恶心、呕吐、出汗、嗜睡、便秘、直立性低血压。呼吸抑制持久，禁用于分娩止痛
喷他佐辛（pentazocine，镇痛新）	①阿片受体部分激动剂；②镇痛效力为吗啡的 1/3，呼吸抑制约为其 1/2；③非麻醉药品，依赖性很小	各种慢性剧痛	眩晕、恶心、呕吐、出汗，大剂量可抑制呼吸，升高血压，加快心率。可诱发重度阿片类依赖者的戒断症状
曲马多（tramadol，曲马朵）	①阿片受体激动剂；②镇痛强度似喷他佐辛；③对呼吸、心血管影响小，对胃肠道无影响；④依赖性很小	中度及重度急性疼痛、癌性疼痛、关节痛、神经痛、分娩痛	眩晕、口干、恶心、呕吐、镇静等，大剂量抑制呼吸
二氢埃托啡（dihydroetorphine）	①阿片受体激动剂；②镇痛强度约为吗啡的 1 000 倍	创伤痛、术后剧痛及癌性疼痛	久用可产生耐受性和依赖性，脑外伤、脑肿瘤及支气管哮喘者禁用
布桂嗪（bucinnazine，强痛定）	①镇痛强度约为吗啡的1/3；②呼吸抑制和胃肠道作用较轻；③对皮肤、黏膜和运动器官的疼痛镇痛效果差	偏头痛、神经性疼痛、炎症性疼痛、关节痛、外伤性疼痛、痛经、癌症引起的疼痛和术后疼痛	偶尔见恶心、眩晕或困倦、黄视、全身发麻等。有成瘾性
罗通定（rotundine，颅通定）	①不激动阿片受体；②镇痛作用弱；③伴有镇静、催眠	慢性持续性钝痛、头痛、失眠、痛经、分娩痛	偶尔有眩晕、恶心、呕吐、乏力、嗜睡，大剂量时抑制呼吸

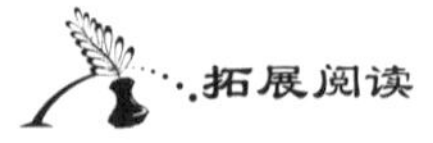

拓展阅读

阿片受体拮抗药

纳洛酮、纳曲酮化学结构与吗啡相似，是阿片受体的竞争性拮抗药。首选用于治疗阿片类药物过量引起的呼吸抑制和昏迷，可迅速改善呼吸，使意识清醒；对疑为阿片类药物成瘾者，用药可激发戒断症状，有诊断价值；适用于急性酒精中毒、休克、脊髓损伤、脑卒中及脑外伤的救治。大剂量可出现烦躁不安。纳洛酮 $t_{1/2}$ 为 40～55 min，静脉注射作用持续 30～60 min。纳曲酮与纳洛酮相比，生物利用度更高，作用维持时间更长。

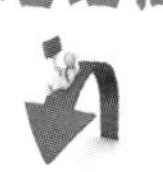

第二节　治疗痛风的药物

痛风是体内嘌呤代谢紊乱所引起的一种代谢性疾病。患者表现为高尿酸血症，尿酸盐在关节、肾及结缔组织中析出结晶。急性发作时，尿酸盐微结晶沉积于关节、肾而引起局部粒细胞浸润及炎症反应；若未及时治疗，可发展为慢性痛风性关节炎或肾病。急性痛风的治疗在于迅速缓解急性关节炎、纠正高尿酸血症等，可用秋水仙碱；慢性痛风的治疗旨在降低血中尿酸浓度，可用别嘌醇和丙磺舒等。

秋水仙碱

秋水仙碱（colchicine）对血中尿酸浓度及尿酸的排泄没有影响，其作用是抑制急性发作时的粒细胞浸润，以及抑制白三烯的合成和释放，因而对急性痛风性关节炎有选择性消炎作用，在临床上用于治疗急性痛风关节炎。用药后数小时关节红、肿、热、痛即自行消退，但对一般性疼痛及其他类型关节炎无作用。本品不良反应较多，常见消化道反应。中毒时出现水样腹泻与血便、脱水和休克；肾损害可致血尿和少尿；可致骨髓抑制、粒细胞缺乏和再生障碍性贫血。慢性痛风患者禁用。

别嘌醇

别嘌醇（allopurinol，别嘌呤）口服易吸收，0.5～1.0 h 血药浓度达峰值，$t_{1/2}$为 2～3 h，经肝代谢。约 70% 代谢产物为有活性的别黄嘌呤。别嘌醇、别黄嘌呤都可与次黄嘌呤和黄嘌呤竞争黄嘌呤氧化酶，使尿酸生成减少，避免尿酸盐微结晶沉积。临床用于治疗慢性高尿酸血症，预防噻嗪类利尿药、肿瘤化疗、放疗引起的高尿酸血症。别嘌醇不良反应少，偶尔见皮疹、胃肠道反应、氨基转移酶升高和白细胞减少等。

丙磺舒

丙磺舒（probenecid）大部分由肾近曲小管主动分泌，因脂溶性高易被重吸收，故可竞争性抑制尿酸从肾小管重吸收，促进尿酸排泄，是目前比较有效而安全的治疗慢性痛风的药物。因其无抗炎及镇痛作用，故不适用于治疗急性痛风。开始应用时，为避免大量尿酸排泄而在泌尿道形成结晶，宜碱化尿液和大量饮水。不良反应主要为胃肠道反应和过敏反应。

苯溴马隆

苯溴马隆（benzbromarone）的作用与用途同丙磺舒，能抑制肾小管对尿酸的重吸收，促进尿酸排泄。临床报道其对慢性痛风总有效率为 89%。少数患者可出现粒细胞减少、头痛和胃肠症状等，故应定期检查血常规。

苯磺吡酮

苯磺吡酮（sulfinpyrazone）可抑制肾小管对尿酸的重吸收，促进尿酸排泄，降低血中尿酸的浓度。此外，还可抑制血小板聚集，增加血小板的存活时间，并有微弱的抗炎

笔记栏

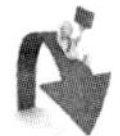

和镇痛作用。在临床上用于防治慢性痛风性关节炎、高尿酸血症和动脉血栓性疾病。还可用于减缓或预防痛风结节的形成和关节的痛风病变。常见不良反应有恶心、呕吐、腹痛、皮疹、咽痛、肝损害等。

第三节　缓解疼痛药物的合理应用

1. 根据疼痛的性质选药　各型疼痛的治疗药物见表9-2。

表9-2　各型疼痛治疗药物的选择

疼痛类型	临床表现	应用药物
慢性钝痛	头痛、牙痛、关节痛、肌肉痛、月经痛等	解热镇痛药(阿司匹林、对乙酰氨基酚、布洛芬等)
内脏绞痛	胃肠绞痛 胆绞痛、肾绞痛	解痉药(阿托品、山莨菪碱等) 镇痛药(吗啡或哌替啶)与解痉药(阿托品等)合用
急性锐痛	严重创伤、术后疼痛等	麻醉性镇痛药(哌替啶、布桂嗪等)

2. 癌性疼痛的正确用药　为减轻晚期恶性肿瘤患者因剧痛而带来的痛苦,我国现在实行三级止痛阶梯疗法,其治疗原则是对疼痛的原因、程度、发生频率和持续时间进行正确评估后,选择单一药物、多种药物联合或药物配合其他方法进行治疗,主张无创给药、定时给药(而不是疼痛时才给药)、剂量个体化、阶梯给药。

第一阶梯治疗适用于轻度癌痛患者,常选用阿司匹林、对乙酰氨基酚、布洛芬和萘普生等非甾体解热镇痛抗炎药,其每日最大剂量分别为6.0 g、4.0 g、3.2 g和1.25 g,用到最大剂量仍无效时才可转入第二阶梯治疗;第二阶梯治疗适用于中度癌痛患者,多选用对乙酰氨基酚或阿司匹林加阿片类镇痛药物治疗,根据情况可给予辅助精神治疗药,如三环类抗抑郁药阿米替林、丙米嗪(米帕明)、多塞平、卡马西平等,骨肿瘤患者疼痛剧烈时可采用放射治疗;第三阶梯治疗适用于重度癌痛患者,多选用吗啡、哌替啶、芬太尼和美沙酮等阿片类镇痛药物治疗,并辅以非甾体抗炎药、三环类抗抑郁药及抗惊厥药等,以减少阿片类药物的用量。阿片类药物可交替、多途径给药,如口服、直肠给药、皮下注射、应用透皮制剂、鞘内给药等,必要时配合放疗、化疗或手术治疗。

课后练习

一、单项选择题

1. 吗啡对各种疼痛均有效,但主要用于(　　)

A. 分娩剧痛　　B. 慢性钝痛

C. 急性锐痛　　D. 神经痛

E. 偏头痛

笔记栏

2. 吗啡不引起(　　)

A. 恶心、呕吐　　B. 腹泻
C. 呼吸抑制　　D. 直立性低血压
E. 镇咳作用

3. 吗啡的作用是(　　)

A. 镇痛、镇静、升血压　　B. 镇痛、镇静、镇咳
C. 镇痛、镇静、扩瞳　　D. 镇痛、镇静、兴奋呼吸
E. 镇痛、镇静、止吐

4. 治疗量无呼吸抑制、无成瘾性的镇痛药是(　　)

A. 吗啡　　B. 哌替啶
C. 芬太尼　　D. 罗通定
E. 美沙酮

5. 吗啡的禁忌证不包括(　　)

A. 颅脑损伤　　B. 分娩止痛
C. 肝功能不良　　D. 心源性哮喘
E. 支气管哮喘

6. 吗啡急性中毒解救的特效药是(　　)

A. 纳洛酮　　B. 可待因
C. 阿扑吗啡　　D. 阿托品
E. 碳酸氢钠

7. 哌替啶比吗啡常用的原因是(　　)

A. 镇痛作用强而久　　B. 等效剂量时呼吸抑制弱
C. 成瘾性小　　D. 镇咳作用强
E. 对胃肠平滑肌作用弱

8. 吗啡过量中毒致死的主要原因是(　　)

A. 昏迷　　B. 呼吸肌麻痹
C. 循环衰弱　　D. 体温下降
E. 颅内压升高

二、简答题

1. 吗啡、哌替啶可治疗哪种类型的哮喘？为什么？
2. 吗啡治疗胆绞痛时应合用何药？为什么？
3. 简述哌替啶的临床应用。

(曲震理)

第十章 抗炎免疫药物的临床应用

临床任务

了解非甾体抗炎药的药理作用,掌握阿司匹林等代表药物的临床适应证、不良反应及防治措施,熟悉吲哚美辛、布洛芬、双氯芬酸、吡罗昔康等药物临床用药特点。熟悉甾体抗炎药的生理作用,掌握其药理作用、临床应用、不良反应及其防治。了解常用免疫增强药与免疫抑制药的临床用药特点。

抗炎免疫药物是对炎症免疫反应具有抑制、增强或调节作用的一类药物,按药理作用特点可分为非甾体抗炎药(non steroidal anti-inflammatory drug,NSAID)、甾体抗炎药(steroidal anti-inflammatory drug,SAID)和免疫功能调节药三类。

第一节 非甾体抗炎药

非甾体抗炎药具有解热、镇痛和抗炎作用,主要用于炎症免疫性疾病的对症治疗。本类药物对炎症免疫性疾病有肯定疗效,可减轻炎性肿胀、缓解疼痛和改善功能,但只能缓解症状,不能消除致炎病因,对炎性疾病过程本身几乎无作用,难以阻止疾病的继续发展,停药后不久可出现反跳现象,不能使疾病真正缓解。非甾体抗炎药主要通过抑制环加氧酶(cyclo-oxygenase,COX)活性,减少前列腺素的生物合成而呈现药理作用。COX 有 COX-1(结构型)和 COX-2(诱导型)两种亚型。前者参与保护胃黏膜,调节血小板聚集、外周血管阻力和肾血流量分布,对维持机体自身稳态有关,后者参与炎症反应。对 COX-1 的抑制是非甾体抗炎药不良反应的基础,选择性抑制 COX-2 是治疗炎症的新途径。常用的非甾体抗炎药根据其对 COX 的选择性,可分为非选择性 COX 抑制药和选择性 COX-2 抑制药。

笔记栏

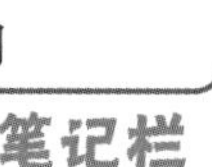

一、非选择性COX抑制药

阿司匹林

【临床药动学】

阿司匹林(aspirin,乙酰水杨酸)口服后迅速吸收,约2 h血药浓度达峰值,分布广泛,能进入关节腔、脑脊液、乳汁和胎盘等。血浆蛋白结合率为80%~90%。大部分在肝代谢后经肾排泄,尿液pH值可影响其排泄速度,尿液呈碱性时,解离增多,重吸收减少,排出量增加(可达85%);尿液呈酸性时则相反,排出仅5%左右。因此,碱化尿液可解救阿司匹林中毒。早晨7点服药相对于晚7点服药吸收完全而迅速,血药浓度高,$t_{1/2}$较长,疗效较好。

【药理作用】

1. 抗炎抗风湿作用　阿司匹林具有较强的抗炎和抗风湿作用,且作用随剂量增加而增强,但无病因治疗作用。急性风湿热患者用药后24~48 h即可退热,关节的红肿、疼痛症状亦明显缓解,故可作为急性风湿热的鉴别诊断依据。

2. 解热镇痛作用　阿司匹林抑制下丘脑前列腺素的合成,使体温调定点下调,使散热大于产热而降低体温。前列腺素合成减少,局部痛觉感受器对缓激肽等致痛物质的敏感性减弱而缓解疼痛。

3. 抑制血小板聚集　小剂量阿司匹林可抑制血小板血栓素A_2的合成,影响血小板聚集及血栓形成,可用于预防心肌梗死和脑血栓形成,减少缺血性心脏病发作和复发的危险,也可使一过性脑缺血发作患者的卒中发生率和病死率降低。但大剂量阿司匹林也能抑制血管壁内前列腺素合成酶的活性而减少前列环素的合成。前列环素是血栓素A_2的生理对抗物,其合成减少可能促进凝血及血栓形成。因此,用阿司匹林防治血栓性疾病以小剂量为宜。

【临床应用及评价】

1. 镇痛　阿司匹林对钝痛有效,特别是伴有炎症者,作用温和,是治疗头痛、肌肉痛或骨骼痛的首选药物,也可用于治疗神经痛、痛经、关节痛、牙痛等,还可缓解癌痛。本品对创伤性剧痛、平滑肌绞痛无效。

2. 解热　阿司匹林主要用于体温过高、持久发热、小儿高热等,降低发热者体温,对体温正常者几乎无影响。但应注意本品无对因治疗作用。

3. 缓解急性风湿热和类风湿关节炎　阿司匹林是抗炎抗风湿的首选药物,能控制急性风湿热的渗出性炎症过程,使受损关节的红、肿、热、痛症状明显减轻;对控制风湿和类风湿关节炎症状有肯定疗效,可迅速镇痛,消退关节炎的症状,减轻关节损伤或延缓其发展。

4. 预防血栓形成　小剂量阿司匹林可通过抑制血小板的聚集而减低心肌梗死的速度和死亡率。临床试验证明,小剂量(40~80 mg)阿司匹林即可最大限度地抑制血小板聚集,作用持续2~3 d。推荐剂量为40 mg/d,或80 mg隔日1次。

5. 治疗痛风　较大剂量的阿司匹林可抑制尿酸自肾小管的重吸收,促进尿酸排泄,故可用于治疗痛风。

笔记栏

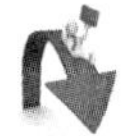

【不良反应及防治】

1. 胃肠道反应　最为常见,口服阿司匹林对胃黏膜有直接刺激作用,引起恶心、呕吐、上腹部不适等,较大剂量时能兴奋延髓催吐化学感受区引起呕吐。长期服用阿司匹林可致不同程度的胃黏膜损伤,如糜烂性胃炎、胃溃疡和出血,使溃疡病患者症状加重,故胃溃疡患者禁用本品。阿司匹林对胃黏膜的损害与其抑制胃黏膜前列腺素合成有关。餐后服药、同服抗酸药或服用肠溶片可以减轻上述反应。胃、十二指肠溃疡患者慎用或禁用本品。

2. 对血液系统的影响　出血倾向多见。术前 1 周和产妇临产前不宜应用阿司匹林,以免增加出血。若妊娠后期超剂量应用,可造成新生儿头颅血肿、紫癜和短暂的便血。严重肝损害、低凝血酶原血症、维生素 K 缺乏和血友病患者禁用阿司匹林。

3. 水杨酸反应　阿司匹林用量过大(>5 g/d)时可出现头痛、头晕、耳鸣、视力及听力减退,重者有精神错乱、酸碱失衡等,应立即停药并采用对症治疗,可静脉滴注碳酸氢钠以碱化尿液,加速水杨酸盐的排泄。长期用药也可引起慢性水杨酸盐中毒。阿司匹林抗风湿和抗炎的有效血药浓度已接近轻度中毒水平,为了保证用药的安全与有效,应监测患者的血药浓度,尽量做到剂量个体化,提高疗效,防止中毒。

4. 过敏反应　偶尔见皮疹、荨麻疹、血管神经性水肿和过敏性休克。有些哮喘患者服用阿司匹林或某些解热镇痛抗炎药后可诱发支气管哮喘,称为“阿司匹林哮喘”。肾上腺素治疗无效,临床治疗上主张避免使用非甾体抗炎药,并采取脱敏治疗和糖皮质激素雾化吸入的综合治疗。哮喘、鼻息肉及慢性荨麻疹患者禁用阿司匹林。

5. 瑞夷综合征　患病毒性感染(流感、水痘、麻疹等)伴有发热的儿童和青年,服用阿司匹林后可发生肝功能不良合并脑病,可致死。10 岁以下儿童患病毒性感染时禁用阿司匹林,可用对乙酰氨基酚等药物代替。

【相互作用】

1. 通过竞争与白蛋白的结合,阿司匹林可提高香豆素类药物、甲苯磺丁脲、肾上腺皮质激素等合用药物的游离型血药浓度。

2. 阿司匹林妨碍甲氨蝶呤从肾小管分泌而增强其毒性;与呋塞米合用,因竞争肾小管分泌系统而使水杨酸排泄减少,造成蓄积中毒。

3. 阿司匹林与氨茶碱等碱性药物合用,可促进其自身的排泄而降低疗效。

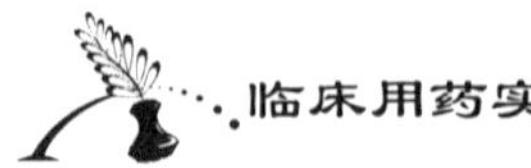

临床用药实例 10-1

患者,男性,36 岁。有癫痫病史,因头痛、发热、流涕、鼻塞而就诊,医生诊断为普通感冒,为其开具了下列处方。

①阿司匹林片　0.5 g×5 片。

用法:0.5 g/次,发热严重时口服。

②泼尼松片　5 mg×18 片。

用法:10 mg/次,3 次/d,口服。

问题:该处方是否合理?为什么?

笔记栏

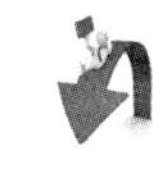

萘普生

萘普生(naproxen)作用较强,抗炎作用是阿司匹林的55倍,镇痛作用是阿司匹林的7倍,解热作用是阿司匹林的22倍。临床主要用于治疗类风湿关节炎、骨关节炎、强直性脊椎炎、急性痛风及各种原因引起的疼痛和发热,疗效良好。副作用少而轻,可见嗜睡、眩晕、头痛等。与阿司匹林有交叉过敏反应,溃疡病患者慎用,孕妇及哺乳期妇女禁用。

布洛芬

布洛芬(ibuprofen)与阿司匹林相比作用相似,对胃肠刺激轻且易耐受。用于治疗风湿性、类风湿关节炎和急性痛风,患者不能耐受阿司匹林和保泰松时,可考虑改用本品。也可用于常规解热镇痛。患者出现视力模糊、色盲、弱视或胶原病时应立即停用。孕妇、哺乳期妇女及哮喘者禁用。

吲哚美辛

吲哚美辛(indomethacin,消炎痛)为本类药物中镇痛作用最强的药物之一,但对风湿病和类风湿关节炎的疗效不及阿司匹林。由于其不良反应多且较严重,故不宜用作抗风湿性和类风湿关节炎的首选药物,仅用于其他药物不能耐受或疗效不显著的病例。孕妇、儿童及精神失常、癫痫或帕金森病、溃疡病患者禁用。

双氯芬酸

双氯芬酸(diclofenac,双氯灭痛)具有显著的抗炎、镇痛及解热作用,用药剂量小,个体差异小,且不良反应轻。临床用于治疗风湿或类风湿关节炎,亦可用于治疗软组织损伤、痛经、神经痛、牙痛等。消化道不良反应较常见,偶尔致溶血性贫血和骨髓抑制,故连续用药时间以1周为宜。肝肾功能不全患者,溃疡病患者,儿童、孕妇及哺乳期妇女慎用。

吡罗昔康

吡罗昔康(piroxicam,炎痛喜康)镇痛作用显著,用药量小,对风湿性及类风湿关节炎的疗效与阿司匹林、吲哚美辛相似。不良反应较少,偶尔见头晕、水肿、胃部不适、粒细胞减少等,一般停药后可自行消失。消化性溃疡患者、孕妇、哺乳期妇女及儿童禁用。

二、选择性COX-2抑制药

塞来昔布

塞来昔布(celecoxib)口服吸收良好,血浆蛋白结合率约为97%。体内分布广泛,可通过血脑屏障。主要经肝代谢后自肾排出。选择性抑制COX-2,具有显著的抗炎作用,主要用于治疗风湿性、类风湿关节炎和骨关节炎,也可用于治疗术后急性疼痛、牙痛、痛经等。本品不易导致消化性溃疡、出血或抑制血小板聚集,少见外周水肿、高

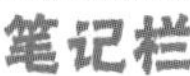

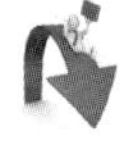

血压。对本品过敏或对磺胺类药物过敏者慎用。

尼美舒利

尼美舒利(nimesulide)选择性抑制 COX-2,具有很强的抗炎、解热、镇痛作用。本品可单独使用或联合抗生素治疗各种炎症、慢性疼痛、肿瘤痛、术后痛等。不良反应较轻。12 岁以下儿童发热时禁用本品。

第二节 甾体抗炎药

甾体抗炎药具有强大的抗炎作用和一定的免疫抑制作用。由于长期使用不良反应较严重,临床上不用于轻型炎症免疫性疾病的常规治疗。临床常用糖皮质激素类药物分类与比较见表 10-1。

表 10-1 临床常用糖皮质激素类药物分类与比较

类别	药物	水盐代谢(比值)	糖代谢(比值)	抗炎作用(比值)	等效剂量(mg)	$t_{1/2}$(min)	单次口服常用量(mg)
短效	氢化可的松	1.0	1.0	1.0	20	90	8~12
	可的松	0.8	0.8	0.8	25	90	12.5~25.0
中效	泼尼松	0.6	3.5	3.5	5	>200	2.5~10.0
	泼尼松龙	0.6	4.0	4.0	5	>200	2.5~10.0
长效	地塞米松	0	30	30	0.75	>300	0.75~1.5
	倍他米松	0	30~35	25~35	0.60	>300	0.6~1.2
外用	氟氢可的松	125	12				
	氟轻松		40				

【临床药动学】

糖皮质激素口服和注射吸收快而完全。氢化可的松吸收入血后 90% 可与血浆蛋白结合,其中 80% 与皮质激素转运蛋白结合,泼尼松和地塞米松与该种转运蛋白结合率较低(约 70%),肝病和肾病患者由于这种蛋白含量减少,应用糖皮质激素后血中游离型药物增多,作用增强。可的松和泼尼松必须在肝内分别转化为氢化可的松和泼尼松龙方可生效,故严重肝功能不全患者只宜应用氢化可的松或泼尼松龙。

【药理作用】

1. 抗炎作用　糖皮质激素对各种原因所致的炎症及各种类型炎症的不同阶段均有强大的抑制作用。在炎症早期可提高血管的紧张性,减轻渗出、水肿,同时抑制白细胞浸润及吞噬反应,减少各种炎症因子的释放,从而改善红、肿、热、痛等症状;在炎症后期可抑制毛细血管和成纤维细胞的增生,延缓肉芽组织生成,防止粘连及瘢痕形成,减轻炎症后遗症。但须注意,炎症反应是机体的一种防御功能,炎症后期的反应更是

笔记栏

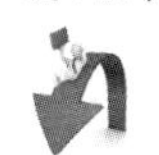

组织修复的重要过程。糖皮质激素在抑制炎症、减轻症状的同时,也降低了机体的防御功能,使用不当可致感染扩散,阻碍伤口的愈合。

2. 免疫抑制作用　小剂量时能抑制细胞免疫,大剂量还能抑制体液免疫。主要机制:①抑制巨噬细胞对抗原的吞噬和处理;②抑制淋巴母细胞的增殖,加速淋巴细胞的破坏和解体,并可使淋巴细胞移行至血液以外组织,使血中淋巴细胞迅速减少;③抑制 B 细胞转化为浆细胞,使抗体生成减少;④消除免疫反应所引起的炎症反应。

3. 抗毒作用　糖皮质激素能迅速缓解内毒素所致的毒血症症状,有迅速而良好的退热作用,但不能中和细菌内毒素,对细菌外毒素无作用。

4. 抗休克作用　大剂量糖皮质激素常用于治疗严重休克,特别是感染中毒性休克的治疗。

5. 其他作用

(1)血液及造血系统　糖皮质激素可刺激骨髓造血功能,使外周血中红细胞、血红蛋白含量增加,大剂量可使血小板和中性粒细胞数增多,但却降低中性粒细胞的游走、吞噬、消化等功能。糖皮质激素可使血液中淋巴细胞、嗜酸性粒细胞及嗜碱性粒细胞数目减少。

(2)中枢神经系统　糖皮质激素可提高中枢神经系统的兴奋性,引起欣快、激动、失眠等,甚至诱发精神失常和癫痫发作。

【临床应用及评价】

糖皮质激素临床应用甚广,但对许多疾病仅能缓解症状,不能根治,且易复发,切忌滥用。

1. 治疗急性感染及炎症

(1)细菌感染　对于中毒性肺炎、中毒性脑膜炎等细菌感染引起的急性炎症,糖皮质激素能提高机体对有害刺激的耐受性,减轻中毒反应,缓解炎症症状,防止对心、脑等重要器官的损害,帮助患者度过危险期。但抗炎作用是非特异性的,同时使机体防御功能降低,且无抗菌作用,易致感染扩散或加重,故仅用于治疗严重感染,且必须合用足量、有效的抗菌药物。常选用氢化可的松进行静脉滴注,首次剂量0.2～0.3 g,一日量可达 1 g 以上,疗程一般不超过 3 d。

(2)结核病　对结核性脑膜炎、胸膜炎、心包炎及腹膜炎等,在早期应用抗结核药的同时辅以短效糖皮质激素,可迅速退热,减轻炎性渗出,减少愈合过程中发生的纤维增生及粘连。剂量宜小,一般为常规剂量的 1/3～1/2。

(3)病毒感染　因目前尚无有效的抗病毒药物,病毒感染(如带状疱疹、水痘等)一般不宜使用;但对某些严重的病毒感染,如严重传染性肝炎、流行性乙型脑炎、流行性腮腺炎等,为了迅速控制症状,防止并发症产生,可酌情选用。

2. 防治器官移植排斥反应　糖皮质激素可用于防治器官移植的排斥反应。

3. 防治风湿热　一般使用大剂量水杨酸类药物即可奏效。当风湿热累及心脏而出现心肌炎时,用糖皮质激素能迅速控制心肌炎的发展。

4. 治疗自身免疫病　可迅速缓解或消除自身免疫病和过敏性疾病的症状,但往往不持久,停药后易复发,常与其他免疫抑制剂合用。糖皮质激素一般不作为类风湿关节炎的首选药或单独使用,仅在其他药物无效时才采用,低剂量很少引起骨质疏松等

笔记栏

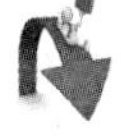

不良反应。治疗重症系统性红斑狼疮、多发性肌炎或皮肌炎、血小板减少性紫癜可首选糖皮质激素。

5. 治疗变态反应性疾病　血清病、血管神经性水肿、荨麻疹、花粉症、过敏性鼻炎、支气管哮喘、过敏性休克等变态反应性疾病，在病情严重或其他药物无效时，也可应用糖皮质激素作为辅助治疗。

临床用药实例 10-2

患者，男性，20 岁，学生。3 周前淋雨后发热、咽痛、浑身无力，自认为是感冒，服用抗感冒药后好转。1 周来自感无力，晨起眼睑及颜面水肿，尿液呈肉色。体格检查：血压 160/105 mmHg，眼睑及颜面水肿，下肢无水肿，腹部移动性浊音(-)；实验室检查：尿蛋白(+++)，尿红细胞(+++)。诊断为肾病综合征。

问题：该患者若使用中等剂量泼尼松长期治疗，应注意什么问题？

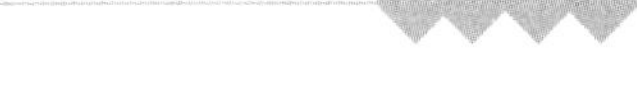

【不良反应及防治】

糖皮质激素短期应用不良反应少，长期大剂量应用不良反应较多。

1. 类肾上腺皮质功能亢进症　患者表现为满月脸、水牛背、皮肤变薄、肌无力与肌肉萎缩、骨质疏松、低血钾、高血压、痤疮、多毛、糖尿病、易感染等。用药期间可采用低盐、低糖、低脂、高蛋白饮食，适当补钾、补钙，一般不必给予特殊治疗，停药后可自行消退，必要时可采取对症治疗，如加用抗高血压药、降血糖药、维生素 D 等。

2. 医源性肾上腺皮质功能不全　长期应用糖皮质激素可使内源性肾上腺皮质功能减退，甚至肾上腺皮质萎缩，如突然停药，可出现肾上腺皮质功能不全，表现为全身不适、恶心、呕吐、乏力、低血糖、低血压等，特别是在感染、创伤、手术等严重应激情况时，可发生肾上腺危象，表现为高热、昏迷、惊厥、循环衰竭，病死率高，需及时抢救。防治办法：长期用药后必须缓慢减量，逐渐停药；在停药后 1 年内如遇应激情况(如感染或手术等)时，应及时给予足量的激素。

3. 反跳现象及停药症状　长期用药因减量太快或突然停药致原有疾病复发或加重的现象称为反跳现象；有些患者停药时出现原有疾病没有的症状，如肌痛、肌强直、关节痛、情绪消沉、疲乏无力、发热等，称为停药症状。可能是因为患者对激素产生了依赖性或病情尚未完全控制，需加大剂量继续治疗，待缓解后再缓慢减量，直至停药。

4. 其他　糖皮质激素可诱发或加重感染，诱发糖尿病、高血压、消化性溃疡，中枢兴奋可表现为欣快、激动、神经过敏、失眠、诱发精神病及癫痫等；延缓伤口愈合，抑制儿童生长发育，引起骨质疏松、肌肉萎缩；有致畸的可能。

【禁忌证】

肾上腺皮质功能亢进、抗菌药物不能控制的感染、活动性消化性溃疡、严重高血压、糖尿病、有精神病或癫痫病史、新近胃肠吻合术、创伤修复期、骨折、骨质疏松症、角膜溃疡者及孕妇禁用。

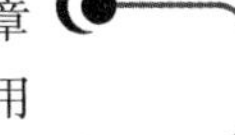

【相互作用】

1. 糖皮质激素与排钾利尿药合用,可加重低钾血症,与强心苷合用易致强心苷中毒。

2. 糖皮质激素与巴比妥或苯妥英钠等药酶诱导剂合用,可加速其代谢。

3. 糖皮质激素与口服抗凝血药合用,抗凝血效应提高,易致出血。

4. 糖皮质激素与水杨酸盐、吲哚美辛或保泰松合用,可增加消化性溃疡的发生率。

临床用药实例 10-3

患者,女性,61 岁。患风湿性关节炎 20 余年,曾先后服用过阿司匹林、布洛芬、吡罗昔康等非甾体抗炎药,5 个月前加用泼尼松口服,10 mg/次,3 次/d,近日于行走时左小腿中部突发自发性胫骨骨折。

问题:请分析引起该患者自发性骨折的原因。

【用法与注意事项】

应用糖皮质激素时应权衡利弊,掌握适应证,防止并发症。

1. 大剂量突击疗法　糖皮质激素适用于抢救急性危及生命的疾病,常采用氢化可的松静脉滴注,首剂 200 ~ 300 mg,一日剂量可超过 1 g,疗程不超过 3 ~ 5 d。对休克患者可采用超大剂量静脉注射,氢化可的松 1 g/次,4 ~ 6 次/d,疗程不超过 3 d。

2. 一般剂量长程疗法　多用于治疗结缔组织病、顽固性支气管哮喘、肾病综合征、中心性视网膜炎、淋巴细胞白血病等慢性病。常用泼尼松口服,开始 10 ~ 30 mg/d,3 次/d,产生疗效后可逐渐减量至最小维持量,持续数月或更长时间。

3. 隔日疗法　糖皮质激素的分泌具有昼夜节律性,每日上午 8 ~ 10 时为分泌高峰,随后逐渐下降,午夜 12 时为分泌低潮。根据这一节律,对于慢性病的长期维持治疗,将 1 d 或 2 d 的总药量在隔日早晨一次性给予,此时正值糖皮质激素分泌高峰,对肾上腺皮质功能的抑制作用轻,可减轻长期用药引起的不良反应。常选用泼尼松、泼尼松龙等中效制剂。

4. 小剂量替代疗法　适用于急、慢性肾上腺皮质功能减退症,腺垂体功能减退及肾上腺皮质次全切除术后。一般选用氢化可的松,10 ~ 20 mg/d。必要时加用盐皮质激素。

第三节　免疫功能调节药

免疫功能调节药本身多无抗炎作用,与一般抗炎药相比,它们更多地影响疾病的基本过程。虽然它们的化学结构和药理作用互不相同,但临床药理学特征相似,即起效慢,用药数周或数月后,炎症的症状和体征逐渐减轻。免疫功能调节药分为免疫抑制药和免疫增强药,用于治疗炎症免疫性疾病、肿瘤、移植排斥反应等。

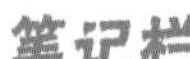

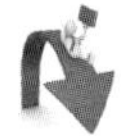

一、免疫抑制药

环孢素

环孢素(cyclosporin)口服吸收不完全。不同于细胞毒类药物,它仅抑制细胞免疫和胸腺依赖性抗原的体液免疫,而不显著影响机体的一般防御能力。作用强而毒性小。本品主要用于防治异体器官或骨髓移植时的排斥反应,与糖皮质激素合用疗效更佳;也适用于治疗类风湿关节炎、系统性红斑狼疮等自身免疫病。剂量过大可造成肾和肝损伤,应用过程中宜监测肾肝功能。长期应用,可引起震颤、多毛症、高血压、高脂血症、高尿酸血症、牙龈增生等。

环磷酰胺

环磷酰胺(cyclophosphamide,CTX)的免疫抑制作用强而持久,抗炎作用较弱,能选择杀伤抗原敏感淋巴细胞,抑制其转化为淋巴母细胞,杀伤增殖期淋巴细胞,使循环中淋巴细胞数减少。对B细胞的作用较T细胞强。本品用于治疗自身免疫病,对系统性红斑狼疮、类风湿关节炎、肾病综合征等疗效较好。环磷酰胺的骨髓抑制和胃肠道反应较轻。采用小剂量、短疗程法及小剂量多种免疫抑制剂并用疗法,可避免或减轻不良反应。用药过程中应定期检查血常规及肝肾功能。

他克莫司

他克莫司(tacrolimus)属于大环内酯类抗生素。口服吸收迅速,但不完全。抑制淋巴细胞增殖,作用强度是环孢素的10~100倍。临床用于肝移植,促进肝细胞的再生和修复,对肾移植、骨髓移植等也能取得满意的疗效。静脉给药最常见神经毒性,有肾毒性、胰岛细胞毒性和生殖系统毒性。长期应用本品,牙龈炎及牙龈肥大的发生率较环孢素低。

霉酚酸酯

霉酚酸酯(mycophenolate mofeteil)具有独特的免疫抑制作用和较高的安全性。口服给药后吸收迅速,生物利用度较高。本品可抑制T细胞的增殖和抗体生成,抑制细胞毒性T细胞的产生,能快速抑制单核巨噬细胞的增殖,减轻炎症反应。其主要用于肾移植和其他器官的移植。不良反应较少,主要为腹泻,减量或对症治疗可消除。

甲氨蝶呤

甲氨蝶呤(methotrexate,MTX)是一种较强的免疫抑制剂,对体液免疫和细胞免疫均具有抑制作用,在接触抗原的同时或1~2 d后用药,免疫抑制作用最强,接触抗原前用药,不仅不抑制免疫反应,甚至能增强免疫反应。本品主要用于治疗自身免疫病,如皮肌炎、坏死性肉芽肿、类风湿、系统性红斑狼疮等,可单用或与糖皮质激素合用。毒性较大,主要不良反应有消化道反应、肝肾损害、骨髓抑制、皮疹,妊娠早期用药能致胎儿发育不良、流产、死胎或畸胎。用药前至用药后48 h内可大量补充水、电解质或碱化尿液,加速其排泄。

笔记栏

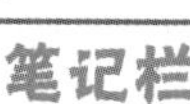

硫唑嘌呤

硫唑嘌呤(azathioprine,依木兰)为嘌呤类抗代谢药,是6-巯基嘌呤的衍生物。通过干扰嘌呤代谢的所有环节,抑制嘌呤核苷酸合成,进而抑制细胞 DNA、RNA 及蛋白质的合成,发挥抑制 T 淋巴细胞、B 淋巴细胞及自然杀伤细胞的效应,故能同时抑制细胞免疫和体液免疫反应,但不抑制巨噬细胞的吞噬功能。本品主要用于治疗肾移植排斥反应和类风湿关节炎、全身性红斑狼疮等多种自身免疫病。其主要不良反应为骨髓抑制,此外,尚有其他一些毒性效应,如恶心、呕吐等胃肠道反应,口腔、食管溃疡,皮疹及肝损害等。用药时应常规监测肝肾功能。

抗淋巴细胞球蛋白

抗淋巴细胞球蛋白(antilymphocyte globulin,ALG)可与淋巴细胞(主要是T淋巴细胞)结合,在补体的协助下溶解淋巴细胞。特异性高,安全性好。本品常与肾上腺皮质激素、硫唑嘌呤等合用,预防器官移植的排斥反应。治疗效果不稳定,易引起血清反应,故多在其他免疫抑制药无效时使用。

抗胸腺细胞球蛋白

抗胸腺细胞球蛋白(antithymocyte globulin,ATG)含有细胞毒性抗体,能与人 T 淋巴细胞表面分子结合,在血清补体参与下,使外围血淋巴细胞裂解。对 T 淋巴细胞、B 淋巴细胞均有破坏作用,但对 T 淋巴细胞的作用较强。本品与其他免疫抑制剂(如糖皮质激素等)联合使用,用于防治器官移植的排斥反应,还适用于治疗白血病、多发性硬化症、重症肌无力、溃疡性结肠炎、类风湿关节炎等疾病。常见的不良反应有寒战、发热、血小板减少、关节疼痛、血栓性静脉炎等,静脉注射 ATG 可引起血清病及过敏性休克。

二、免疫增强药

卡介苗

卡介苗(Bacillus Calmette-Guérin vaccine)是牛结核分枝杆菌的减毒活菌苗,原用于预防结核病,因其能活化 T 淋巴细胞、B 淋巴细胞,增强机体的细胞免疫和体液免疫,提高巨噬细胞的吞噬能力,现也用作免疫增强药,是非特异性免疫增强药。本品主要用于白血病、黑色素瘤和其他肿瘤的辅助治疗。不良反应少,与剂量、给药途径、以往免疫治疗次数有关。注射局部可见红斑、硬结,也可见寒战、高热。

左旋咪唑

左旋咪唑(levamisole,LMS)口服有效,可使低下的细胞免疫功能恢复正常。本品主要用于治疗免疫功能低下者、肿瘤的辅助治疗及免疫缺陷伴发的慢性感染性疾病。不良反应发生率较低,主要有消化道、神经系统反应(如头晕、失眠等)和过敏反应(如荨麻疹等)。

笔记栏

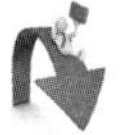

胸腺素

胸腺素(thymosin)既可促进T淋巴细胞系发育,又可调节机体的免疫功能。它在增强机体对病毒和肿瘤的防御、防止自身抗体的产生及抗衰老等方面起着重要作用。本品主要用于治疗胸腺依赖性免疫缺陷症(包括艾滋病)、自身免疫病、肿瘤、病毒感染等。少数人用药后出现荨麻疹、皮疹等局部过敏反应,注射前应做皮试。

干扰素

干扰素(interferon,IFN)为广谱抗病毒药,抑制肿瘤细胞增殖,调节人体免疫功能,IFN主要分为IFN-α、IFN-β和INF-γ。其中IFN-α、IFN-β的抗病毒作用强于IFN-γ。采用DNA重组技术生产提纯的INF-γ的免疫调节作用较强,能活化巨噬细胞,表达组织相容性抗原,介导局部炎症反应;调节抗体生成、特异性细胞毒作用和自然杀伤细胞的杀伤作用。本品可用于治疗慢性病毒性肝炎,常与糖皮质激素、阿昔洛韦或阿糖腺苷合用以提高疗效,也可用于治疗疱疹病毒性角膜炎、流感等。其口服无效,必须注射给药。不良反应常见流感样症状,表现为乏力、头痛、肌痛、全身不适等。偶尔有白细胞减少和血小板减少,停药后可恢复。大剂量可出现共济失调、精神失常等。

白细胞介素-2

白细胞介素-2(interleukin-2,IL-2,T细胞生长因子)可促进T淋巴细胞增殖,激活B淋巴细胞产生抗体,活化巨噬细胞,增强自然杀伤细胞和淋巴因子活化杀伤细胞的活性,诱导IFN产生。本品可用于治疗肿瘤、病毒性感染和自身免疫病。不良反应有寒战、发热、皮肤瘙痒和胃肠道反应等。严重低血压者、严重心肾功能不全者、高热者禁用,孕妇慎用。

转移因子

转移因子(transfer factor,TF)是从正常人的淋巴细胞或脾、扁桃体等淋巴组织提取的一种核酸肽,无抗原性。转移因子可将供体的细胞免疫信息转移给受体,使受体的淋巴细胞转化并增殖分化为致敏淋巴细胞。由此获得供体的特异性和非特异性的细胞免疫功能。转移因子对细胞免疫有增强抑制的双向调节作用,但对体液免疫无影响,还能促进IFN的释放。转移因子主要用于细胞免疫缺陷病、难治性病毒或真菌感染及肿瘤的辅助治疗。不良反应较少,注射局部有酸、胀、痛感。

课后练习

一、单项选择题

1. 关于非甾体抗炎药的特点,下列叙述正确的是( )
   A. 对各种疼痛均有效
   B. 抑制前列腺素的合成,可用于缓解锐痛
   C. 镇痛部位在中枢
   D. 减轻前列腺素的致痛作用和痛觉增敏作用
   E. 主要用于缓解癌性疼痛

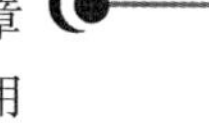

2. 小剂量阿司匹林可用于治疗(　　)

A. 发热　　B. 关节痛
C. 防止血栓形成　　D. 胃肠绞痛
E. 牙痛

3. 具有解热镇痛及抗炎作用的药物是(　　)

A. 哌替啶　　B. 吗啡
C. 阿司匹林　　D. 对乙酰氨基酚
E. 美沙酮

4. 甾体抗炎药对免疫过程产生的作用是(　　)

A. 抑制巨噬细胞对抗原的吞噬过程　　B. 增加免疫母细胞增殖
C. 血液中淋巴细胞增多　　D. 增加抗体生成
E. 抑制淋巴细胞破坏

5. 甾体抗炎药诱发并加重感染的主要原因是(　　)

A. 激素用量不足　　B. 用激素后突然停药
C. 患者对激素不敏感　　D. 激素的抗炎、抗免疫作用使机体防御力降低
E. 疗程过短

6. 抗生素需加用甾体抗炎药的指征是(　　)

A. 混合感染　　B. 严重感染伴休克
C. 抗菌药物不能控制的严重感染　　D. 易产生抗药性的感染
E. 病毒感染

二、简答题

1. 阿司匹林与氯丙嗪对体温的影响有何不同?
2. 非甾体抗炎药与吗啡镇痛作用有何不同?
3. 简述甾体抗炎药的主要临床应用。
4. 甾体抗炎药的主要不良反应有哪些?

(曲震理)

第十一章

水肿的临床用药

临床任务

熟悉临床常用水肿治疗药物的分类；能够正确评价呋塞米、氢氯噻嗪、螺内酯、氨苯蝶啶、甘露醇的作用及临床应用，掌握其常见不良反应及防治；能够针对不同类型的水肿选择合适的利尿药物。

水肿是指过多的体液在组织间隙或体腔中积聚的一种常见的病理过程，是由于受肾、肝、心等疾病的影响，使毛细血管动脉端滤出的血管内液体和经静脉端回吸收入血管内液体的动态平衡失调而产生。水肿按发病原因可分为肾源性水肿、心源性水肿、肝源性水肿、营养不良性水肿等。其病因虽不同，但表现是相同的，主要由于水钠潴留导致细胞间液增多，利尿药通过抑制不同节段肾小管对 Na^+ 的重吸收作用，可用于治疗水钠潴留而引起的水肿。根据利尿药的作用强度、作用部位及作用机制，可将其分为以下几类：①高效能利尿药，又称为 $Na^+-K^+-2Cl^-$ 同向转运系统抑制药；②中效能利尿药，又称为 Na^+-Cl^- 共转运子抑制药；③弱效能利尿药，又称为肾远曲小管和集合管对 Na^+ 的再吸收及 Na^+ 通道抑制药；④碳酸酐酶抑制药；⑤渗透性利尿药。肾小管各段功能和利尿药作用部位见图 11-1。其中碳酸酐酶抑制药作用弱，临床很少应用，本章不再赘述。

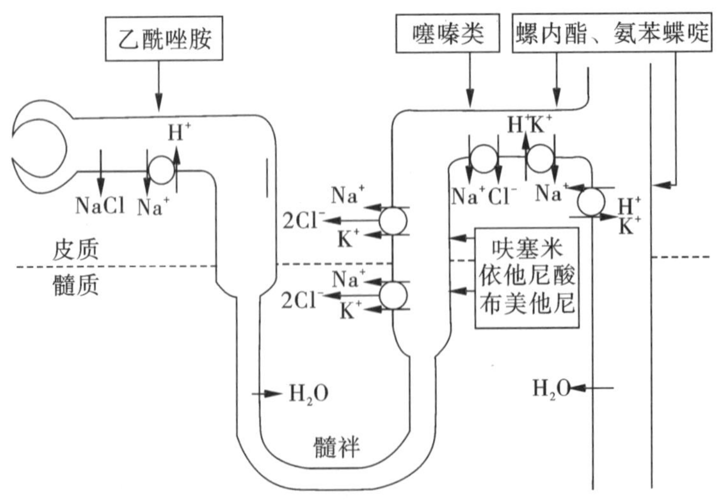

图 11-1　肾小管各段功能和利尿药作用部位

笔记栏

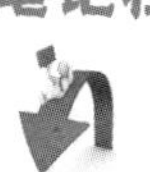

第一节 高效能利尿药

高效能利尿药又称为袢利尿药，直接抑制肾小管髓袢升支粗段 Na^+–K^+–$2Cl^-$ 同向转运系统，使肾小管髓袢升支粗段髓质部和皮质部对 Na^+、Cl^- 的重吸收明显减少，尿液的稀释和浓缩功能障碍，产生强大的利尿作用。由于本类药物对 NaCl 的重吸收有强大的抑制作用，而且不易诱发酸中毒，因此是临床上最有效的利尿药。常用药物有呋塞米、布美他尼、依他尼酸、托拉塞米等。

呋塞米

【临床药动学】

呋塞米（furosemide，呋喃苯胺酸、速尿）口服吸收迅速，生物利用度约为 60%，服药后 0.5 h 显效，1～2 h 血药浓度达峰值，维持 4～6 h；静脉注射 5 min 起效，维持 2 h，药物与血浆蛋白结合率达 91%～99%。本品主要以原型通过肾小球滤过和近曲小管分泌排出，肾功能影响其 $t_{1/2}$ 的长短，一般排泄较快，反复给药不易在体内蓄积。

【药理作用】

1. 利尿作用 呋塞米利尿作用迅速、强大而短暂，主要作用于髓袢升支粗段髓质部和皮质部，抑制 Na^+–K^+–$2Cl^-$ 同向转运系统，妨碍 Na^+、Cl^- 的重吸收，从而降低肾对尿液的稀释和浓缩功能，产生强大的利尿作用。由于 Na^+ 排出较多，促进肾远曲小管和集合管的 K^+–Na^+ 交换和 H^+–Na^+ 交换，故尿中 K^+、H^+ 排出增多，易致低血钾和管腔膜正电位降低，从而减少了 Ca^{2+}、Mg^{2+} 的重吸收，长期应用可产生低镁血症，而 Ca^{2+} 在血液流经远曲小管时被重吸收，故较少发生低钙血症。

2. 扩血管作用 静脉注射呋塞米能扩张肾血管，降低肾血管阻力，增加肾血流量，改变肾皮质内的血流分布，对受损的肾功能具有保护作用。对心力衰竭患者，在利尿作用发生前就能产生有效的血管扩张作用。另外，本品还可扩张小静脉，减轻心脏负荷，降低左心室充盈压，减轻肺水肿，有助于急性左心衰竭的治疗。

【临床应用与评价】

1. 治疗严重水肿 呋塞米主要用于其他利尿药无效的顽固性水肿和严重的心源性、肝源性、肾源性水肿。因其易引起电解质紊乱，故不宜常规应用于一般水肿。

2. 治疗急性肺水肿和脑水肿 静脉注射呋塞米是治疗急性肺水肿的首选药。此外，由于利尿而使血液浓缩，升高血浆渗透压，对脑水肿也有一定的降低颅内压作用，但单用效果不佳，常与脱水药甘露醇合用。

3. 防治急性肾衰竭 呋塞米可用于急性肾衰竭的早期防治，但并不能延缓其进程。大剂量使用本品也可治疗慢性肾衰竭，使尿量增加，在其他药物无效时仍能产生作用。禁用于无尿的肾衰竭者。

4. 加速毒物排泄 结合输液，加用呋塞米可使尿量显著增加。本品主要用于某些经肾排泄药物中毒的抢救，如长效巴比妥类、水杨酸类、溴剂、氟化物、碘化物等。

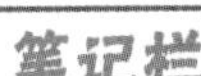
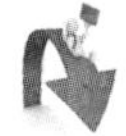

5. 其他　呋塞米可抑制肾小管髓袢升支粗段对 Ca^{2+} 的重吸收，增加其排出而降低血钙浓度。其在临床上联合应用 Na^{+}-K^{+}-$2Cl^{-}$ 同向转运系统抑制药和静脉滴注生理盐水可显著促进 Ca^{2+} 的排泄，用于高钙血症的紧急处理。此外，利尿作用还可用作高血压危象的辅助治疗。

【不良反应及防治】

1. 水和电解质紊乱　常为过度利尿所致，表现为低血容量、低血钾、低血钠、低氯性碱血症，长期应用还可引起低血镁。其中低钾血症最为多见，应注意及时补充钾盐或加服保钾利尿药，同时还必须纠正低镁血症。

2. 耳毒性　长期大剂量静脉给药可引起头晕、耳鸣、听力减退或暂时性耳聋，且呈现剂量依赖性。这可能与药物引起内耳淋巴液电解质成分改变有关。当肾功能不全时较易出现耳毒性，故肾功能不全者慎用呋塞米，还应避免与氨基糖苷类抗生素等具有耳毒性的药物合用。

3. 胃肠道反应　可有恶心、呕吐，大剂量时还可出现胃肠出血等，宜饭后服用。

4. 其他　长期应用呋塞米，由于抑制尿酸排泄，引起高尿酸血症，故痛风患者应慎用。少数患者可发生粒细胞减少、血小板减少、溶血性贫血、过敏性间质性肾炎等。严重肝肾功能不全者及孕妇慎用。

【相互作用】

1. 呋塞米与氨基糖苷类抗生素及第一、二代头孢菌素合用，可加剧耳毒性、肾毒性。

2. 呋塞米与巴比妥类、麻醉药和镇静药合用，可加剧直立性低血压。

3. 呋塞米与肾上腺皮质激素、促肾上腺皮质激素、两性霉素 B 等合用，可加剧电解质紊乱，引发低钾血症。

布美他尼

布美他尼（bumetanide，丁苯氧酸）的药理作用及不良反应与呋塞米相似，具有高效、速效和低毒的特点。本品主要用于治疗各类顽固性水肿及急性肺水肿，对呋塞米治疗无效的患者仍有效。本品的不良反应与呋塞米相似但较少。

托拉塞米

托拉塞米（torasemide）为呋塞米和布美他尼的活性代谢物，其药理作用、临床应用及不良反应与呋塞米相似，但 $t_{1/2}$ 比其原型药长。

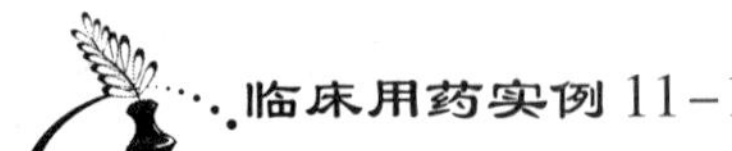

临床用药实例 11-1

患者，男性，50 岁，因心力衰竭、肾功能不全、尿少、合并泌尿系统感染而就诊。医生采用如下方法治疗。

(1)硫酸庆大霉素注射液　8 万 U×6 支。

用法：8 万 U/次，2 次/d，肌内注射。

(2)呋塞米注射液　20 mg×3 支；5% 葡萄糖氯化钠注射液

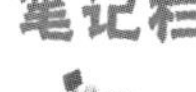

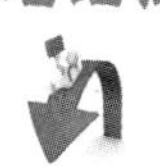

500 mL。

用法:1 次/d,静脉滴注。

问题:此种联合用药是否合理?为什么?

第二节　中效能利尿药

中效能利尿药直接抑制远曲小管近端 Na^+-Cl^- 共转运子的功能,减少肾小管上皮细胞对 Na^+、Cl^- 的重吸收,促进肾小管液中 Na^+、Cl^- 和水的排出。常用药物包括噻嗪类和类噻嗪类药物。噻嗪类药物是临床广泛使用的一类口服利尿药,有氯噻嗪(chlorothiazide)、氢氯噻嗪(hydrochlorothiazide)、氢氟噻嗪(hydroflumethiazide)、苄氟噻嗪(bendroflumethiazide)、环戊噻嗪(cyclopenthiazide)等,以氢氯噻嗪最为常用。它们作用相似,仅所用剂量不同,均能达到同样治疗效果。类噻嗪类药物有吲哒帕胺(indapamide)、氯噻酮(chlortalidone,氯酞酮)、美托拉宗(metolazone)等,虽然不属于噻嗪类药物,但其药理作用与噻嗪类药物相似。

氢氯噻嗪

【临床药动学】

氢氯噻嗪又称为双氢克尿噻,脂溶性高,口服吸收迅速而完全,生物利用度为60%~90%。口服后 1~2 h 生效,3~6 h 血药浓度达峰值,作用持续 6~12 h,主要分布于肾,其次是肝。大部分以原型经肾小球滤过及近曲小管分泌而排出体外。本品可透过胎盘屏障。

【药理作用】

1. 利尿作用　氢氯噻嗪利尿作用温和、持久,主要作用于远曲小管近端,抑制 Na^+-Cl^- 共转运子,减少 Na^+、Cl^- 重吸收,影响尿的稀释功能而利尿。由于转运至远曲小管的 Na^+ 增加,促进了 K^+-Na^+ 交换,使尿液 K^+ 的排泄也增多,长期服用易引起低血钾。此外,本品尚有轻度碳酸酐酶抑制作用,通过抑制 H^+-Na^+ 交换而利尿。

2. 抗利尿作用　氢氯噻嗪能明显减少尿崩症患者的尿量及口渴症状。其作用机制可能是抑制磷酸二酯酶,增加远曲小管和集合管细胞内环腺苷酸含量,后者能提高远曲小管和集合管对水的通透性,对水的重吸收增加;同时由于 Na^+、Cl^- 排出增加,血浆渗透压下降,减轻尿崩症患者的口渴感而饮水减少,尿量减少而具有抗利尿作用。

3. 降压作用　氢氯噻嗪是常用的降压药,用药早期通过排 Na^+ 利尿作用,使血容量减少,从而使心输出量降低、血压下降。长期用药则通过扩张外周血管而产生降压作用。

【临床应用与评价】

1. 治疗水肿　氢氯噻嗪可用于治疗各种原因引起的水肿,是轻、中度心源性水肿

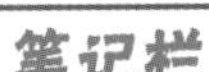

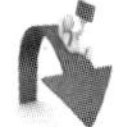

的首选药。其对肾源性水肿的疗效与肾功能损害程度相关，对肾功能损害严重者疗效差；对肝硬化腹腔积液疗效亦较差，宜与保钾利尿药合用，以防血钾过低而诱发肝昏迷。

2. 治疗高血压　氢氯噻嗪是基础降压药，作用温和，多与其他抗高血压药联合治疗各型高血压，以增强疗效，减少副作用。

3. 治疗尿崩症　氢氯噻嗪主要用于治疗肾性尿崩症及加压素无效的垂体性尿崩症。

4. 其他　与高效能利尿药相反，氢氯噻嗪能减少 Ca^{2+} 排泄而导致低尿钙，适于老年患者长期使用。本品也可用于高尿钙伴有肾结石者，以抑制高尿钙引起的肾结石形成。

【不良反应及防治】

1. 电解质紊乱　长期用药可致低血钾、低血氯、低血钠等，以低血钾最常见，应注意适当补钾或合用保钾利尿药。

2. 升高血糖　长期用药可使血糖升高，糖耐量降低，能诱发或加重糖尿病。其原因可能是因其抑制胰岛素的分泌及减少组织利用葡萄糖。糖尿病患者慎用。

3. 高尿酸血症　主要是因为氢氯噻嗪由近曲小管分泌，可竞争性抑制尿酸的排泄，导致尿酸潴留，引起高尿酸血症。痛风患者慎用。

4. 其他　胃肠道反应、过敏反应，少数患者可出现血尿氮升高，加重肾功能不良。

【相互作用】

考来烯胺可减少氢氯噻嗪的口服吸收，吲哚美辛可减弱其利尿作用，而氯磺丙脲的降糖作用可被其减弱；皮质激素、两性霉素 B 可加重氢氯噻嗪所致的低血钾。

第三节　弱效能利尿药

一、醛固酮受体阻断药

螺内酯

【临床药动学】

螺内酯（spironolactone，安体舒通）口服易吸收，原型药物无明显药理活性，需经肝活化后发挥作用。起效缓慢，服药后 1 d 起效，2 ~ 3 d 血药浓度达峰值。$t_{1/2}$ 为 16 h。停药后作用可维持 2 ~ 3 d。

【药理作用】

螺内酯的化学结构与醛固酮相似，可竞争性阻断醛固酮与远曲小管末端和集合管细胞的细胞质内醛固酮受体的结合，拮抗醛固酮的保钠排钾作用，使 Na^+ 和水的排出增多，尿量增加，K^+ 排出减少，属于保钾利尿药。

【临床应用与评价】

螺内酯在临床上主要用于治疗伴有醛固酮升高的顽固性水肿，如肝硬化腹腔积

液、慢性充血性心力衰竭、肾病综合征等引起的水肿。其作用弱，故较少单独应用，常与噻嗪类或高效能利尿药合用，不仅能增强利尿效果，还可以阻止低钾血症的发生。

【不良反应及防治】

螺内酯的不良反应较轻，少数患者可引起头痛、嗜睡等，久用可引起高钾血症，尤其当肾功能不良时，故肾功能不全者禁用。此外，本品还有性激素样副作用，可引起男子乳房女性化和性功能障碍、妇女多毛症等，停药后可自行消失；能抑制地高辛的排泄而使其血药浓度升高，合用时应监测地高辛血药水平；与含钾制剂或卡托普利合用，可出现高钾血症；阿司匹林可减弱其利尿作用；不宜与两性霉素 B 合用，因其能增加肾毒性。

二、阻断肾小管上皮细胞 Na^+ 通道的利尿药

氨苯蝶啶和阿米洛利

【药理作用】

氨苯蝶啶（triamterene，三氨蝶啶）与阿米洛利（amiloride，氨氯吡咪）虽然化学结构不同，但药理作用相似。二者均作用于远曲小管末端和集合管，阻滞 Na^+ 通道而抑制 Na^+-K^+ 交换，增加 Na^+ 的排出量，同时也抑制远曲小管和集合管对 K^+ 的分泌作用，减少 K^+ 的排出，产生较弱的排钠保钾的利尿作用。两药与其他利尿药合用时保钾作用更为明显。

【临床应用与评价】

两药口服吸收迅速，生物利用度约为 50%，药效持续时间长，由于作用弱，常与中效能或高效能利尿药合用治疗肝硬化腹腔积液或其他顽固性水肿，以增强利尿作用，并防止低血钾；也用于对氢氯噻嗪或螺内酯无效的患者和痛风患者的利尿。

【不良反应及防治】

两药长期服用均可引起高钾血症，肾功能不全、糖尿病患者及老年人较易发生，应慎用。两药与噻嗪类和高效能利尿药合用，可使血尿酸水平升高。

第四节　渗透性利尿药

渗透性利尿药又称为脱水药，静脉给药后能迅速提高血浆渗透压，产生组织脱水作用。当这些药物通过肾时，不易被重吸收，使水在髓袢升支和近曲小管的重吸收减少，肾排水增加，产生渗透性利尿作用。其共同特点：①体内不被代谢；②不易透出血管进入组织；③易经肾小球滤过；④不被肾小管重吸收。常用药物有甘露醇、山梨醇和高渗葡萄糖等。

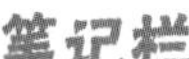

笔记栏

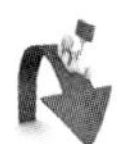

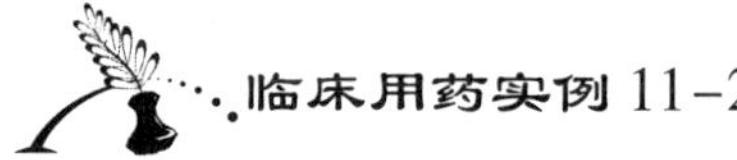

临床用药实例 11-2

患者,男性,57岁,因心悸、气短、下肢水肿就医,诊断为慢性心功能不全。给予地高辛口服,为尽快消除水肿,加入甘露醇缓慢静脉滴注。

问题:此治疗方案是否合理?为什么?

甘露醇

甘露醇(mannitol)为可溶性白色结晶粉末,临床常用其20%高渗液静脉注射或滴注。

【临床药动学】

甘露醇口服不吸收,静脉注射后10 min左右起效,2~3 h血药浓度达峰值,药效持续6~8 h。本品分布于细胞外液,仅小部分在肝内变成糖原,大部分以原型由肾排泄,静脉注射100 g,3 h内由尿排出80%,$t_{1/2}$为1.7 h。

【药理作用】

1. 脱水作用　快速静脉注射甘露醇可迅速提高血浆胶体渗透压,促使组织间液水分向血浆转移而产生组织脱水作用,降低颅内压和眼内压。

2. 利尿作用　静脉给药后,一方面,因增加血浆渗透压而稀释了血液,增加了循环血容量,进一步增加了肾小球滤过率;另一方面,该药可经肾小球滤过,但不被肾小管重吸收,增加了肾小管液的渗透压,减少Na^+和水的重吸收而产生利尿作用。Na^+重吸收减少又降低髓质高渗区的渗透压,使集合管中水的重吸收减少,有助于利尿。另外,甘露醇还能扩张肾血管,增加肾髓质血流量,将髓质间液Na^+和尿素带入血流,降低髓质高渗区的渗透压,排出低渗尿液。

【临床应用与评价】

1. 治疗脑水肿　甘露醇降低颅内压安全有效,是目前降低颅内压的首选药,本品常用于治疗脑瘤、脑膜炎、颅脑损伤、脑组织缺氧等引起的颅内压升高。

2. 治疗青光眼　甘露醇可减少房水量,降低青光眼患者的眼内压,用于青光眼术前以降低眼压或青光眼急性发作的治疗。

3. 防治急性肾衰竭　甘露醇通过利尿作用,可维持足够的尿量,稀释肾小管内有害物质;通过脱水作用,可减轻肾间质水肿;同时其又能扩张血管、增加肾血流量,可提高肾小球滤过率和保证肾小管的充盈度,防止肾小管萎缩、坏死。

【不良反应及防治】

不良反应少见。静脉注射甘露醇过快时,可引起头痛、头晕、视力模糊等。快速静脉注射甘露醇可因血容量突然增加,加重心脏负荷,故心功能不全者、活动性颅内出血者禁用。

笔记栏

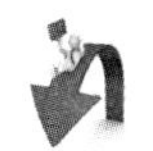

山梨醇

山梨醇(sorbitol)是甘露醇的同分异构体,常用25%高渗液静脉注射。其作用、临床应用及不良反应与甘露醇相似。由于本品进入人体后部分在肝内转化为果糖而失去高渗作用,故作用较弱,疗效不及甘露醇,但因其溶解度大、价廉,故也多用。

高渗葡萄糖

高渗葡萄糖(hypertonic glucose)是指50%的葡萄糖,具有脱水和渗透性利尿作用,但因其可部分地从血管弥散进入组织中,且易被代谢,故作用弱而短暂。单独用于脑水肿因其可进入脑组织,并伴随水分进入脑组织,停药后可使颅内压回升出现"反跳"现象。本品在临床上主要用于治疗脑水肿和急性肺水肿,一般需要与甘露醇合用。

课后练习

一、单项选择题

1. 治疗急性肺水肿的首选药物是(　　)
   A. 呋塞米　　B. 螺内酯
   C. 乙酰唑胺　　D. 甘露醇
   E. 氨苯蝶啶
2. 加速毒物经肾排泄,最好选用(　　)
   A. 甘露醇　　B. 山梨醇
   C. 呋塞米　　D. 氢氯噻嗪
   E. 氨苯蝶啶
3. 不宜与氨基糖苷类药物合用的是(　　)
   A. 呋塞米　　B. 氢氯噻嗪
   C. 氨苯蝶啶　　D. 螺内酯
   E. 甘露醇
4. 关于氢氯噻嗪的叙述,哪项是错误的(　　)
   A. 用于各型水肿　　B. 有温和而持久的降压作用
   C. 能明显减少尿崩症患者的尿量　　D. 可提高肾小球滤过率,对肾功能不全者有利
   E. 可升高血糖
5. 糖尿病伴有水肿的患者不宜选用(　　)
   A. 呋塞米　　B. 氢氯噻嗪
   C. 螺内酯　　D. 氨苯蝶啶
   E. 甘露醇
6. 伴有醛固酮增多的顽固性水肿宜选用(　　)
   A. 呋塞米　　B. 氢氯噻嗪
   C. 乙酰唑胺　　D. 螺内酯
   E. 氨苯蝶啶
7. 下列哪种联合用药不合理(　　)
   A. 氢氯噻嗪+螺内酯　　B. 呋塞米+氨苯蝶啶
   C. 螺内酯+氨苯蝶啶　　D. 氢氯噻嗪+氨苯蝶啶
   E. 呋塞米+螺内酯

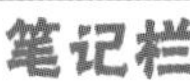

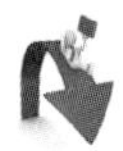

8. 可用于治疗青光眼的利尿药是(　　)

A. 氢氯噻嗪　　B. 甘露醇

C. 螺内酯　　D. 呋塞米

E. 氨苯蝶啶

9. 降低颅内压治疗脑水肿的首选药是(　　)

A. 甘露醇　　B. 山梨醇

C. 高渗葡萄糖　　D. 呋塞米

E. 螺内酯

二、简答题

1. 治疗水肿的药物分哪几类？它们的作用部位和利尿机制是什么？

2. 比较呋塞米和甘露醇的作用特点。

(王　方　王　斌)

第十二章 循环系统疾病的临床用药

临床任务

熟悉临床常用的抗高血压药、抗充血性心力衰竭药、抗心律失常药、抗心绞痛药、抗动脉粥样硬化药及抗休克药的分类;能够正确评价临床常用的循环系统疾病用药,掌握其常见不良反应及用药注意事项;能够依据合理用药原则,针对不同类型的高血压、充血性心力衰竭、心律失常、心绞痛、动脉粥样硬化及休克患者制订及实施用药方案,并提供用药指导。

第一节　高血压的临床用药

世界卫生组织建议,成人未服药时血压高于 140/90 mmHg 即为高血压。高血压依病因可分为原发性和继发性两大类,前者又称为高血压病,占绝大多数(90%),病因尚未阐明;后者病因明确,继发于肾动脉狭窄、肾实质病变、嗜铬细胞瘤、妊娠,或由药物所致。高血压病的主要危害是引起心、脑、肾等重要靶器官的并发症,合理应用抗高血压药可降低卒中、心力衰竭、肾衰竭等的发生率及病死率。

一、抗高血压药的分类

抗高血压药的种类繁多,依据各类药物的作用部位或作用机制可分为五类(表12-1)。利尿药、血管紧张素转化酶抑制剂及血管紧张素Ⅱ受体阻断药、钙通道阻滞药、β 受体阻断药因疗效确切、安全有效,临床最为常用,称为一线抗高血压药。中枢性抗高血压药、影响交感神经递质药及血管扩张药已很少单独使用,在复方抗高血压药中仍常使用。神经节阻断药由于作用广泛,副作用多,已基本不用于抗高血压。

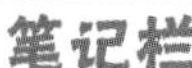

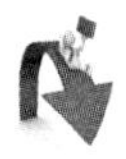

表 12-1　抗高血压药的分类及常用药物

抗高血压药类别	常用药物
1. 利尿药	氢氯噻嗪、吲达帕胺
2. 肾素-血管紧张素系统抑制药	
血管紧张素转化酶抑制剂	卡托普利、依那普利
血管紧张素Ⅱ受体阻断药	氯沙坦、缬沙坦
3. 钙通道阻滞药	硝苯地平、氨氯地平、尼群地平、尼莫地平
4. 交感神经抑制药	
中枢性抗高血压药	可乐定、甲基多巴
神经节阻断药	樟磺咪芬
影响交感神经递质药	利血平
肾上腺素受体阻断药	
β 受体阻断药	普萘洛尔、美托洛尔、阿替洛尔
α_1受体阻断药	哌唑嗪、多沙唑嗪、特拉唑嗪
α 和 β 受体阻断药	拉贝洛尔、卡维地洛
5. 血管扩张药	
直接扩张血管药	硝普钠、肼屈嗪
钾通道开放药	米诺地尔、二氮嗪、吡那地尔

二、常用抗高血压药

(一)利尿降压药

噻嗪类利尿药是治疗高血压最常用的药物;高效能利尿药如呋塞米作用强大,但易引起严重的电解质紊乱,仅用于高血压危象及伴有慢性肾功能不良的高血压患者,一般不用于轻、中度高血压;氨苯蝶啶等弱效能利尿药单用易引起高钾血症,一般要与排钾利尿药合用,纠正低钾并减少后者的用量。

氢氯噻嗪

【药理作用】

氢氯噻嗪初期应用可以排钠利尿,减少血容量而降低血压;长期应用因降低血管平滑肌细胞内 Na^+ 的含量,细胞内缺 Na^+,减少了 Na^+-Ca^{2+} 交换,使细胞内 Ca^{2+} 量减少,从而持续性降压。

【临床应用及评价】

氢氯噻嗪降压作用起效缓慢,作用温和、持久,价格低廉,常单独用于治疗轻度高血压,也可与其他抗高血压药合用治疗中、重度高血压。本品对老年收缩期高血压患者、合并心功能不全及肥胖者降压效果较好。用药后 2 ~4 周内见效,对正常人无降压

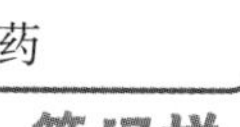

作用。不影响心率和心输出量，无水钠潴留现象，不引起直立性低血压。

【不良反应及防治】

小剂量应用(6.25～12.50 mg/d)不良反应少。长期大剂量应用可降低血钾、血钠及血镁；因氢氯噻嗪增加血中总胆固醇、三酰甘油及低密度脂蛋白，降低高密度脂蛋白，故可诱发动脉粥样硬化；还可诱发高尿酸血症而引起痛风，降低糖耐量而诱发糖尿病等。服药期间应定期检查电解质，不可过分限制食盐的摄入。服用氢氯噻嗪时宜多食深色蔬菜、海带、香蕉等含钾丰富的食物或补充钾盐。

【相互作用】

氢氯噻嗪与β受体阻断药、血管紧张素转化酶抑制剂或血管紧张素Ⅱ受体阻断药合用，可纠正肾素活性增加的缺点；与血管紧张素转化酶抑制剂或保钾利尿药合用可减少失钾。

吲达帕胺

吲达帕胺(indapamide)具有利尿和钙通道阻滞双重作用，为长效、强效药。口服后2～3 h起效，作用可持续24 h。单独用于轻、中度高血压，疗效显著。长期应用本品可减轻和逆转左心室肥厚，对糖和脂肪代谢无影响。宜用小剂量，注意保持水及电解质平衡。

(二)肾素-血管紧张素-醛固酮系统抑制药

血管紧张素原在肾素的作用下转化为血管紧张素Ⅰ，血管紧张素Ⅰ在血管紧张素转化酶的作用下转化为血管紧张素Ⅱ。血管紧张素Ⅱ具有很高的生物活性，与血管紧张素受体结合后产生收缩血管、促进肾上腺皮质分泌醛固酮、增加血容量、升高血压等作用，而且还能促进心肌肥大、血管壁增生等。

● 血管紧张素转化酶抑制剂

卡托普利

【临床药动学】

卡托普利(captopril，巯甲丙脯酸)口服吸收迅速，食物可减少其吸收，生物利用度为60%～75%。口服后15 min起效，60～90 min达到作用高峰，$t_{1/2}$为2 h，作用持续4～6 h，为短效血管紧张素转化酶抑制剂(angiotensin converting enzyme inhibitor，ACEI)。部分经肝代谢，40%～50%经肾排出，肾功能不良时会产生蓄积。

【药理作用】

血管紧张素转化酶抑制剂抑制血管紧张素转化酶的活性，阻止血管紧张素Ⅱ的生成，减少醛固酮的分泌，使血管舒张、血容量减少而降压。另一作用是减少缓激肽的降解而降压(图12-1)。降压作用迅速而短暂，能保护靶器官及逆转心血管重构，并可增加糖尿病及高血压患者对胰岛素的敏感性。

笔记栏

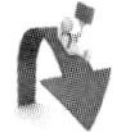

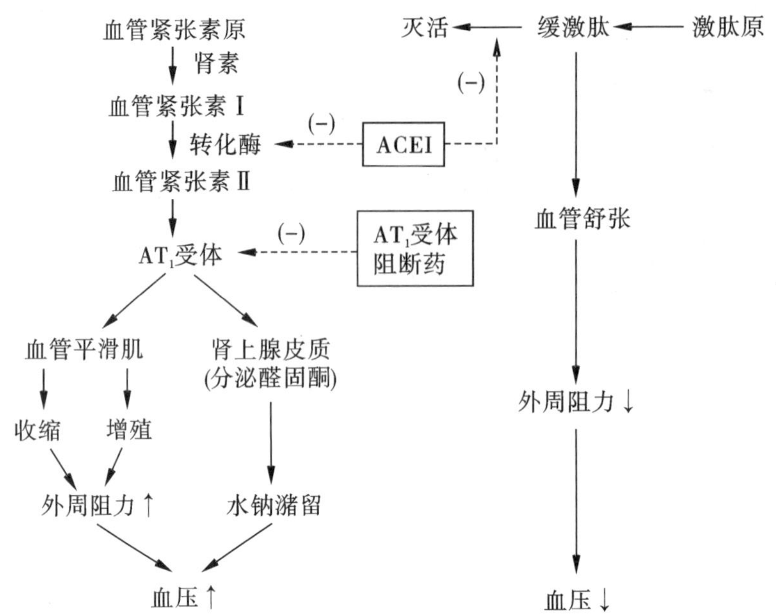

图 12-1　肾素-血管紧张素-醛固酮系统抑制药的作用机制

【临床应用及评价】

血管紧张素转化酶抑制剂治疗各型高血压疗效好，能改善高血压患者的生活质量，降低死亡率。轻、中度高血压单用即可控制血压，对伴有心力衰竭、糖尿病或肾病的高血压患者，血管紧张素转化酶抑制剂为首选药。长期用药的特点：①不加快心率，不减少心输出量；②无直立性低血压；③不减少心、脑、肾等重要器官的血流量，能保护缺血心肌，防止心肌梗死，还能减轻或逆转高血压及慢性心功能不全等引起的心肌肥厚和血管壁增厚；④减少醛固酮的释放，减轻水钠潴留；⑤不易引起电解质及脂代谢异常；⑥无耐受性，停药后无反跳现象。

【不良反应及防治】

剂量不超过 37.5 mg/d 时，不良反应发生率较低。常见刺激性无痰干咳，与缓激肽及前列腺素等物质的积聚有关。肾功能不全、糖尿病患者及联用保钾利尿药时多见高钾血症。肾功能不全的患者可出现蛋白尿、白细胞减少等。久用可致血锌降低而引起皮疹、味觉及嗅觉障碍、脱发等。肾功能不全、有肾血管病变者慎用。避免与保钾利尿药合用，以免引起高钾血症。注意补锌。本品可致畸胎，故孕妇禁用，哺乳期妇女慎用。过敏体质者禁用。

同类药物还有依那普利（enalapril）、赖诺普利（lisinopril）、贝那普利（benazepril）、西拉普利（cilazapril）等，均具有强效、长效的特点。

● 血管紧张素Ⅱ受体阻断药

氯沙坦（losartan，洛沙坦）、缬沙坦（valsartan）、厄贝沙坦（irbesartan，伊贝沙坦）等药物可阻断血管紧张素Ⅱ受体（AT_1），舒张血管、抑制醛固酮分泌，具有良好的降压作用，并可逆转心血管重构。抗高血压和心力衰竭的疗效与血管紧张素转化酶抑制剂相

笔记栏

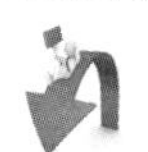

似。因不影响缓激肽的降解，故没有血管紧张素转化酶抑制剂所致的咳嗽、血管神经性水肿等不良反应，主要用于不能耐受血管紧张素转化酶抑制剂所致的咳嗽患者。此药虽然对血钾影响较小，仍应避免摄入高钾食物或药物，且不宜与保钾利尿药合用。

(三)钙通道阻滞药

钙通道阻滞药(calcium channel blocker,CCB)能抑制细胞外 Ca^{2+} 的内流，松弛平滑肌、舒张血管，使血压下降。降血压时不降低重要器官的血流量，不引起脂质代谢及血糖的变化。钙通道阻滞药也可与其他抗高血压药合用，在加强降压效果的同时，相互抵消不良反应，如与 β 受体阻断剂合用，可消除硝苯地平因舒张血管引起的反射性心动过速，与利尿药合用可消除扩张血管引起的水钠潴留。

硝苯地平

【临床药动学】

硝苯地平(nifedipine,心痛定)舌下含化 3 min 起效，口服 20 min 产生降压作用，口服吸收率>90%，首关消除率为 20%～30%，生物利用度为 60%～70%，血浆蛋白结合率高达 98%。作用持续 6～8 h,80% 自肾排泄。

【临床应用及评价】

硝苯地平控制严重高血压效果较好，尤其是合并冠心病者。目前主张应用长效剂型药物治疗高血压病，降压平稳，疗效较好。

【不良反应及防治】

不良反应轻微，主要是血管扩张引起的面部潮红、头痛、直立性低血压、心悸、心动过速等。应从小剂量开始服用，逐渐增加剂量。孕妇、肝肾功能不全及过敏者禁用。

【相互作用】

硝苯地平与蛋白结合率高的药物(如双香豆素类、苯妥英钠、奎尼丁、奎宁等)合用时作用加强，毒性增加。药酶抑制剂西咪替丁可提高硝苯地平的血药浓度。

氨氯地平

氨氯地平(amlodipine,络活喜)作用缓慢、持久，对稳定型心绞痛，轻、中度高血压效果明显。无反射性心动过速，长期应用无直立性低血压，无水钠潴留，对脂质无不良影响，不产生耐受性。每日服用 1 次即可，是目前治疗高血压评价较好的长效钙通道阻滞药。本品与噻嗪类利尿药、β 受体阻断药、血管紧张素转化酶抑制剂合用时，一般不必调整剂量。

同类药物还有尼群地平(nitrendipine)、非洛地平(felodipine)、拉西地平(lacidipine,司乐平)、伊拉地平(isradipine)等，可用于治疗心绞痛及高血压。维拉帕米(verapamil,异搏定)和地尔硫䓬(diltiazem)对伴快速型心律失常的高血压患者更为适宜。尼莫地平(nimodipine)、氟桂利嗪(flunarizine)选择性作用于脑血管，用于治疗脑血管痉挛、脑供血不足、偏头痛等疾病。

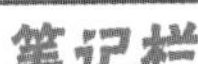

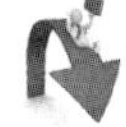

（四）肾上腺素受体阻断药

● β 受体阻断药

除了有抗心绞痛和抗心律失常作用外，β 受体阻断药还有良好的抗高血压作用，但对正常人无降压作用。其降压作用机制：①阻断心脏 β_1 受体，抑制心肌收缩力；②阻断肾 β_1 受体，减少肾素的分泌；③阻断去甲肾上腺素能神经突触前膜的 β_2 受体，减少去甲肾上腺素的释放；④阻断中枢 β 受体，引起外周交感神经活性降低。

普萘洛尔

【临床药动学】

普萘洛尔（propranolol，心得安）口服吸收较完全，主要经肝代谢，首关消除强，生物利用度约 30%。血药浓度存在明显个体差异。

【临床应用及评价】

普萘洛尔抗高血压作用强度与噻嗪类利尿药相似。降压作用起效缓慢，连续服用 2～3 周后才能显现降压作用。本品可单独用于治疗轻、中度高血压；也可与利尿药、血管扩张药等合用治疗重度高血压。对伴有心输出量高、肾素活性偏高者，伴心绞痛或脑血管病变者疗效较好。本品不易引起直立性低血压，久用不易产生耐受性。

【不良反应及防治】

常见恶心、呕吐、腹泻、头痛、头晕、忧郁、失眠、噩梦等。可致心动过缓、房室传导阻滞等心脏抑制反应，还可引起外周血管痉挛如四肢发冷、皮肤苍白等。阻断 β_2 受体可诱发支气管哮喘。长期用药还可见血糖下降、血脂升高等。

普萘洛尔的用量个体差异较大，一般宜从小剂量开始，以后逐渐递增。长期用药后不可突然停药，必须逐渐减量，否则会引起血压回升等“反跳现象”。肝肾功能不全者、孕妇慎用。窦性心动过缓、重度房室传导阻滞、心源性休克、低血压及支气管哮喘者禁用。

选择性 β_1 受体阻断药美托洛尔（metoprolol，倍他乐克）、阿替洛尔（atenolol，氨酰心安）的作用优于普萘洛尔，对支气管的影响小。口服用于治疗各种程度高血压。

● α_1 受体阻断药

哌唑嗪

【临床药动学】

哌唑嗪（prazosin）口服易吸收，首关消除显著，生物利用度为 60%。血浆蛋白结合率达 97%。$t_{1/2}$ 为 2.5～4 h，降压作用可持续 10 h。本品主要由肝代谢。

【药理作用】

哌唑嗪选择性阻断血管平滑肌突触后膜的 α_1 受体，能舒张静脉及小动脉，发挥中等偏强的降压作用。降压时不加快心率，也不增加心肌收缩力及血浆肾素活性。哌唑嗪最大的优点是能增加血中高密度脂蛋白水平，减轻冠状动脉病变。

【临床应用及评价】

哌唑嗪适用于各型高血压。单用可治疗轻、中度高血压；与 β 受体阻断药及利尿药联合治疗重度高血压，可增强降压效果。

【不良反应及防治】

首次给药可出现首剂现象，表现为直立性低血压、晕厥、心悸等，临睡前服用或将首次用量减为 0.5 mg，可避免发生上述不良反应。

同类药物还有特拉唑嗪（terazosin）、多沙唑嗪（doxazosin）等，均可有效治疗高血压。

- α、β 受体阻断药

拉贝洛尔（labetalol，柳胺苄心定）降压作用温和，适用于治疗各型高血压，无严重不良反应。卡维地洛（carvedilol）作用持续时间长，可达 24 h，不影响血脂代谢，用于治疗轻、中度高血压及伴有肾病、糖尿病的高血压患者。

三、抗高血压药的合理应用

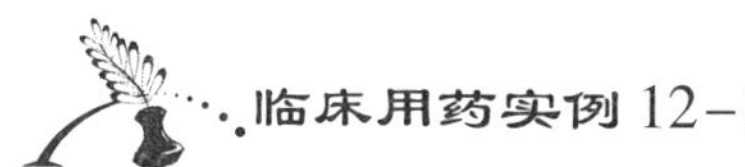

患者，男性，48 岁，公务员，6 年前被诊断为非胰岛素依赖型糖尿病，复诊体检时测得血压 160/115 mmHg，心率 92 次/min，空腹血糖 7.8 mmol/L，心电图及 X 射线胸片均显示左心室肥厚。在治疗糖尿病的同时，应控制血压：首先要注意休息，调整心境，适度锻炼，特别是要限制钠盐的摄入，若无效，可配合药物治疗。

问题：药物治疗时，从硝苯地平、氢氯噻嗪、卡托普利、普萘洛尔及可乐定 5 种抗高血压药中选择一种，最好选哪一种？为什么？患者的血压应控制到什么水平？

高血压病不仅表现为血压升高，同时可出现心、脑、肾、血管等靶器官的损害，以及血脂、血糖代谢异常等，因此不仅要有效地控制血压，更要注意逆转靶器官损害，纠正代谢异常，以减少并发症，降低发病率及死亡率，延长患者寿命。治疗高血压病时应考虑以下几个方面。

1. 综合治疗　目前已经明确的高血压病的主要危险因素包括年龄、性别、高血脂、吸烟、不平衡膳食、糖尿病、肥胖、缺少运动、精神压力等，因此应将药物治疗与非药物治疗相结合。非药物治疗包括限制钠盐摄入、控制体重、戒烟限酒、合理膳食、愉悦精神、适宜的运动、充分的休息等，维持和改善患者的生活质量，降低心血管疾病的发病率及死亡率。非药物治疗不能有效控制血压时，则应结合药物进行治疗。

2. 个体化治疗　抗高血压药种类众多，应根据患者的年龄、性别、种族、病情轻重、并发症和接受治疗的情况等制订治疗方案。

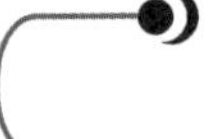
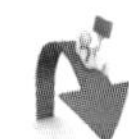

(1)依据病情选择单用及联用药物　病情轻的患者宜在常用药物中选择1种,单独应用。单用1种药物不能有效控制血压或出现不良反应时,应联用2种或3种药物。应将不同作用机制的药物合用,使其产生协同作用,同时可使每种药物的用量减少,减轻不良反应。常用抗高血压药中作用机制不同的两类药物可联合应用,其中β受体阻断药加钙通道阻滞药、血管紧张素转化酶抑制剂加钙通道阻滞药可互相抵消相应的不良反应,联用效果较好。

(2)依据并发症选择药物　高血压患者往往有心、脑、肾、代谢等方面的并发症,应依据并发症选择药物,保护靶器官。①当高血压病合并心力衰竭时,宜用利尿剂、血管紧张素转化酶抑制剂和长效钙通道阻滞药,不宜用肼屈嗪。②有高血压肾病时,血管紧张素转化酶抑制剂、血管紧张素Ⅱ受体阻断药和钙通道阻滞药对肾有保护作用,可延缓高血压肾病的进程;利尿剂和β受体阻断药则无肾保护作用,不宜选用。③合并支气管哮喘、慢性阻塞性肺疾病时,宜用利尿剂、钙通道阻滞药,不宜用血管紧张素转化酶抑制剂和β受体阻断药。④合并糖尿病时,宜用血管紧张素转化酶抑制剂、钙通道阻滞药,不用噻嗪类利尿剂及β受体阻断药。⑤合并高脂血症时,宜用α_1受体阻断药、钙通道阻滞药,避免应用噻嗪类利尿剂及β受体阻断药。

(3)剂量个体化　每位患者对药物的敏感性及耐受程度不同,不同患者或同一患者在不同病程时期所需剂量不同,如普萘洛尔的治疗量可相差数倍,所以应根据"最好疗效,最少不良反应"的原则选择最佳剂量,并根据患者的临床反应和耐受情况调整剂量。

3. 平稳降压及终生治疗　多数高血压患者需长期服药以控制症状,保持血压平稳可减少靶器官的损伤,显著降低并发症的发生率,药物也应能防止或逆转高血压及其并发症的病理生理过程,以延缓病程发展,最终延长患者生命。平稳降压应注意:①任何药物均应从最低剂量开始治疗,以免引起血压过低,随后依据血压情况逐渐增加剂量;②尽量选用缓释剂、控释剂或长效药物;③不可突然停药,以免出现"反跳现象",引起血压骤升。

第二节　充血性心力衰竭的临床用药

充血性心力衰竭(congestive heart failure,CHF)又称为慢性心功能不全,是由多种原因引起的慢性综合征。充血性心力衰竭时心脏收缩和舒张功能出现障碍,心输出量相对或绝对不足,久而导致动脉系统供血不足、静脉系统血液淤积,进一步加重了充血性心力衰竭,形成恶性循环。

影响心功能的因素有很多,神经内分泌方面的因素主要有交感神经系统亢进和肾素-血管紧张素-醛固酮系统(renin-angiotensin-aldosterone system,RAAS)被激活两个方面。充血性心力衰竭时可产生如下变化。①心收缩功能减弱及心输出量不足,反射性地引起交感神经活性增高,血中去甲肾上腺素浓度升高,从而使心肌收缩力增高、心率加快,血管收缩以维持血压,起到一定的代偿作用。但也增加了心肌耗氧量,使后负荷加重,心脏做功增加,反而使病情恶化。②心输出量不足造成肾血流量减少,使肾素分泌增加,血中血管紧张素Ⅱ水平升高,血管紧张素Ⅱ强烈收缩血管、促进醛固酮分

笔记栏

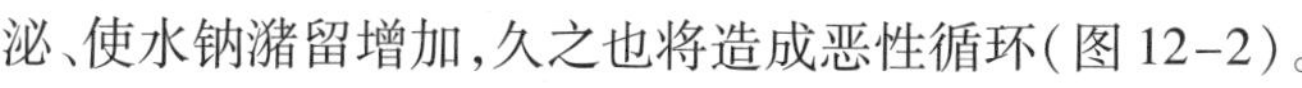

泌、使水钠潴留增加，久之也将造成恶性循环（图12-2）。

充血性心力衰竭的治疗原则为采取综合治疗措施，减轻心脏负荷，患者应加强休息、减少体力活动，做好心理调节，减轻精神压力，饮食中应限制食盐的摄入。在此基础上，合理选择药物，临床治疗充血性心力衰竭的药物主要有以下类型。

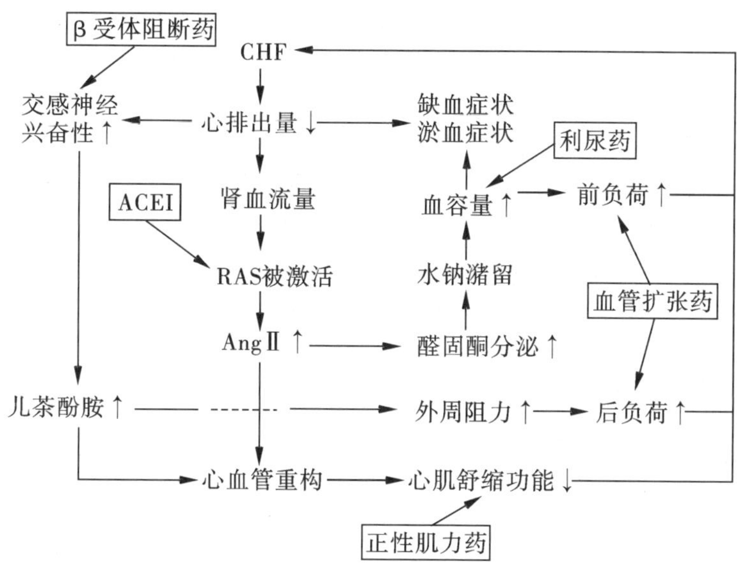

图12-2　充血性心力衰竭的病理生理学变化及药物的作用环节

ACEI：血管紧张素转换化抑制剂，CHF：充血性心力衰竭，RAS：肾素-血管紧张素，AngⅡ：血管紧张素Ⅱ

一、肾素-血管紧张素-醛固酮系统抑制药

1. 血管紧张素转化酶抑制剂　常用药物有卡托普利、依那普利、雷米普利、赖诺普利、培哚普利等。作用机制为抑制血管紧张素转化酶，使血管紧张素Ⅱ的生成减少、缓激肽的水解减少，从而缓解血管紧张、降低外周阻力，并能逆转左心室肥厚及血管重构。血管紧张素转化酶抑制剂能缓解或消除充血性心力衰竭患者的临床症状，改善血流动力学变化及左心室功能，提高运动耐力，更为突出的是血管紧张素转化酶抑制剂能降低病死率，现已是临床上治疗充血性心力衰竭的重要药物，常与利尿药、地高辛合用。

2. 血管紧张素Ⅱ受体拮抗药　氯沙坦、缬沙坦、厄贝沙坦等药物可直接阻断血管紧张素Ⅱ受体，拮抗血管紧张素Ⅱ的缩血管作用和促进心血管生长作用，短期内表现为血管舒张，外周阻力下降，长期应用可预防和逆转心血管重构，治疗充血性心力衰竭的疗效与血管紧张素转化酶抑制剂相似。

3. 醛固酮受体拮抗药　血浆中醛固酮的浓度在充血性心力衰竭时明显升高，醛固酮保钠排钾维持渗透压，促进心血管重构，阻止心肌细胞对去甲肾上腺素的摄取，使去甲肾上腺素游离浓度增高，增加室性心律失常和猝死的可能性。因此，醛固酮受体拮抗药螺内酯（安体舒通）与血管紧张素转化酶抑制剂合用可同时降低血管紧张素Ⅱ和醛固酮水平，改善心脏功能，减少室性心律失常的发生，降低病死率。

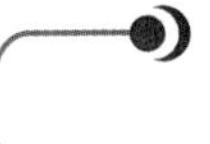
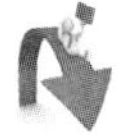

二、利尿药

利尿药短期应用可促进水、钠的排出，减少血容量和回心血量，降低心脏前、后负荷，消除水肿；长期应用可减少血管壁细胞中 Na^+ 含量，使 Na^+-Ca^{2+} 交换减少，Ca^{2+} 减少，从而使血管扩张，外周阻力降低，因此是治疗充血性心力衰竭的重要药物。

轻度充血性心力衰竭可单用噻嗪类；中度充血性心力衰竭可加用保钾利尿药；严重充血性心力衰竭或急性肺水肿，宜静脉注射呋塞米。

应用利尿药治疗心力衰竭时必须注意：①宜用小剂量，大剂量可明显减少有效循环血量，进而降低心输出量，减少肾血流量，还可因血容量减少而使交感神经反射性兴奋，反而加重充血性心力衰竭。②大量应用可引起水、电解质紊乱，不能过分限制患者的食盐摄入量；低钾血症是充血性心力衰竭诱发心律失常的常见因素之一，应指导患者多食含钾食物，必要时补钾或合用保钾利尿药。

三、β 受体阻断药

过去认为 β 受体阻断药可减弱心肌收缩力，禁用于充血性心力衰竭。目前认为 β 受体阻断药可改善某些充血性心力衰竭的症状，提高患者的生活质量，减少不良反应的发生，降低病死率。其机制：①阻断 β_1 受体，减慢心率，降低心肌耗氧量；②使肾素分泌减少，减弱肾素-血管紧张素-醛固酮系统的作用，心脏功能得到改善；③拮抗去甲肾上腺素的作用，减少心肌细胞的损伤及凋亡。

现主张选用具有选择性阻断 β_1 受体的药物，如美托洛尔（倍他乐克）或 α、β 受体阻断药卡维地洛、拉贝洛尔及比索洛尔，与血管紧张素转化酶抑制剂合用可增强疗效。本类药物适用于缺血性心肌病、高血压性心脏病及扩张型心肌病所致的充血性心力衰竭。

应用本类药时宜注意：①改善心功能不全作用起效较慢，平均奏效时间为 3 个月；②宜从小剂量开始，剂量递增要缓慢；③必须在应用利尿药、血管紧张素转化酶抑制剂和地高辛的基础上加用 β 受体阻断药；④严重心动过缓、重度房室传导阻滞、严重左心功能不全、低血压及支气管哮喘患者应慎用或禁用。

四、强心苷类正性肌力药

常用强心苷类药物有洋地黄毒苷（digitoxin）、地高辛（digoxin）、毛花苷 C（cedilanid，西地兰）、毒毛花苷 K（strophanthin K），它们的作用机质基本相同，但药动学差异较显著。①洋地黄毒苷口服吸收率较高，肝代谢较多，作用持续时间长。②地高辛口服吸收率略差，生物利用度个体差异显著，原型经肾排泄较多。③毛花苷 C 和毒毛花苷 K 的体内过程特点相似，口服吸收较少且不规则，宜静脉给药，两药几乎不经肝代谢，而以原型经肾排出（表 12-2）。

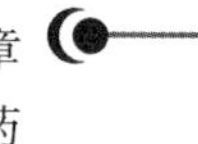

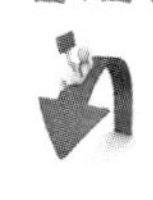

表 12-2 强心苷类药物的体内过程特点

药物	口服吸收率（%）	蛋白结合率（%）	肝肠循环（%）	生物转化（%）	原型经肾排泄（%）	$t_{1/2}$
洋地黄毒苷	90～100	97	26	70	10	5～7 d
地高辛	62～85	25	7	20	60～90	36 h
毛花苷 C	20～30	<20	少	少	90～100	23 h
毒毛花苷 K	2～5	5	少	0	100	19 h

【药理作用】

1. 正性肌力作用　强心苷的正性肌力作用是其治疗充血性心力衰竭的重要药理学基础。强心苷对心脏具有高度的选择性，能增强正常和衰竭心脏的收缩力，对衰竭心脏更有效。其正性肌力作用的特点：①使心脏收缩敏捷有力；②降低衰竭心脏的耗氧量；③增加衰竭心脏的心输出量。

2. 负性频率作用　治疗量的强心苷对正常心率影响小，而对心率较快及伴有心房颤动的充血性心力衰竭患者可明显减慢心率。强心苷减慢心率的作用是由其直接兴奋迷走神经和反射性降低交感神经活性两方面产生的，这一作用对充血性心力衰竭患者是有利的，它使心脏得到较好休息，获得较多的冠状动脉血液供应，同时使静脉回心血量更充分，以便排出更多血液。

3. 对电生理特性及心电图的影响　强心苷对心肌电生理的影响比较复杂，主要有 5 个方面：降低窦房结的自律性；提高浦肯野纤维的自律性；减慢房室结传导速率；缩短心房的有效不应期；缩短浦肯野纤维的有效不应期（表 12-3）。

表 12-3 强心苷对心肌的电生理作用

电生理特性	窦房结	心房	房室结	浦肯野纤维
自律性	↓	-	-	↑
传导性	-	-	↓	-
有效不应期	-	↓	-	↓

注：-为无变化

治疗量强心苷最早引起 T 波变化，其幅度减小，波形压低甚至倒置，ST 段降低呈鱼钩状；随后还由于减慢房室传导，可见 P-R 间期延长；浦肯野纤维和心室肌有效不应期和动作电位时程缩短，可出现 Q-T 间期缩短、窦性频率减慢，表现为 P-P 间期延长。中毒量强心苷可引起各种心律失常，心电图也会出现相应变化。

4. 其他作用

（1）利尿作用　强心苷使心输出量增加，增加肾血流量，降低血浆中肾素的活性，还可减少肾小管对 Na^+ 的再吸收，充血性心力衰竭患者用后尿量明显增加。

（2）催吐　中毒量可兴奋延髓催吐化学感受区而引起呕吐。

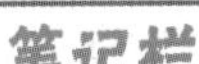

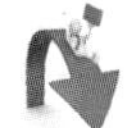

【作用机制及中毒机制】

治疗量强心苷适度抑制心肌细胞膜上的 Na^+-K^+-ATP 酶(20%～40%),使 Na^+-K^+交换减少,进而 Na^+-Ca^{2+}交换增加,细胞内 Ca^{2+}量增加,使收缩力加强。

中毒量强心苷严重抑制 Na^+-K^+-ATP 酶,使细胞内 Na^+、Ca^{2+}大量增加,K^+量明显减少,导致心肌细胞自律性增高、传导减慢,引起心律失常。

【临床应用及评价】

强心苷主要用于治疗充血性心力衰竭和某些快速型心律失常。

1. 治疗充血性心力衰竭　不同原因引起的充血性心力衰竭疗效有明显差异:①对心室率快或伴有心房颤动的充血性心力衰竭疗效最好;②对瓣膜病、风湿性心脏病、高血压心脏病、先天性心脏病、冠心病等引起的充血性心力衰竭疗效较好;③对继发于严重贫血、甲状腺功能亢进、维生素 B_1 缺乏症等能量代谢障碍的充血性心力衰竭疗效较差;④对肺源性心脏病、严重心肌损伤或活动性心肌炎如风湿活动期的充血性心力衰竭疗效不但较差,还易发生强心苷中毒;⑤对严重二尖瓣狭窄、缩窄性心包炎等机械因素引起的充血性心力衰竭疗效更差甚至无效。

2. 纠正某些快速型心律失常　强心苷抑制房室间的传导,使较多冲动不能穿透房室结下传至心室,进而降低过快的心室率,是治疗心房颤动和心房扑动的首选药物。用药后多数情况下并不能终止心房颤动,但循环障碍得以纠正,某些患者有可能恢复窦性节律。静脉注射毛花苷 C 可终止阵发性室上性心动过速。

【不良反应及防治】

强心苷的安全范围小,一般治疗量相当于中毒量的60%,易引起毒性反应。

1. 中毒的临床表现　主要有以下 3 个方面。

(1)心脏毒性　最严重。各种快速型和缓慢型心律失常均可发生。室性期前收缩出现较早,最常见,房室传导阻滞也较常见,还可发生窦性心动过缓、窦性停搏。室性心动过速最严重,一旦出现应立即停药并进行抢救。

(2)胃肠道反应　胃肠道反应是最常见的早期中毒症状,可见厌食、恶心、呕吐、腹泻等。强心苷用量不足心力衰竭未受到控制时也有胃肠道症状,应注意与之鉴别。

(3)神经系统反应及视觉障碍　有眩晕、头痛、疲倦、失眠、谵妄等。还有视物模糊及黄视、绿视等色视障碍,通常是强心苷中毒的先兆,可作为停药的指征。严重中毒时还引起中枢神经兴奋症状,如行为异常、精神失常、谵妄甚至惊厥。

2. 中毒反应的防治

(1)中毒的预防　应警惕诱发因素如低血钾、高血钙、低血镁、心肌缺氧、老年人肾功能低下等。其中预防低血钾最重要,补钾以口服为主,常用剂量为氯化钾 1 g/次,3～4 次/d。对严重快速性心律失常患者,一般采用氯化钾 1 g 溶于 300 mL 5% 葡萄糖溶液中静脉滴注(浓度不能超过 3%)。

(2)中毒的诊断　必须密切观察用药前后患者的反应,警惕中毒先兆的出现,如一定次数的室性期前收缩、窦性心动过缓(低于 60 次/min)、色视障碍等,同时注意心电图的变化与血浆电解质水平。要注意鉴别患者出现的症状和体征是过量中毒引起的,还是用量不足病情未能有效控制造成的。测定强心苷的血药浓度对确诊有重要意义。

(3)中毒的解救　一旦中毒首先应停药,包括停用强心苷和排钾利尿药。补充钾

笔记栏

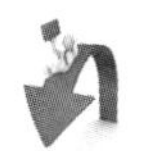

盐是治疗强心苷中毒的重要措施，苯妥英钠能与强心苷竞争性结合 Na^+-K^+-ATP 酶，还有抗心律失常作用，是治疗强心苷中毒所致快速型心律失常的首选药，也可选用利多卡因。中毒时的心动过缓或房室传导阻滞宜用阿托品解救。

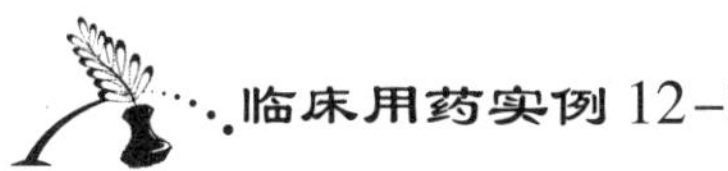

临床用药实例 12-2

患者，男性，63 岁。患风湿性心脏病伴慢性心功能不全十余年，经常出现下肢水肿，并伴有胸闷、气急等症状，近日因食用海产品出现皮疹、瘙痒等过敏症状，医生为其开具了下列处方。

(1)地高辛片　0.25 mg×21 片。

用法:0.25 mg/次,3 次/d,口服。

(2)氢氯噻嗪片　25 mg×21 片。

用法:25 mg/次,3 次/d,口服。

(3)泼尼松片　5 mg×18 片。

用法:10 mg/次,3 次/d,口服。

(4)氯苯那敏片　4 mg×9 片。

用法:4 mg/次,3 次/d,口服。

问题:该处方是否合理？为什么？

【给药方法】

强心苷的给药方法有两种。

1. 每日维持量法　对病情不急或 2 周内用过强心苷的患者，每日给予小剂量维持，经 4～5 个 $t_{1/2}$后(约 1 周)能达到稳态血药浓度，与传统方法疗效相当，且可明显降低中毒发生率。

2. 全效量后再用维持量　这是强心苷传统的给药方法，分为两步：先用全效量，即先在短期内给予能充分发挥疗效而又不致中毒的最大耐受量剂量，即“洋地黄化”量，而后逐日给予维持量。此法显效快，但易中毒，现已少用。

【注意事项】

1. 剂量应做到个体化，同一患者在不同病情下，用量也应增减，体内失钾或肾功能减退时应减少用量。感染时心脏做功增加，宜酌情加大用量。

2. 强心苷应用期间，特别是与排钾利尿药合用时，或患者有严重呕吐、腹泻时，极易引起低钾血症而致心律失常，尤应监测血钾水平，并及时补钾或合用保钾利尿药。与此同时，应教会患者识别低钾血症的早期表现，如肌无力、嗜睡、感觉异常、食欲缺乏等，一旦发生，应及时就医。钾盐也有一定毒性，补钾不可过量，特别是对肾功能不良的患者，可引起高钾血症。房室传导阻滞者应禁用氯化钾。

4. 低镁血症和高钙血症也是引起心脏毒性的高危因素，除应监测血钙、血镁水平外，强心苷应用期间及停药 2 周内禁止静脉注射钙盐。

5. 奎尼丁、维拉帕米可增强强心苷的毒性，应尽量避免联合应用。抗酸药、降血脂

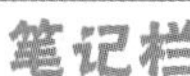
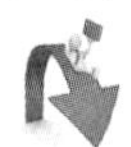

药考来烯胺及抗肿瘤药环磷酰胺可减少地高辛的吸收，合用时需调节剂量。

6. 强心苷禁用于房室传导阻滞、室性心动过速、肥厚型梗阻性心肌病。

五、血管扩张药

强心苷及利尿药治疗无效的重度和难治性心功能不全，若合用血管扩张药，往往能取得较好疗效。血管扩张药治疗充血性心力衰竭的机制：扩张静脉，减少回心血量，降低心脏的前负荷，缓解肺循环淤血；扩张小动脉，降低外周阻力，增加心输出量、组织供血量及肾血流量。

常用于治疗充血性心力衰竭的血管扩张药：硝酸酯类（如硝酸甘油）、钙通道阻滞药（如硝苯地平、氨氯地平等）、哌唑嗪、硝普钠、肼屈嗪等。应用时宜注意调整剂量，血压维持在（90～100）/（50～60）mmHg 为宜，避免血压过度下降，否则可引起冠状动脉灌注压下降，使心肌供血减少，加重充血性心力衰竭。钙通道阻滞药维拉帕米对心脏抑制作用显著，不能用于治疗充血性心力衰竭。

六、非强心苷类正性肌力药

1. β_1受体受体激动药　多巴酚丁胺（dobutamine）、异布帕明（ibopamine）、多培沙明（dopexamine）等药物选择性激动心脏 β_1受体，能加强心肌收缩力，降低外周血管阻力，使心输出量增加。主要用于强心苷疗效不好的严重左心力衰竭、急性心肌梗死后及施行心脏手术的充血性心力衰竭，短期用药疗效显著。但血压过低者不宜应用此类药物。此类药物仅供注射用药，不能与碳酸氢钠等碱性药物混合使用。在使用期间要持续观察心率、血压、心电图，根据病情调节剂量。

2. 磷酸二酯酶抑制药　氨力农（amrinone）、米力农（milrinone）、依诺昔酮（enoximone）、匹罗昔酮（piroximone）、匹莫苯（pimobendan）、维司力农（vesnarinone）等药物能产生正性肌力作用和血管舒张作用，可用于治疗难治性充血性心力衰竭。短期应用不良反应较少，但久用后疗效并不优于地高辛，反易引起心律失常，且病死率较高。此类药物也仅供短期静脉给药。

第三节　心律失常的临床用药

心律失常是由于心肌细胞电生理活动异常引起心脏搏动的起源或冲动传导障碍，产生节律和频率的异常，可导致心脏泵血功能障碍，甚至危及生命。心律失常可按其发作时心率的快慢分为缓慢型心律失常和快速型心律失常两大类。

一、缓慢型心律失常的药物治疗

阿托品

【药理作用】

较大剂量阿托品（atropine）可竞争拮抗心脏窦房结 M 胆碱受体，解除迷走神经对

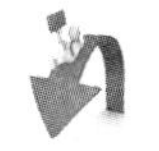

心脏的抑制作用，引起心率加快、传导加快，还可缩短房室结的有效不应期，增加心房颤动及心房扑动时的心室率。

【临床应用及评价】

阿托品用于治疗迷走神经过度兴奋所致的心动过缓、房室传导阻滞等缓慢型心律失常，可恢复心率以维持正常的心脏功能，从而改善患者的临床症状。

【注意事项】

心肌梗死时必须慎用阿托品，由于其加快心率作用，加重了心肌缺血缺氧，可能会激发心室颤动；老年人、孕妇及哺乳期妇女慎用，青光眼及前列腺肥大者禁用。

异丙肾上腺素

异丙肾上腺素（isoprenaline，喘息定）对心脏具有典型的 β_1 受体激动作用，对正位起搏点有显著的兴奋作用，但对异位节律点的兴奋作用弱，较少引起心室颤动等心律失常。其对房室传导阻滞具有强大的加速传导作用，舌下或静脉滴注给药可使房室阻滞明显改善。应注意过量可导致心动过速，甚至心室颤动。心绞痛、心肌梗死、甲状腺功能亢进患者禁用。

二、快速型心律失常的药物治疗

（一）抗快速型心律失常药的分类

抗快速型心律失常药主要作用于心肌电生理过程（图 12-3），根据药物对心肌电生理的作用，可将抗心律失常药分为四类，其中Ⅰ类药又分为 I_A、I_B、I_C 三类（表 12-4）。

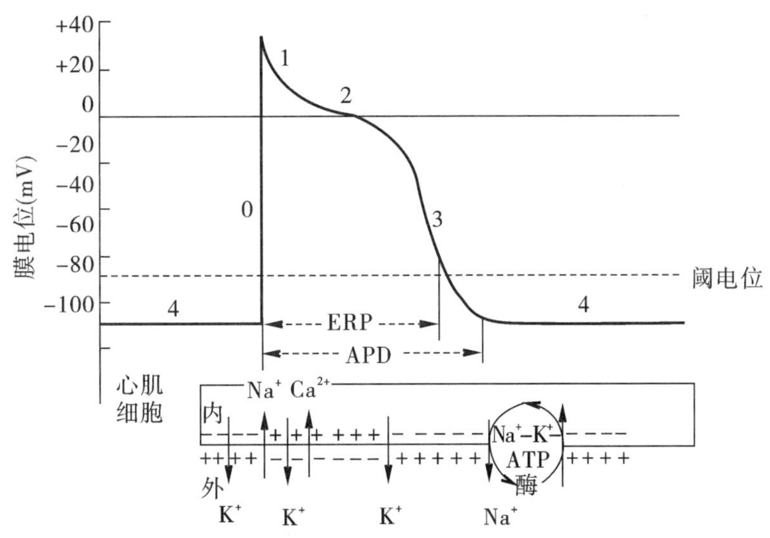

图 12-3　心肌细胞的跨膜电位

APD：动作电位时程，ERP：有效不应期；0 相：除极期，Na^+迅速内流；1 相：快速复极初期，K^+短暂外流；2 相：缓慢复极期，主要为 Ca^{2+}内流；3 相：快速复极末期，K^+外流；4 相：静息期，非自律细胞膜电位维持在静息水平，自律细胞则为自发性舒张期除极，快反应细胞 4 相除极 Na^+内流大于 K^+外流，慢反应自律细胞 4 相除极 Ca^{2+}内流大于 K^+外流

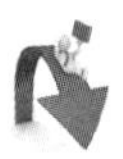

笔记栏

表 12-4 常用抗快速型心律失常药的分类及主要适应证

分类	作用机制	常用药物	主要适应证
Ⅰ类	阻滞钠通道		
$Ⅰ_A$类	适度阻滞 Na^+ 内流	奎尼丁、普鲁卡因胺	心房颤动及心房扑动的转律
$Ⅰ_B$类	轻度阻滞 Na^+ 内流	利多卡因、苯妥英钠、美西律、妥卡尼	室性心律失常
$Ⅰ_C$类	明显阻滞 Na^+ 内流	氟卡尼、普罗帕酮	广谱抗心律失常
Ⅱ类	阻断 β 受体	普萘洛尔、美托洛尔、阿替洛尔、醋丁洛尔	窦性心动过速
Ⅲ类	阻滞钾通道，延长动作电位时程	胺碘酮	广谱抗心律失常
Ⅳ类	阻滞钙通道	维拉帕米、地尔硫䓬	室上性心动过速

（二）常用抗快速型心律失常药

- Ⅰ类药——钠通道阻滞药

奎尼丁

奎尼丁（quinidine）为 $Ⅰ_A$类药物，适度阻滞 Na^+ 内流，是广谱抗心律失常药，主要用于纠正心房颤动及心房扑动，首先联用强心苷类药物和 β 受体阻断药，以减慢过快的心室频率，随后应用奎尼丁，每次给药前应测血压与心电图，约 80% 患者能转为窦性心律。不能转律者采用电转律术可取得较好疗效，转律后必须用奎尼丁维持窦性心律，预防心房颤动复发。本品安全范围小，应用受限。除胃肠道反应外，心脏抑制作用明显，还可出现金鸡纳反应、奎尼丁晕厥等特有的不良反应。过敏反应也较常见。

普鲁卡因胺

普鲁卡因胺（procainamide）属于广谱抗心律失常药，与奎尼丁相比，其特点：①降低自律性、减慢传导速度的作用较弱；②长期口服不良反应多，可引起红斑狼疮样综合征。本品现已少用，主要供静脉注射抢救室性期前收缩、阵发性室性心动过速的危急病例。

利多卡因

【临床药动学】

利多卡因（lidocaine）口服吸收良好，但首关消除明显，必须静脉滴注给药。作用时间短，注射 1 次约维持 20 min。本品大多数在肝中代谢，仅 10% 以原型经肾排泄。

【药理作用】

利多卡因为 $Ⅰ_B$类药物，作用于浦肯野纤维，抑制 0 相 Na^+ 内流，显著减慢传导，抑

笔记栏
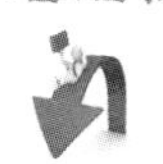

制4相Na^+内流，使除极速率下降，促进3相K^+外流，加快复极，缩短浦肯野纤维及心室肌的动作电位时程、有效不应期，且缩短动作电位时程更为显著，相对延长有效不应期。

【临床应用及评价】

本品为窄谱抗心律失常药，能有效防治急性心肌梗死、心胸手术、强心苷类药物等所致的室性期前收缩、室性心动过速及心室颤动，是治疗室性心律失常的首选药，特别适用于危急病例，但对室上性心律失常无效。

【不良反应及防治】

利多卡因不良反应较少。静脉注射后可出现嗜睡、眩晕等中枢神经系统症状，大剂量时可引起语言障碍、惊厥，甚至呼吸抑制，偶尔见窦性心动过缓、房室传导阻滞、血压下降等心脏毒性。过敏患者禁用。本品与维拉帕米、西咪替丁合用时必须降低静脉滴注速度。

苯妥英钠

苯妥英钠（phenytoin sodium，大仑丁）具有抗癫痫及抗外周神经痛作用，抗心律失常作用与利多卡因相似，可抑制Na^+内流，降低浦肯野纤维自律性，可促进K^+外流，加快传导速度。苯妥英钠还能与强心苷竞争结合Na^+-K^+-ATP酶，对强心苷中毒引起的室性心律失常效果好，为首选药。对其他原因（如心肌梗死、心脏手术、心导管术、电转律术、麻醉等）所引发的室性心律失常也有效。

$Ⅰ_B$类药物还有美西律（mexiletine，慢心律）、妥卡尼（tocainide，室安卡因）等，具有口服有效、作用持久等特点。二者主要用于治疗各种室性心律失常。美西律的不良反应多见，妥卡尼较少见。

氟卡尼

氟卡尼（flecainide）为$Ⅰ_C$类药物。吸收迅速完全，$t_{1/2}$约为20 h，主要影响希-浦系统，显著阻滞钠通道，能明显降低0相上升最大速率而减慢传导速度，延长其有效不应期、动作电位时程；也抑制4相Na^+内流，降低心房肌和心室肌的自律性，尚有一定的局部麻醉作用。本品主要用于治疗快速型室性心动过速。但有提高病死率的报告，充血性心力衰竭患者应慎用，心肌梗死患者禁用。

普罗帕酮

普罗帕酮（propafenone）药理作用与氟卡尼相似，也有局部麻醉作用，还有一定的β受体阻断作用及钙通道阻滞作用。本品用于治疗室性、室上性期前收缩及心动过速，有胃肠道症状、头痛、头晕、口腔金属气味、低血压、房室传导阻滞等不良反应，还可引起药热、粒细胞减少及红斑狼疮样综合征。应避免与奎尼丁、普萘洛尔、胺碘酮、维拉帕米等药物合用，以免加重不良反应。心力衰竭、休克、窦房结病变及Ⅱ度以上房室传导阻滞者禁用。

笔记栏

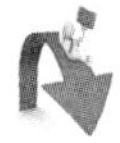

● Ⅱ类药——β肾上腺素受体阻断药

普萘洛尔(propranolol)

普萘洛尔(propranolol)阻断心脏β_1受体而产生抗心律失常作用,主要对室上性心律失常效果好,对情绪激动、甲状腺功能亢进等交感神经兴奋引起的心动过速疗效好,为首选药。本品常与强心苷合用,可抑制房室结传导,控制心室频率。其对缺血性心脏病患者的室性心律失常亦有良好效果。

选择性β_1受体阻断药如美托洛尔(metoprolol)、阿替洛尔(atenolol)、醋丁洛尔(acebutolol)等,治疗室上性心律失常也有良好疗效。

临床用药实例 12-3

患者,女性,42岁。因支气管哮喘急性发作,护士遵医嘱将氨茶碱0.5 g溶于50%葡萄糖注射液40 mL中进行静脉注射,于10 min内注射完。患者用药后即感到心悸、胸闷、头晕,心率达108次/min,医生为其加用普萘洛尔,10 mg/次,3次/d,口服。

问题:该患者出现心动过速的原因是什么?加用普萘洛尔的目的是什么?是否合理?如果你遇到同样的问题,会建议患者用什么药?

● Ⅲ类药——延长动作电位时程的药物

胺碘酮

【临床药动学】

胺碘酮(amiodarone)口服吸收缓慢且不完全,因血浆蛋白结合率达95%,作用持续时间长,$t_{1/2}$约40 d,全部清除需4个月。本品广泛分布于组织中,尤以脂肪组织及血流量较高的器官为多。其几乎全部在肝中代谢,主要经胆汁由肠道排泄。

【药理作用】

胺碘酮阻滞钾通道、钠通道、钙通道,还有一定的α、β受体阻断作用,明显抑制复极过程,显著延长动作电位时程和有效不应期。

【临床应用及评价】

胺碘酮为广谱抗心律失常药,治疗各种室上性和室性心律失常。对危及生命的室性心动过速及心室颤动,可静脉给药。小剂量的胺碘酮即可纠正心房颤动,有效维持窦性节律,不良反应较低,患者顺应性好。

【不良反应及防治】

胺碘酮的不良反应与剂量及疗程有关,长期大剂量应用可出现如下反应:①胃肠道反应;②甲状腺功能亢进或低下;③损害肝功能;④角膜色素沉着,一般并不影响视

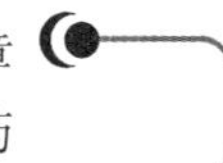

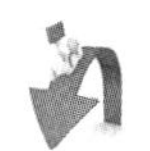

力，停药后可自行恢复；⑤光敏性皮炎；⑥间质性肺炎，可能引起肺纤维化。

静脉注射胺碘酮可引起低血压、心律失常或加重心功能不全，与其他类型抗快速型心律失常药合用可产生协同作用，引起窦性心动过缓，甚至停搏。

- Ⅳ类药——钙通道阻滞药

钙通道阻滞药能阻断 Ca^{2+} 内流，降低窦房结起搏细胞的自律性，减慢窦房结和房室结的传导速度，延长复极时间及慢反应动作电位的有效不应期。钙通道阻滞药治疗室上性心动过速有良好效果。3 种常用的钙通道阻滞药减慢心率的作用程度有差异：硝苯地平减慢心率作用较差，甚至反射性兴奋交感神经，加快心率，因此不用于治疗心律失常；维拉帕米和地尔硫䓬减慢心率作用较明显，常用于治疗心律失常。

维拉帕米

【临床药动学】

维拉帕米（verapamil，异搏定）口服吸收迅速而完全，首关消除明显，生物利用度为 10%~20%，口服后 2 h 起效，维持时间约为 6 h，约 70% 经肾排泄。

【临床应用及评价】

维拉帕米的负性频率、负性传导和负性肌力作用是所有钙通道阻滞药中最显著的，因此是预防和治疗阵发性室上性心动过速的首选药。

【不良反应及防治】

胃肠道症状最常见，还可引起眩晕、头痛、精神抑郁、嗜睡、皮疹等。静脉注射维拉帕米可导致血压下降、心动过缓、癫痫发作。房室传导阻滞是最严重的不良反应，还可引起心肌收缩力下降，故禁用于严重心力衰竭、重度低血压（收缩压<90 mmHg）、病窦综合征（安装心脏起搏器者除外）、Ⅱ ~ Ⅲ度房室传导阻滞。本品可通过胎盘并可分泌入乳汁，孕妇及哺乳期妇女禁用。肝肾功能损害者慎用。

【注意事项】

1. 因维拉帕米可以抑制乙醇的消除，故服药期间应避免饮酒。

2. 静脉给药必须进行持续心电监测和血压监测，静脉注射时必须缓慢，每次时间不少于 2 min。

【相互作用】

1. 维拉帕米与其他抗高血压药合用时，应调整剂量以免血压过低。

2. 维拉帕米静脉给药时不宜与 β 受体阻断药同时应用，必须相隔数小时，否则对心肌收缩和传导功能均会造成抑制。

3. 洋地黄中毒时不宜静脉注射维拉帕米，否则可导致严重房室传导阻滞；维拉帕米能降低地高辛肾清除率，两者合用时要减低剂量。

4. 维拉帕米与胺碘酮合用，可能增加心脏毒性。

5. 维拉帕米与血浆蛋白结合率高的药物合用，可发生竞争置换现象，游离型血药浓度增高，必须严密监护。

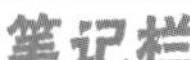
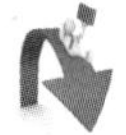

地尔硫䓬

地尔硫䓬(diltiazem,硫氮䓬酮)对心脏电生理作用和维拉帕米相似,也用于治疗阵发性室上性心动过速,控制心房颤动时的心室频率合用地高辛效果最好。

不良反应较少,注射给药可引起房室传导阻滞及低血压。因本品有一定的β受体阻断作用,一般不宜合用。Ⅱ度以上房室传导阻滞者、病窦综合征者、孕妇禁用。明显心功能减退者、哺乳期妇女慎用。老年患者肝肾功能降低,清除 $t_{1/2}$ 延长,使用地尔硫䓬时剂量应酌减。

(三)抗快速型心律失常药的合理应用

抗快速型心律失常药种类较多,安全范围较窄,临床选用时应考虑心律失常的类别,患者病情的轻重,心、肝、肾的功能状态及药物的特点。

1. 窦性心动过速　应针对病因进行治疗,可选用β受体阻断药,也可选用维拉帕米。

2. 心房颤动或心房扑动　转律用奎尼丁,预防复发可加用或单用胺碘酮,控制心室率用强心苷类。

3. 阵发性室上性心动过速　先采用兴奋迷走神经的方法,首选药为维拉帕米,也可选用普萘洛尔、胺碘酮等。

4. 室性心律失常　包括室性期前收缩、阵发性室性心动过速、心室颤动,首选利多卡因,也可用胺碘酮等。

5. 强心苷中毒引起的室上性及室性心律失常　首选苯妥英钠,室性心律失常也可用利多卡因。

用药期间应注意:抗心律失常药也能导致心律失常,应尽量少用;先单独用药,用药剂量要小,不轻易联合用药;单用药物效果不佳时再联用不同类型的药物,同时必须密切监测患者的心电图、血压及肝肾功能。

第四节　心绞痛的临床用药

心绞痛是缺血性心脏病的常见症状,是由冠状动脉供血绝对或相对不足引起的急性暂时性心肌缺血、缺氧症候群。临床特点为阵发性胸骨后或左心前区疼痛,并可放射至左上肢,休息或含硝酸甘油于几分钟内缓解。心绞痛持续发作得不到及时缓解则可能导致急性心肌梗死。心绞痛可分为三类:①稳定型心绞痛,因冠状动脉狭窄,血流不能满足心肌的需要,在体力劳动或情绪激动等心肌需氧量增加时诱发;②变异型心绞痛,多发生于静息状态而无明显的心肌需氧量增加,心绞痛发作主要是冠状动脉较大的分支痉挛所致,同稳定型心绞痛相比,其疼痛持续时间较长,程度较重,且不易为硝酸甘油所缓解;③不稳定型心绞痛,较为常见,兼有稳定型和变异型心绞痛的临床表现。

心绞痛发作是心肌需氧和供氧之间矛盾尖锐化及冠状动脉血栓形成引起的。影响心肌供氧的因素有冠状动脉血流量及心肌动静脉血氧差;影响心肌耗氧量的因素有心室壁张力、心率和心肌收缩力。主要的抗心绞痛药有硝酸酯类、β受体阻断药、钙通道阻滞药等,通过不同的作用环节增加心肌的供氧、减少耗氧。

一、常用抗心绞痛药

(一)硝酸酯类

硝酸甘油

【临床药动学】

硝酸甘油(nitroglycerin)首关消除率高,生物利用度仅8%,不宜口服给药。舌下含服可迅速吸收,1~2 min即可出现作用,3~10 min作用达峰值,$t_{1/2}$约为3 min,维持20~30 min。其经肝代谢后自肾排出。

【药理作用】

硝酸甘油的基本作用是显著松弛血管平滑肌。①扩张冠状动脉,增加缺血心肌血液灌注量,增加缺血心肌供氧量。②舒张外周静脉,减少回心血量,降低前负荷及心室壁张力,使心肌耗氧量减少;扩张动脉,降低了后负荷,也可降低心室壁张力,进一步减少心肌耗氧量。③舒张心外膜血管及侧支血管,重新分配冠状动脉血流量,增加心内膜下缺血区的血流量。④促进保护心肌物质的释放,减轻缺血心肌的损伤,缩小心肌梗死范围,减少心律失常的发生。⑤抑制血小板聚集和黏附,对抗血栓形成,有利于冠心病的治疗。

【临床应用及评价】

1. 防治心绞痛　本品舌下含服能迅速中止心绞痛的发作,为各型心绞痛发作的首选药。优点为经济、方便、速效及疗效确切。局部外用油膏剂或贴膜剂可预防发作,经皮肤和经颊吸收的缓释制剂也可达到治疗效果。

2. 防治心肌梗死　小剂量静脉注射硝酸甘油,能减少急性心肌梗死时的耗氧量,减轻缺血心肌的损伤,缩小心肌梗死范围,减少心律失常的发生,还有抗血小板聚集和黏附作用,使坏死的心肌得以修复或使梗死面积缩小。

3. 防治充血性心力衰竭　硝酸甘油可增加心肌能量供应,降低心脏的前后负荷,用于充血性心力衰竭的联合治疗。

【不良反应及防治】

1. 血管舒张反应　可出现颜面潮红、搏动性头痛、眼内压及颅内压升高、直立性低血压等不良反应,合用β受体阻断药可纠正之。剂量过大可使血压过度下降,冠状动脉灌注压过低,并可反射性加快心率、加强心肌收缩力,反而使耗氧量增加而诱发心绞痛发作或心肌梗死。青光眼及颅内高压患者禁用。

2. 耐受性　多于连续用药2~3周后出现,停药1~2周后可消失。防止耐受性发生的措施:①采用最小剂量;②间歇给药,无论采用何种给药途径,每天不用药的间歇期必须在8 h以上;③补充含巯基的药物及食物(硝酸甘油产生耐受性与巯基消耗过多有关),如合用卡托普利,补充乳制品、芝麻、葵花子等含巯基丰富的食物。

【用法及注意事项】

1. 本品遇光、遇热极易分解失效,故应置于棕色玻璃瓶内,旋紧瓶盖,避光保存。有效的药物溶化快,略有甜味且有刺麻感,否则已失效,应及时更换。

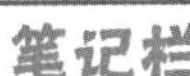
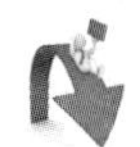

2. 发作时舌下含化片剂 0.3～0.6 mg/次，不可将药物吞服，应采取坐位含药，症状若无缓解，5 min 内可再含 1 片，最多可连续使用 3 次，15 min 仍不缓解，提示有心肌梗死的可能，应及时就医。

3. 喷雾给药时应喷于口腔黏膜上，不可将药物吸入；缓释剂应整粒吞服，不能嚼碎；贴膜剂应贴于胸腹、大腿前部及前臂等无毛发处。

【相互作用】

硝酸甘油与抗高血压药合用均有协同作用；与阿司匹林合用时，其代谢减少、作用增强。

硝酸异山梨酯

硝酸异山梨酯（isosorbide dinitrate，消心痛）可舌下含服，也可口服。与硝酸甘油相比，作用较弱、起效较慢、疗效维持时间较久。但用药剂量的个体差异较大，头痛及低血压等不良反应较多。本品主要用于心绞痛的预防及充血性心力衰竭的治疗。

单硝酸异山梨酯

单硝酸异山梨酯（isosorbide mononitrate）作用及不良反应与硝酸异山梨酯相似，作用持续时间较长，适用于心绞痛的预防及长期治疗。

（二）β 受体阻断药

本类药物的抗心绞痛作用机制：①阻断心脏的 β_1 受体，使心肌收缩力减弱、心率减慢，降低心肌耗氧量，当心绞痛发作时此作用更显著；②增加缺血心肌供血，因减慢心率延长了冠状动脉的灌注时间，降低了心肌耗氧量，使非缺血区的血管阻力增高，促使血液流向缺血区；③改善心肌代谢，能保护线粒体的结构和功能，维持缺血区 ATP 及其他能量的供应；④促进血红蛋白中氧的释放，增加全身组织包括心肌的供氧。

普萘洛尔

普萘洛尔（propranolol）用于治疗稳定型和不稳定型心绞痛，尤其适用于合并高血压或心律失常者。对心肌梗死也有效，能缩小梗死范围，提高患者的存活率。因冠状动脉上的 β_2 受体被阻断后，α 受体占优势，易导致冠状动脉收缩，减少心肌的供氧，故普萘洛尔不宜单独用于变异型心绞痛。

（三）钙通道阻滞药

【药理作用】

钙通道阻滞药由于阻滞心肌及血管平滑肌内 Ca^{2+} 的内流，使心肌细胞内 Ca^{2+} 减少，收缩力减弱，耗氧量降低；因舒张冠状血管，增加缺血心肌冠状动脉血流量，增加侧支循环血流量，改善心肌供氧量；同时也舒张外周血管，降低外周阻力，降低后负荷；还具保护缺血心肌的作用。钙通道阻滞药还能减少血管内皮细胞的损伤，保持其完整性，减少动脉粥样硬化斑块的形成。

【临床应用及评价】

钙通道阻滞药对变异型心绞痛及不稳定型心绞痛均有良好疗效。硝苯地平治疗

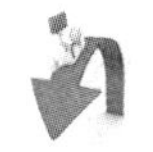

变异型心绞痛效果良好，是首选药，维拉帕米、地尔硫䓬与硝苯地平疗效基本相当。硝苯地平扩张血管，降低后负荷较明显，易引起反射性心率加快，可诱发心绞痛，与β受体阻断药合用可抵消之。

【注意事项】

应注意监测血压。与β受体阻断药合用时，应避免出现心功能不全及心动过缓。心绞痛伴心功能不全、心动过缓及房室传导阻滞患者禁用维拉帕米。

二、抗心绞痛药的合理应用

1. 治疗原则　心绞痛患者应随身携带硝酸甘油等药物，以备急用。用药的同时应消除动脉粥样硬化的诱因，如治疗高血压及高脂血症、戒烟等。

2. 根据发病类型选择药物

（1）稳定型心绞痛　3类药物均可选用，不同患者对每类药物的敏感性不同，应根据患者对药物的反应性选用最适合的药物。慢性心绞痛患者宜选用长效制剂，但为防止出现耐受性，应有用药间歇期。单用一种药物疗效不佳时可联合应用两种甚至3种抗心绞痛药。

（2）变异型心绞痛　可选择钙通道阻滞药和硝酸酯类或两者合用，不可单用β受体阻断药。

（3）不稳定型心绞痛　若静息时反复发作，可能是由于冠状动脉原有病变处出现复发性血栓栓塞，多选用阿司匹林和肝素，以抗血栓治疗为主，同时联用硝酸酯类和β受体阻断药，顽固发作的患者需要加用钙通道阻滞药。

3. 药物联合应用的疗效及注意事项

（1）硝酸酯类与β受体阻断药　普萘洛尔合用硝酸甘油可相互取长补短，增加疗效，降低不良反应。普萘洛尔可取消硝酸甘油引起的反射性心率加快；硝酸甘油可缩小普萘洛尔引起的心室容积扩大及冠状动脉收缩，同时，两药均可降低耗氧量（表12-5），适用于稳定性心绞痛。但两药都有降压作用，合用时必须调整剂量。

表12-5　3类抗心绞痛药对心血管系统的作用

药物	室壁张力	心室容量	心室压力	心率	收缩力	总血管阻力	侧支血流	心内膜下供血	血压
硝酸酯类	↓	↓	↓	↑	↑	↓	↑	↑	↓
β受体阻断药	±	↑	↑	↓	↓	↑	↑	↑	↓
钙通道阻滞药	↓	±	↓	±	±	↓	↑	↑	↓

（2）钙通道阻滞药与β受体阻断药　对于变异型心绞痛，若硝酸酯类与β受体阻断药无效，硝苯地平与β受体阻断药合用可使疗效增加，β受体阻断药可纠正硝苯地平引起的心率加快，但β受体阻断药不可单用，也不宜与维拉帕米合用，以免过度抑制心脏的收缩力及传导功能。

笔记栏

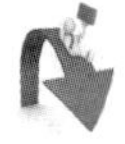

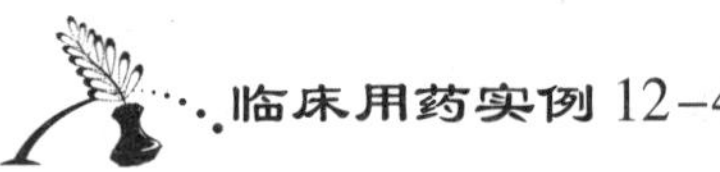

临床用药实例 12-4

患者,男性,54 岁,某公司经理。6 个月来,劳累后及情绪激动后反复发作胸骨后压榨性疼痛,并向左肩放射,休息后有所缓解。体格检查:心率 75 次/min,体态肥胖,体重 90 kg。心电图 ST 段压低,提示心肌缺血;心脏彩色多普勒显示冠状动脉粥样硬化斑块。无支气管哮喘病史,有 30 年吸烟史。医生诊断为冠心病心绞痛,建议患者控制饮食,减少脂肪摄入量,尤其是动物脂肪,多吃蔬菜、水果;戒烟限酒,适当运动,并为其开具了下列处方。

(1)硝酸甘油片　0.5 mg×30 片。

用法:0.5 mg/次,必要时,舌下含化。

(2)普萘洛尔片　10 mg×7 片。

用法:10 mg/次,3 次/d,口服。

问题:该处方是否合理?为什么?

(3)钙通道阻滞药与硝酸酯类　硝酸酯类主要降低前负荷,钙通道阻滞药主要降低后负荷,这两类药物合用可明显降低心绞痛患者的心肌耗氧量,增加疗效,但也可引起血压过低,应减少剂量,也可选用钙通道阻滞药缓释剂型或新型钙通道阻滞药。

(4)硝酸酯类、钙通道阻滞药与 β 受体阻断药　一般不主张 3 类药物合用,但当劳力型心绞痛合用 2 种不同类别的药物仍不能控制时,可联用这 3 类药物。但仍应注意不能选维拉帕米或地尔硫䓬与 β 受体阻断药合用。

第五节　动脉粥样硬化的临床用药

动脉粥样硬化是缺血性心脑血管疾病的病理基础,防治动脉粥样硬化是防治心脑血管病的重要措施之一。很多因素能促进动脉粥样硬化的发生和发展,如脂质代谢紊乱、肥胖、高血压、糖尿病、氧自由基增加、血小板功能亢进等。因此,在防治动脉粥样硬化时应做全面考虑。血脂代谢紊乱患者首先要调节饮食,食用低热量、低脂肪、低胆固醇食品;加强体育锻炼,克服吸烟等不良习惯。如血脂仍不正常,再用药物治疗。目前临床应用的抗动脉粥样硬化药包括调血脂药、抗氧化剂、多烯脂肪酸类、黏多糖、多糖类等。

血脂包括胆固醇、三酰甘油、磷脂和游离脂肪酸。胆固醇又分为胆固醇酯和游离胆固醇,总称为总胆固醇。血脂以胆固醇酯和三酰甘油为核心,外包胆固醇和磷脂,构成球形颗粒,再与不同类型的载脂蛋白相结合,形成脂蛋白,溶于血浆并进行转运与代谢。脂蛋白可分为乳糜微粒、极低密度脂蛋白、中间密度脂蛋白、低密度脂蛋白和高密度脂蛋白等。其中极低密度脂蛋白、中间密度脂蛋白和低密度脂蛋白促进动脉粥样硬化的形成,高密度脂蛋白则有防止动脉粥样硬化形成的作用。

笔记栏

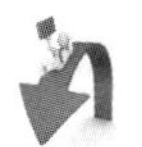

各种脂蛋白在血浆中浓度基本恒定，相互间维持动态平衡，如果比例失调，则为脂代谢异常，某些血脂或脂蛋白高出正常范围则为高脂蛋白血症，又称为高脂血症。一般将高脂蛋白血症分为6型（表12-6）。

表12-6　高脂蛋白血症的分型

分型	发生率	脂蛋白变化	血脂变化	诱发动脉粥样硬化的概率	适用药物
Ⅰ	极低	CM↑	TC↑、TG↑↑↑	无	
Ⅱa	较高	LDL↑	TC↑↑	极高	他汀类、苯扎贝特
Ⅱb	较高	VLDL、LDL↑	TC、TG↑↑	高度	他汀类、非诺贝特、阿昔莫司
Ⅲ	低	IDL ↑	TC、TG↑↑	中度	他汀类、贝特类
Ⅳ	高	VLDL↑	TG↑↑	中度	贝特类、阿昔莫司
Ⅴ	较低	CM、VLDL↑	TC↑、TG↑↑↑	无	贝特类、阿昔莫司

注：↑代表轻度升高，↑↑代表中度升高，↑↑↑代表明显升高；CM：胆固醇酯，TC：总胆固醇，TG：三酰甘油，LDL：低密度脂蛋白，VLDL：极低密度酯蛋白，IDL：中间密度脂蛋白

一、主要降低总胆固醇和低密度脂蛋白的药物

胆固醇与动脉粥样硬化的关系密切，总胆固醇和低密度脂蛋白胆固醇是导致动脉粥样硬化病变的主要脂质，总胆固醇和低密度脂蛋白胆固醇降低，能相应减少冠心病及脑血管病的发病率及死亡率。

（一）他汀类

3-羟基-3-甲基戊二酸单酰辅酶A还原酶是肝细胞合成胆固醇过程中的限速酶，抑制3-羟基-3-甲基戊二酸单酰辅酶A还原酶则能减少内源性胆固醇的生成。3-羟基-3-甲基戊二酸单酰辅酶A还原酶抑制剂又称为他汀类，有洛伐他汀（lovastatin）、普伐他汀（pravastatin）、辛伐他汀（simvastatin）、氟伐他汀（fluvastatin）、阿托伐他汀（atorvastatin）等。

【临床药动学】

洛伐他汀口服吸收较差，辛伐他汀和氟伐他汀口服吸收好。除洛伐他汀外，其他药物受食物影响小。洛伐他汀和辛伐他汀必须在肝内转化成活性物质才可发挥作用。用药后0.6～4.0 h血药浓度达峰值。除普伐他汀外，其他药物的原型和代谢活性物质与血浆蛋白结合率高。大部分药物分布于肝，随胆汁排出，肾排泄率低。

【药理作用】

他汀类药物能抑制3-羟基-3-甲基戊二酸单酰辅酶A还原酶活性，使肝内胆固醇合成减少，进而使极低密度脂蛋白合成明显减少，高密度脂蛋白上升。他汀类药物还可改善血管内皮功能，抑制血管平滑肌细胞的增殖，缩小动脉硬化斑块，抑制血小板聚集，这些作用均有助于防治动脉粥样硬化。

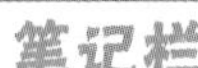

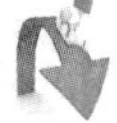

【临床应用及评价】

他汀类药物适用于以高胆固醇血症为主的高脂血症，是治疗Ⅱ型及Ⅲ型高脂血症、糖尿病性及肾性高脂血症的首选药物。降低低密度脂蛋白胆固醇作用以洛伐他汀最强，普伐他汀最弱。如与胆汁酸结合树脂合用，疗效更好。

【不良反应及防治】

他汀类药物不良反应少而轻。大剂量应用有轻度胃肠症状、头痛或皮疹。少数患者有血清丙氨酸氨基转氨酶、碱性磷酸酶、肌酸激酶水平升高，用药期间必须定期检查肝功能。如患者出现肌肉触痛、僵硬、无力，应警惕肌病（横纹肌溶解）的发生。孕妇及活动性肝炎患者禁用。

临床用药实例 12-5

患者，男性，32 岁，计算机编程师。平时很少锻炼，体型偏胖。例行体检时发现总胆固醇 6.9 mmol/L（正常参考值：2.9 ~ 6.0 mmol/L），三酰甘油 2.1 mmol/L（正常参考值：<1.7 mmol/L，高三酰甘油血症确诊值：>5.65 mmol/L），心电图显示有心肌缺血表现。医生为其开具了下列处方。

（1）洛伐他汀　20 mg×30 片。

用法：40 mg/次，1 次/d，晚餐时口服。

（2）考来烯胺　2 g×42 袋。

用法：4 ~ 5 g/次，3 次/d，口服。

（3）硝酸异山梨酯片　5 mg×30 片。

用法：5 mg/次，3 次/d，舌下含服。

问题：该处方是否合理？为什么？

（二）胆汁酸结合树脂

考来烯胺（cholestyramine，消胆胺）、考来替泊（colestipol，降胆宁）均为碱性阴离子交换树脂，不溶于水，不易被消化酶破坏。

【药理作用】

胆汁酸结合树脂能明显降低血浆总胆固醇和低密度脂蛋白胆固醇水平，轻度增高高密度脂蛋白胆固醇水平。其作用机制：①在肠道与胆汁酸形成络合物随粪排出，因胆汁酸是肠道吸收胆固醇的必需物质，故影响胆固醇吸收；②促进肝中胆固醇转化为胆汁酸，使肝中胆固醇水平下降。

【临床应用及评价】

胆汁酸结合树脂适用于胆固醇升高的Ⅱ型高脂血症。4 ~ 7 d 生效，2 周内血浆低密度脂蛋白胆固醇、总胆固醇水平明显降低。本类药物可使 3-羟基-3-甲基戊二酸单酰辅酶 A 还原酶活性增加，故需与他汀类合用。

笔记栏

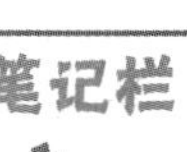

【不良反应及防治】

常致恶心、腹胀、便秘等。长期应用可引起脂溶性维生素缺乏。因妨碍噻嗪类、香豆素类、洋地黄类药物吸收，这些药物应在本类药物用前1 h或用后4 h服用。考来烯胺制剂为氯化物，可引起高氯性酸血症。

二、主要降低三酰甘油及极低密度脂蛋白的药物

血浆中三酰甘油和极低密度脂蛋白的水平升高基本一致。三酰甘油水平升高可能是冠心病及心肌梗死的危险因素。因此，降低三酰甘油及极低密度脂蛋白水平对防治动脉粥样硬化具有重要意义。

（一）贝特类

贝特类又称为苯氧酸类，应用最早的是氯贝丁酯（clofibrate，安妥明），但因其肝胆系统并发症多而严重，现已很少应用。吉非贝齐（gemfibrozil，诺衡）、苯扎贝特（bezafibrate，必降脂）、非诺贝特（fenofibrate，立平脂）、环丙贝特（ciprofibrate）等药物作用强，毒性低。

【临床药动学】

贝特类药物口服吸收迅速而完全，数小时即达血药浓度峰值。部分药物有肝肠循环，主要以原型或代谢产物形式从肾排出。

【药理作用】

贝特类药物能明显降低患者血清中三酰甘油、极低密度脂蛋白及中间密度脂蛋白水平，升高高密度脂蛋白水平。作用机制：增强脂蛋白脂肪酶的活性，促进三酰甘油和极低密度脂蛋白的代谢；极低密度脂蛋白中的三酰甘油与高密度脂蛋白中的胆固醇酯有相互交换作用，极低密度脂蛋白减少，使交换减弱，胆固醇酯留于高密度脂蛋白中，使高密度脂蛋白水平升高。贝特类药物还有抗血小板聚集等作用。

【临床应用及评价】

本类药物以降低三酰甘油、极低密度脂蛋白及中间密度脂蛋白水平为主，所以临床应用于$Ⅱ_b$、Ⅲ、Ⅳ型高脂血症。对高密度脂蛋白胆固醇水平下降的轻度高胆固醇血症也有较好疗效。

【不良反应及防治】

贝特类药物不良反应较轻，常见轻度腹痛、腹泻、恶心等胃肠道反应。偶尔有皮疹、脱发、视物模糊，并可见血常规及肝肾功能异常等。肝肾功能异常者、孕妇及哺乳期妇女禁用。

（二）烟酸类

烟酸

【临床药动学】

烟酸（nicotinic acid，维生素 PP）口服后吸收迅速，30～60 min 血药浓度达峰值。血浆蛋白结合率低，血浆 $t_{1/2}$ 为 20～45 min。大部分经肝代谢，由肾排出。

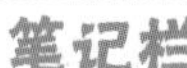

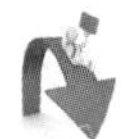

【药理作用】

本品为B族维生素之一,大剂量烟酸能使极低密度脂蛋白、三酰甘油、低密度脂蛋白胆固醇水平下降,并能升高血浆高密度脂蛋白胆固醇水平,还有抑制血小板聚集和扩张血管作用。降脂作用机制可能是减少脂肪组织中游离脂肪酸的释放,使肝合成三酰甘油的原料不足,进而使极低密度脂蛋白的合成及释放减少,并使低密度脂蛋白来源减少。

【临床应用及评价】

烟酸为广谱调血脂药,对多种高脂血症有效,也可用于心肌梗死,与考来烯胺及他汀类药物合用时作用更显著。

【不良反应及防治】

有皮肤潮红、瘙痒等不良反应,服药前30 min服用阿司匹林可以减轻;胃肠刺激症状如恶心、呕吐、腹泻较常见,餐时或餐后服可减轻症状,溃疡患者禁用;大剂量可引起血糖升高,糖尿病患者禁用;长期应用可引起皮肤干燥、色素沉着;偶尔有尿酸增加、肝功能异常。

阿昔莫司

阿昔莫司(acipimox,乐脂平)药理作用与烟酸相似,作用较强而持久。口服吸收迅速,2 h血药浓度达峰值,血浆$t_{1/2}$为2 h。可明显降低血浆中的三酰甘油,且升高高密度脂蛋白水平,与胆汁酸结合树脂合用可加强其降低低密度脂蛋白胆固醇的作用。本品用于治疗Ⅱ、Ⅲ、Ⅳ型高脂血症及伴有高脂血症的糖尿病。不良反应较少、较轻。

三、抗氧化剂

氧自由基可使血管内皮损伤,在动脉粥样硬化形成及发展中起重要作用。抗氧化剂对动脉粥样硬化形成可产生抑制作用。

普罗布考

【临床药动学】

普罗布考(probucol,丙丁酚)口服吸收差,若饭后服用,食物中的脂肪可增加其吸收。用药后24 h血药浓度达峰值,1~3 d出现最大效应。$t_{1/2}$长达23~47 d。本品大部分经粪排出。

【药理作用】

1. 抗氧化作用　普罗布考因具有高脂溶性,可与脂蛋白结合,抑制细胞对低密度脂蛋白的氧化修饰作用,从而抑制动脉粥样硬化形成,并使病变消退。还能使患者皮肤及肌腱的黄色瘤明显缩小。
2. 调血脂作用　能降低血清总胆固醇和低密度脂蛋白胆固醇水平。

【临床应用及评价】

降脂作用较弱,而抗氧化作用较强,对动脉粥样硬化具有良好的防治效应。对低密度脂蛋白升高的高胆固醇血症(Ⅱa型)效果好,对血清三酰甘油和极低密度脂蛋白

笔记栏

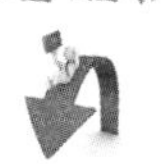

无影响，与他汀类及胆汁酸结合树脂合用可增强其调血脂作用。本品还可缓解心绞痛，降低冠心病的发病率。

【不良反应及防治】

可见腹泻、腹胀、腹痛、恶心等消化道症状。偶尔有嗜酸性粒细胞增多、感觉异常、血管神经性水肿。个别患者心电图 Q-T 间期延长，心肌损伤患者禁用。普罗布考可降低高密度脂蛋白水平，用药期间必须注意观察高密度脂蛋白的变化。

维生素 E

维生素 E（vitamine E，生育酚）具有很强的抗氧化作用，可清除氧自由基，去除脂质过氧化物，并减少自由基的生成；能防止氧化型低密度脂蛋白的形成及其引起的一系列动脉粥样硬化过程；还有抑制血小板聚集和预防血栓栓塞的作用。本品主要用于治疗冠心病、脂代谢紊乱及抗衰老等。

四、多烯脂肪酸类药

多烯脂肪酸是指有两个或两个以上不饱和键的脂肪酸，也称多不饱和脂肪酸（polyunsaturated fatty acid，PUFA），分为 n-6PUFA、n-3PUFA 两大类。

n-6PUFA 主要存在于玉米油、葵花油、红花油、亚麻子油等植物油中，降脂作用较弱，临床应用疗效可疑。本类药物有月见草油、亚油酸丸、复方心脑康胶丸（由红花油、维生素 E 等组成的复方制剂）等。

n-3PUFA 主要存在于海洋生物藻、鱼及贝壳类中，长期服用可使血清三酰甘油、极低密度脂蛋白明显下降，总胆固醇和低密度脂蛋白也下降，高密度脂蛋白有所升高，并能抑制血小板聚集，预防动脉粥样硬化斑块形成，并使斑块消退。多烯康胶丸为含 n-3PUFA 的鱼油制剂。

五、黏多糖和多糖类药

肝素（heparin）是黏多糖的典型代表，具有降低总胆固醇、低密度脂蛋白、三酰甘油、极低密度脂蛋白水平，升高高密度脂蛋白水平，保护动脉内皮细胞，抗血栓形成等多方面的抗动脉粥样硬化作用，但口服无效，抗凝血作用过强。

低分子量肝素制剂有依诺肝素（enoxaparin，克塞）、替地肝素（tedelparin）等，分子量低，生物利用度高，具有抗凝血作用弱、抗血栓形成作用强的特点。本品主要用于治疗冠心病、急性心肌梗死等。

冠心舒（脑心舒）是猪小肠黏膜提取物，藻酸双酯钠（polysaccharide sulfate，PSS）为海洋酸性糖酯类物质，属于天然类肝素制剂，具有调血脂、抗血小板聚集、保护血管内皮及防止动脉粥样硬化斑块形成的作用。本品临床用于防治缺血性心脑血管病。

第六节　休克的临床用药

休克是人体受到各种有害刺激的强烈侵袭时引起的有效循环血量锐减、组织血液

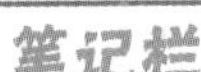

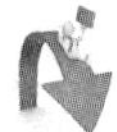

灌注不足所引起的代谢障碍和细胞受损的病理过程，为一种急性循环功能不全综合征，是临床各种严重疾病中常见的并发症。休克临床表现为头晕、乏力、神志淡漠或烦躁不安、皮肤苍白、四肢湿冷、脉搏细数或测不到、血压下降、尿量减少等。如果不及时采取有效的急救措施，患者生命器官的功能将发生严重损害而造成死亡。

休克可分为心源性休克、低血容量性休克、感染中毒性休克、过敏性休克、神经源性休克、创伤性休克等多种类型。治疗时应根据不同病因和休克的不同阶段，采取相应的综合治疗措施：在病因治疗的基础上保证有效通气量，补充血容量，纠正酸碱失衡，以心血管活性药物为主保证重要脏器的血液供应，纠正代谢紊乱，同时辅以激素类药物、氧自由基清除剂、抗血小板药、细胞能量合剂等其他抗休克药。

一、心血管活性药

（一）扩血管药

抗高血压药中血管紧张素转化酶抑制剂、钙通道阻滞药、硝酸酯类等药物通过不同的作用环节减轻心脏负荷，为综合治疗心源性休克的重要药物，在此不再赘述。

硝普钠

【临床药动学】

硝普钠（sodium nitroprusside）口服不吸收，必须静脉给药。静脉滴注后立即起效，2 min 后可使血压降至最低水平，停药后 5 min 内又回升至原水平。本品被肝代谢后，经肾排出。

【药理作用】

硝普钠直接松弛小动脉和静脉平滑肌，降低心脏的前后负荷，增加心输出量和组织血流灌注量，改善微循环。因其不增加心肌收缩力和心率，因此使心肌耗氧量降低。

【临床应用及评价】

本品为强而短效的扩血管药，主要治疗急性心肌梗死所致的心源性休克、严重充血性心力衰竭及高血压危象。用药后患者左心室功能改善，每搏输出量增加，心脏指数增加，肺淤血改善，呼吸困难减轻，肾血流量增加，尿量增加，病死率降低。

【不良反应及防治】

短期适量应用无明显不良反应。遇光易分解，药液宜新鲜配制，滴注时应避光。给药时应密切观察，根据血压随时调整滴速，避免用量过大，用药时间不超过 72 h。肝功能不全者慎用。肾功能不全者也不宜应用，必要时测量血中硫氰酸盐浓度，一旦出现氰化物中毒症状，应用高铁血红蛋白形成剂及供硫剂进行抢救。

多巴胺

【临床药动学】

多巴胺（dopamine）口服易被破坏。静脉滴注后在体内分布广泛，不通过血脑屏障。静脉注射 5 min 内起效，作用持续 5～10 min。

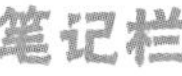

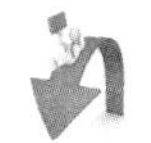

【药理作用】

小剂量[0.5～2.0 μg/(kg·min)]作用于肾、肠系膜血管的 D_1受体，使肾血流量增加，尿量增加。中剂量[2～10 μg/(kg·min)]直接兴奋 D_1、β_1受体，同时促进去甲肾上腺素的释放，产生正性肌力作用，心输出量增加的同时心肌耗氧量轻度增加，皮肤、黏膜血管收缩，肾、肠系膜和冠状动脉扩张，从而使休克时血液分配合理。大剂量[10 μg/(kg·min)]应用时，由于α受体兴奋占优势，外周血管及肾、肠系膜动脉均收缩，致使血压升高、肾血流下降、尿量减少。

【临床应用及评价】

多巴胺作用快而短，常用于治疗感染性、心源性、创伤性休克，特别是伴有肾功能不全、心输出量降低、周围血管阻力升高，而血容量已补足的患者更为适宜。作用较理想，是临床最常用的抗休克药物之一。本品最大的优点是增加肾血流量，能使休克患者的动脉压、心输出量、重要脏器血管的血流灌注量及尿量均增加。

【不良反应及防治】

不良反应少而轻，很少引起心律失常。偶有恶心、呕吐，剂量过大或滴速过快，可出现呼吸困难、心律失常、心绞痛、头痛，减慢滴速或停药后症状可消失。忌与碱性溶液配伍。心肌梗死、动脉硬化、高血压及血管阻塞性疾病者慎用，快速型心律失常未纠正前及嗜铬细胞瘤患者禁用。在使用本品的过程中，必须进行血压、心输出量、心电图及尿量监测。

【相互作用】

多巴胺不宜与氯丙嗪等多巴胺受体阻断药合用。与三环类抗抑郁药合用时，应减少多巴胺的用量。

莨菪碱类

常用于抗休克的莨菪碱类药物有山莨菪碱(anisodamine)、东莨菪碱(scopolamine)及阿托品(atropine)。

【临床药动学】

阿托品易自胃肠道吸收，口服后1 h血药浓度达峰值，3～4 h作用消失，肌内注射后15～20 min血药浓度达峰值，广泛分布于全身组织，可透过血脑屏障及胎盘屏障。山莨菪碱口服约有1/3由胃肠道吸收，不易透过血脑屏障。东莨菪碱口服易吸收，$t_{1/2}$为2.9 h，可透过血脑屏障和胎盘屏障。

【药理作用】

本类药用于治疗感染性休克，具有以下多方面的药理作用。

1. 改善心血管功能　大剂量应用时扩张血管，解除休克时的血管痉挛，降低心脏前、后负荷，使心输出量、冠状动脉流量增加，耗氧量下降，增加组织血流灌注量，改善微循环。故对感染性休克效果较好，尤其是休克的早期应用更为有效。

2. 防止弥散性血管内凝血和血栓形成　降低全血黏度，使聚集的血细胞解聚，增强纤溶酶活力，抑制血栓素 A_2的生成，阻止血栓形成。

3. 改善通气状态　兴奋呼吸中枢，解除支气管痉挛。

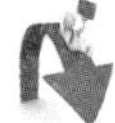

【临床应用及评价】

山莨菪碱的解痉作用选择性较高、不良反应较少，为本类药中的首选，临床常用于抢救出血性休克、感染性休克，使用方便，易于掌握，静脉注射后消除快。东莨菪碱既能兴奋呼吸中枢，又明显抑制大脑皮质，产生镇静作用，特别适用于小儿感染性休克合并脑水肿、惊厥及呼吸衰竭，也可用于治疗心源性休克，能解除迷走神经过度兴奋所致的心脏抑制、支气管收缩及恶心、呕吐等，但必须注意用药后有加重心肌缺血的危险。阿托品在大剂量应用时可因兴奋中枢、升高体温，产生心率加快、尿潴留等不良反应，目前已少用。

【不良反应及防治】

常见的不良反应有口干、瞳孔散大、视力模糊、心率加快、腹胀、尿潴留、眩晕、头痛等。阿托品用于休克时所需剂量较大，可出现幻觉、躁狂或惊厥等症状，可用镇静药或抗惊厥药对抗。用药前必须补足血容量，纠正酸中毒。休克伴有心动过速或高热者慎用。前列腺肥大、幽门梗阻、脑出血急性期、青光眼患者禁用。

【相互作用】

东莨菪碱可加强中枢神经系统抑制药作用。三环类抗抑郁药、抗组胺药、哌替啶能增强阿托品的作用。大剂量维生素 C、拟胆碱药、胆碱酯酶抑制剂均能对抗阿托品的作用。

酚妥拉明

【临床药动学】

酚妥拉明（phentolamine，立其丁）口服吸收较少，常用作肌内注射、静脉注射。肌内注射血药浓度达峰时间为 30～60 min，静脉注射后 2～5 min 起效，作用较短，可持续 1.5 h。

【药理作用】

酚妥拉明为短效 α 受体阻断药，对心血管的影响表现为血管舒张和心脏兴奋。能明显扩张周围小动脉，增加血流灌注，改善微循环，减轻肺水肿。同时也能增强心肌收缩力，加快心率和心输出量。另外，本品还具有拟胆碱作用和组胺样作用，可使胃肠平滑肌兴奋和胃酸分泌增多。

【临床应用及评价】

因酚妥拉明作用时间短，便于调节剂量，为抗休克的常用药物。本品不仅用于低排高阻型感染性、神经性、心源性休克，还可用于外周血管痉挛性疾病、嗜铬细胞瘤的诊断等。常与去甲肾上腺素联合使用，对抗后者的 α 型作用，使血管不致强烈收缩，而保留其 β 型作用，可有效地改善组织供血、供氧而纠正休克。

【不良反应及防治】

常见不良反应有直立性低血压、心动过速、心律失常、心绞痛及心肌梗死。也可见腹泻、腹痛、恶心呕吐等消化道症状，可诱发溃疡病。心绞痛、心肌梗死及消化性溃疡患者慎用。低血压、严重动脉硬化、肾功能不全者禁用。用药过程中应注意补足血容量，监测血压、心输出量和心率的变化，使收缩压不低于 80 mmHg。

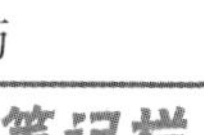

酚苄明

酚苄明(phenoxybenzamine)为长效 α 受体阻断剂，药理作用、临床应用与酚妥拉明相似，扩血管作用更明显，降低血压的不良反应显著。

（二）缩血管药

肾上腺素

【临床药动学】

肾上腺素(adrenaline，epinephrine，AD)口服被迅速破坏，不能起效。皮下注射因收缩局部血管，吸收较慢，6～15 min 后起效，持续 1～2 h。肌内注射吸收快而完全，持续 80 min 左右。可透过胎盘，不易透过血脑屏障。

【药理作用】

肾上腺素兼有 α、β 受体的兴奋作用。兴奋 β_1受体可使心脏兴奋、心肌收缩力增强、心率加快、心输出量增多，血压升高；兴奋 α_1受体，使皮肤、黏膜及内脏血管收缩，血压升高，减少血管神经性水肿和消除支气管黏膜水肿，减少渗出，改善呼吸。兴奋 β_2受体使支气管平滑肌舒张，冠状动脉、骨骼肌血管扩张。肾上腺素还能稳定细胞膜，阻止致敏活性物质的释放。

【临床应用及评价】

肾上腺素是治疗过敏性休克的首选药，主要用于心脏骤停和过敏性休克的抢救，可迅速缓解低血压、呼吸困难等症状。但其兴奋心脏和收缩血管，可增加心脏后负荷，增加耗氧量，进一步加重休克患者的代谢紊乱，故本品只用于过敏性休克。

【不良反应及防治】

一般为心悸、搏动性头痛、烦躁焦虑，停药后消失。剂量过大时可引起血压骤升，诱发脑出血、肺水肿，可用 α 受体阻断剂等扩血管药对抗。当心力衰竭或休克时，心肌处于缺氧状态，若静脉注射速度过快，可出现心律失常，甚至心室颤动。本品禁用于器质性心脏病、冠心病、甲状腺功能亢进、高血压病、脑动脉硬化。

【相互作用】

肾上腺素禁止与碱性药物配伍。其与强心苷类药物或全麻药合用时，可导致心律失常，甚至心室颤动；与硝酸酯类药合用时，可导致低血压，抗心绞痛作用下降；与三环类抗抑郁药合用时，可导致心律失常、高血压、心动过速；与氯丙嗪等 α 受体阻断剂合用时，可翻转肾上腺素的升压作用，引起血压下降。

临床用药实例 12-6

患者，42 岁，胸痛待查入院，有青霉素过敏史。某日下午因值班护士疏忽，误给该患者肌内注射 80 万 U 青霉素，患者 2 min 后诉胸闷、呼吸困难，随即不省人事，无自主呼吸，心率、血压均测不到。该护士立即皮下注射肾上腺素 1 mg，并报告医生。医护人员争分夺秒组织抢救：吸

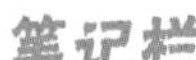
笔记栏
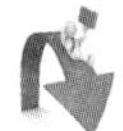

氧、心外按压、电除颤，同时心内注射肾上腺素 1 mg、阿托品 1 mg、利多卡因 100 mg，10 min 后患者苏醒，血压 60/30 mmHg，给予多巴胺溶液 20 mg 加于 5% 葡萄糖溶液 250 mL 中静脉滴注，患者血压渐升至正常。

问题：①本病例有何启示？②为什么肾上腺素是抢救过敏性休克的首选药？

去甲肾上腺素

现多主张去甲肾上腺素（noradrenaline，norepinephrine，NA）与 α 受体阻断药合用抗休克。经补充血容量、纠正酸中毒、扩血管药等治疗而血压不升者，可联合使用去甲肾上腺素与酚妥拉明，使其血管收缩作用降低，而保留 β 受体激动效应。

长期大量静脉滴注或药液外漏可出现局部组织坏死，表现为沿血管部位皮肤疼痛、苍白，补救办法有热敷、更换注射血管，可用 0.25% 普鲁卡因 10～15 mL 或酚妥拉明 5 mg 溶于 10～20 mL 0.9% 氯化钠溶液中皮下浸润注射。由于血管强烈收缩，可导致急性肾衰竭，表现为患者尿量显著降低，甚至无尿，用药期间尿量应不少于 25 mL/h。突然停药可引起血压骤降，应适当补液以扩充血容量。本品与三环类抗抑郁药合用，可引起严重高血压；与强心苷、奎尼丁合用，可诱发心律失常；与 β 受体阻断药合用，可降低疗效。

间羟胺

间羟胺（metaraminol，阿拉明）为 α 受体激动药，也可兴奋心脏 β_1 受体。作用缓慢而持久，升压作用可靠，既可静脉滴注，又可肌内注射，比去甲肾上腺素较少出现心悸、尿少等不良反应。因此，常被用作去甲肾上腺素的代用品，适用于各种休克，特别是神经源性、心源性、感染性休克的早期治疗。本品的禁忌证同肾上腺素。

（三）正性肌力药物

强心苷类能增加衰竭心脏的心肌收缩力及心输出量，减慢心率，缩小心室舒张末期容积，降低室壁张力，减少耗氧量，对伴有心房颤动、心房扑动、室上性心动过速及心力衰竭的心源性休克有较好的疗效。但缺血、缺氧的心肌对强心苷作用敏感性提高，易导致心律失常。对于有心力衰竭的患者，如心肌梗死的急性期，强心苷不能作为首选药。

非苷类正性肌力药分为 β_1 受体激动药和磷酸二酯酶抑制药，前者有多巴酚丁胺，对心源性休克患者有较好的疗效；后者有氨力农、米力农、维司力农等，也可用于治疗心源性休克。

二、激素类药

1. 糖皮质激素　大剂量糖皮质激素可通过多个环节发挥抗休克作用，对于感染性休克意义重大。抗休克时短期使用不良反应少见，较长时间使用常见库欣综合征，诱发或加重感染、溃疡病、糖尿病、高血压等不良反应。糖皮质激素用于治疗休克必须早

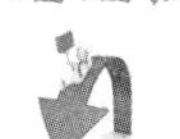

期、大量、短时应用，并配合足量、有效的抗菌药物以防止感染。

氢化可的松有两种制剂，大剂量静脉给药时，应使用注射用琥珀酸钠氢化可的松。感染性休克伴有胃肠道出血倾向的患者禁用氢化可的松。

2. 胰高血糖素　胰高血糖素是胰腺 α_2 细胞分泌的一种多肽激素，具有强心作用而又不易引起心律失常，适用于其他药物未能奏效的心源性休克，但疗效尚待肯定。

三、其他抗休克药

1. 极化液　极化液是由 1 g 氯化钾、10 U 胰岛素和 500 mL 10% 葡萄糖注射液构成，用于静脉滴注。极化液不但可以显著改善休克时的能量代谢，还能清除氧自由基，对出血性、心源性、感染性休克有保护作用，还可降低急性心肌梗死并发心源性休克的病死率。

2. 冬眠合剂　冬眠合剂由氯丙嗪、异丙嗪、哌替啶组成，可用于创伤性休克及感染性休克的辅助治疗。

3. 纳洛酮　内啡肽作用于阿片受体，可以加剧血压下降、微循环障碍和心脏抑制。纳洛酮为内啡肽拮抗剂，对各种原因的休克都有效，但主要用于感染性休克。纳洛酮对阿片受体的阻断作用缺乏选择性，阻断阿片类的镇痛作用，则对创伤性休克患者不利。

4. 抑肽酶　抑肽酶是从牛胰、肺或腮腺中提取的，能抑制纤溶酶等多种肽酶的活性，还能够减少血管活性物质如心肌抑制因子的形成。本品用于治疗各型休克，用量大，治疗早，可获得较好疗效。

5. 氧自由基清除剂　应用氧自由基清除剂对内毒素、创伤、心源性休克有一定的治疗作用。本类药物有别嘌呤醇、去铁胺、超氧化物歧化酶、维生素 C、维生素 E、半胱氨酸、辅酶 Q 等。

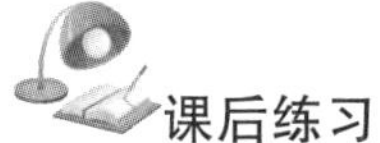

课后练习

一、单项选择题

1. 可出现首剂现象的抗高血压药是(　　)

A. 哌唑嗪　　B. 拉贝洛尔
C. 利血平　　D. 卡托普利
E. 普萘洛尔

2. 有关血管紧张素转化酶抑制剂的叙述，错误的是(　　)

A. 可减少血管紧张素转化酶Ⅱ的生成　　B. 可抑制缓激肽降解
C. 可逆转心室重构　　D. 易产生直立性低血压
E. 不引起水钠潴留

3. 氨氯地平属于下列哪类药物(　　)

A. 中枢性抗高血压药　　B. 利尿降压药
C. 血管紧张素转化酶抑制剂　　D. 钙通道阻滞药
E. β 受体阻断药

4. 利尿降压药的优点不包括(　　)

A. 口服有效　　B. 作用温和

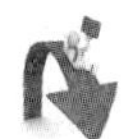

笔记栏

C. 长期用药很少产生耐受性
D. 不良反应少而轻
E. 不引起脂代谢紊乱

5. 具有利尿及钙通道阻断双重作用的降压药物是(　　)
A. 氢氯噻嗪
B. 哌唑嗪
C. 硝苯地平
D. 硝普钠
E. 吲达帕胺

6. 合并消化性溃疡的高血压患者禁用(　　)
A. 硝苯地平
B. 利血平
C. 依那普利
D. 可乐定
E. 甲基多巴

7. 用强心苷时禁忌静脉注射下列何种药物(　　)
A. 氯化钾
B. 葡萄糖溶液
C. 氯化钙
D. 生理盐水
E. 螺内酯

8. 目前应用的抗慢性心功能不全药不包括(　　)
A. 肾上腺素
B. 强心苷
C. 血管扩张药
D. 利尿药
E. 血管紧张素转化酶抑制剂

9. 强心苷对下列何种原因引起的心功能不全最有效(　　)
A. 肺源性心脏病
B. 活动性心肌炎
C. 先天性心脏病
D. 缩窄性心包炎
E. 严重贫血

10. 强心苷适用于治疗下列哪种病症(　　)
A. 室性心动过速
B. 阵发性室上性心动过速
C. 心动过缓
D. 房室传导阻滞
E. 心室颤动

11. 能防止和逆转慢性心功能不全时的心室肌重构并降低病死率的药物是(　　)
A. 血管紧张素转化酶抑制剂
B. 地高辛
C. 哌唑嗪
D. 普萘洛尔
E. 氨力农

12. 强心苷的毒性反应不包括(　　)
A. 胃肠道反应
B. 神经系统反应
C. 心脏反应
D. 粒细胞减少
E. 视觉障碍

13. 美托洛尔不用于治疗下列何种类型的心力衰竭(　　)
A. 扩张型心肌病伴心力衰竭者
B. 冠心病伴心力衰竭者
C. 高血压病伴心力衰竭者
D. 严重左心室功能不全伴心力衰竭者
E. 风湿性心脏病心力衰竭伴交感亢进者

14. 利多卡因对下述哪一种心律失常无效(　　)
A. 室上性心动过速
B. 室性期前收缩
C. 心室颤动
D. 心肌梗死所致的室性期前收缩
E. 洋地黄中毒所致的室性期前收缩

15. 治疗交感神经过度兴奋引起的窦性心动过速最宜选用(　　)
A. 奎尼丁
B. 利多卡因

C. 胺碘酮　D. 普萘洛尔
E. 苯妥英钠

16. 胺碘酮的主要作用是(　　)
A. 缩短有效不应期　B. 延长动作电位时程和有效不应期
C. 提高自律性　D. 减慢传导速度
E. 阻断 β 受体

17. 可治疗室性心律失常、中枢疼痛综合征及癫痫的药物是(　　)
A. 奎尼丁　B. 普鲁卡因胺
C. 苯妥英钠　D. 维拉帕米
E. 利多卡因

18. 易引起药热、粒细胞减少及红斑狼疮样综合征的药物是(　　)
A. 普萘洛尔　B. 维拉帕米
C. 苯妥英钠　D. 普罗帕酮
E. 普鲁卡因胺

19. 伴有高血压或窦性心动过速的心绞痛患者宜选用(　　)
A. 硝酸甘油　B. 普萘洛尔
C. 卡托普利　D. 硝苯地平
E. 苯妥英钠

20. 治疗变异型心绞痛最有效的药物是(　　)
A. 阿替洛尔　B. 硝酸甘油
C. 硝酸异山梨酯　D. 硝苯地平
E. 维拉帕米

21. 下列哪一项不是硝酸甘油的不良反应(　　)
A. 面颈潮红　B. 血压升高
C. 眼内压升高　D. 搏动性头痛
E. 反射性心率加快

22. 为避免硝酸甘油缓释剂产生耐受性,给药间隔至少多长时间?(　　)
A. 4 h　B. 6 h
C. 8 h　D. 10 h
E. 12 h

23. 下列能明显降低血清胆固醇水平的药物是(　　)
A. 考来烯胺　B. 洛伐他汀
C. 烟酸　D. 多烯康胶囊
E. 吉非贝齐

24. 少数患者服药后可能引起横纹肌溶解的药物是(　　)
A. 苯扎贝特　B. 维生素 E
C. 洛伐他汀　D. 考来烯胺
E. 依诺肝素

25. 长期应用易引起脂溶性维生素缺乏的降脂药是(　　)
A. 辛伐他汀　B. 非诺贝特
C. 烟酸　D. 考来烯胺
E. 藻酸双酯钠

26. 有明显的降低三酰甘油作用,并可轻度升高高密度脂蛋白的药物是(　　)
A. 苯氧酸类　B. 他汀类

笔记栏

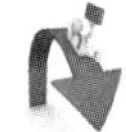

C. 胆汁酸结合树脂　　D. 烟酸
E. 抗氧化剂

27. 下列何药必须临用时配制（　　）
A. 肾上腺素　　B. 异丙肾上腺素
C. 多巴胺　　D. 山莨菪碱
E. 硝普钠

28. 一般不用于感染中毒性休克的是(　　)
A. 阿托品　　B. 山莨菪碱
C. 肾上腺素　　D. 酚妥拉明
E. 地塞米松

29. 静脉滴注去甲肾上腺素治疗早期神经性休克,用药过程中发现滴注部位皮肤苍白,皮温下降,此时,除更换注射部位、热敷外,还可以给予何种药物治疗？(　　)
A. 多巴胺　　B. 阿托品
C. 氢化可的松　　D. 酚妥拉明
E. 纳洛酮

30. 下列哪种药物常被用作去甲肾上腺素的良好代用品,适用于各种休克的早期治疗？(　　)
A. 异丙肾上腺素　　B. 间羟胺
C. 酚妥拉明　　D. 多巴胺
E. 东莨菪碱

二、简答题

1. 抗高血压药有哪些类型？试评价一线抗高血压药的临床应用及主要不良反应。
2. 目前用于抗充血性心力衰竭的药物有哪些种类？如何防治强心苷类药物的不良反应？
3. 不同类型的心律失常应如何选择药物？
4. 常用的抗动脉粥样硬化药有哪些类型？简述各类药物的临床应用。

（阮　耀）

第十三章 抗过敏反应药物的临床应用

临床任务

熟悉抗过敏反应药物的分类及其特点；掌握 H_1 受体拮抗药的临床应用及其评价；熟悉钙剂的临床应用、不良反应及防治。

目前临床上常用的抗过敏反应药物有四类：H_1 受体拮抗药、过敏介质阻释剂、糖皮质激素和钙剂。

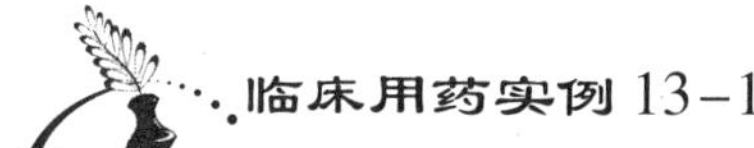

临床用药实例 13-1

患者，男性，50 岁。有支气管哮喘病史，季节交替之际为预防哮喘发作，医生为其开具了下列处方。

(1) 盐酸麻黄碱片　15 mg×42 片。

用法：30 mg/次，3 次/d，饭后口服。

(2) 盐酸苯海拉明片　25 mg×42 片。

用法：50 mg/次，3 次/d，饭后口服。

问题：此处方是否合理？为什么？

一、H_1 受体拮抗药

组胺是广泛存在于人体组织的自身活性物质，与过敏反应及溃疡病的发生有密切关系，是 I 型过敏反应的重要介质之一。组胺主要存在于肥大细胞及嗜碱性粒细胞中，因此，含有较多肥大细胞的皮肤、支气管黏膜和肠黏膜中组胺浓度较高。肥大细胞颗粒中的组胺常与蛋白质结合，理化刺激能使肥大细胞脱颗粒，使组胺释放。组胺与靶细胞上特异受体结合，产生生物效应，如小动脉、小静脉和毛细血管舒张，引起血压下降甚至休克；增加心率和心肌收缩力，抑制房室传导；兴奋平滑肌，引起支气管痉挛及胃肠绞痛；刺激胃壁细胞，引起胃酸分泌等。组胺受体有 H_1、H_2、H_3 三种受体亚型。

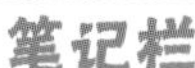
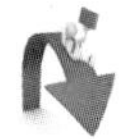

其中，H_1受体拮抗药可完全拮抗组胺引起的毛细血管通透性增加及对支气管、胃肠平滑肌的收缩作用，部分对抗组胺的舒张血管作用，但不能对抗组胺激动 H_2受体的促胃酸分泌作用。

目前临床应用的 H_1受体拮抗药已有 50 余种。第一代 H_1受体拮抗药有苯海拉明、氯苯那敏、异丙嗪、赛庚啶等，多数可透过血脑屏障，治疗量时有镇静与催眠作用，并有抗胆碱作用；第二代药物常用的有阿司咪唑、西替利嗪、特非那定、酮替芬、咪唑斯汀、氯雷他定等，不透过血脑屏障，无镇静作用；第三代药物为新型 H_1受体拮抗药，临床常用的有非索非那定、左旋西替利嗪等，既少有第一代药物的镇静作用，又少有第二代药物的心脏毒性。

临床常用的 H_1受体拮抗药及其作用特点见表 13-1。

表 13-1 常用的 H_1受体拮抗药及其作用

药物	药理作用			持续时间
	镇静催眠	抗晕止吐	抗胆碱	
苯海拉明（diphenhydramine，苯那君）	+++	++	+++	4～6 h
异丙嗪（promethazine，非那根）	+++	++	+++	4～6 h
氯苯那敏（chlorpheniramine，扑尔敏）	+	-	++	4～6 h
赛庚啶（cyproheptadine）	++	-	-	4～6 h
西替利嗪（cetirizine）	-	-	-	10 h
阿司咪唑（astemizole，息斯敏）	-	-	-	10 d
氯雷他定（loratadine）	-	-	-	20 h
特非那定（terfenadine，敏必治）	-	-	-	12～24 h
非索非那定（fexofenadine，莱多菲）	-	-	-	12～24 h
左旋西替利嗪（levocetirizine，迪皿）	-	-	-	12～24 h

注：+++代表作用强，++代表作用中等，+代表作用弱，-代表无作用

【临床应用及评价】

1. 过敏反应性疾病　本类药物对组胺引起的各种轻度皮肤黏膜过敏反应性疾病，如荨麻疹、过敏性湿疹、眼结膜炎、血管神经性水肿等效果良好，对昆虫叮咬引起的皮肤瘙痒和水肿也有良效，对药疹和接触性皮炎有止痒效果；对慢性过敏性荨麻疹，与 H_2受体拮抗药合用效果比单用好。但对支气管哮喘几乎无效，对过敏性休克也无效。

2. 晕动病及呕吐　苯海拉明、异丙嗪对晕动病、妊娠呕吐及放射病呕吐有镇吐作用。茶苯海明（dimenhydrinate，晕海宁）为苯海拉明与氨茶碱的复合物，乘车、船前 30 min 服 50 mg 可预防晕动病。

3. 失眠　异丙嗪、苯海拉明可用于失眠。

【不良反应及防治】

第一代 H_1受体拮抗药的常见不良反应为镇静、嗜睡、乏力、注意力不集中等，故服药期间应避免驾驶车、船和从事高空作业。第二代 H_1受体拮抗药的主要不良反应为

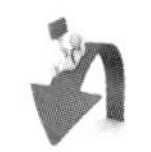

心脏毒性和体重增加。心脏毒性表现为心源性猝死或心律失常。诱发心脏毒性最多的是特非那定，其次是阿司咪唑、氯雷他定和西替利嗪。另外，孕妇及哺乳期妇女使用第二代 H_1 受体拮抗药时必须慎重。

二、过敏介质阻释剂

色甘酸钠（sodium cromoglicate）能稳定肥大细胞膜，阻止其脱颗粒，主要用于预防过敏性支气管哮喘的发作，能迅速控制过敏性鼻炎的症状（详见第十四章）。

酮替芬（ketotifen）兼具较强的 H_1 受体拮抗作用和抑制过敏反应介质释放作用，故作用较色甘酸钠强，适用于多种类型的支气管哮喘，尤其对过敏性哮喘疗效显著。

曲尼司特（tranilast）口服有效，维持时间较长，能抑制局部过敏反应，适用于支气管哮喘，也可用于防治过敏性皮炎等过敏性疾病。不良反应少见，可有食欲缺乏、膀胱刺激征、过敏反应等。肝功能不全者慎用。

三、糖皮质激素

糖皮质激素具有强大的抗炎作用和免疫抑制作用，是临床常用的抗过敏反应药，几乎对于任何类型的过敏反应均有效。全身用药不良反应多，局部外用糖皮质激素是皮肤过敏性疾病的常用治疗方法，其优点是抗炎、抗过敏作用强，不良反应轻，体内吸收少。但长期外用可出现局部皮肤萎缩、毛细血管扩张、色素沉着、激素性痤疮、继发感染（如毛囊炎）等，所以应注意控制疗程并严格选择适应证，水痘、带状疱疹患者禁用，真菌感染者慎用。

对于呼吸系统过敏性疾病，气雾吸入是较理想的给药途径，严重哮喘急性发作病例可全身给药。临床常用倍氯米松（beclomethasone）及倍他米松（betamethasone）的气雾吸入以防治支气管哮喘。少数患者长期吸入后可导致口腔或咽喉部的白假丝酵母菌感染，用药后用清水漱口可避免。

四、钙剂

常用钙剂有葡萄糖酸钙（calcium gluconate）、氯化钙（calcium chloride）、乳酸钙（calcium lactate）、戊酮酸钙（calcium levulinate）等。

【药理作用及临床应用】

钙剂能增加毛细血管的致密度，降低毛细血管通透性，减少渗出，减轻或缓解超敏症状。其常用于治疗荨麻疹、湿疹、接触性皮炎、血清病，也用于血管神经性水肿的辅助治疗。

【不良反应及防治】

钙剂注射时有全身发热感，注射过快或剂量过大时，可出现心律失常，严重者可致心室颤动或心脏骤停。钙剂静脉注射刺激性强，必须稀释后缓慢推注，如葡萄糖酸钙 1～2 g/次，加入 10%～25% 葡萄糖注射液 10～20 mL，不超过 2 mL/min。若用药过程中出现严重的心脏不适感，应立即停药，必要时可给予门冬氨酸钾镁 10～20 mL 溶于 5% 葡萄糖液 500 mL，缓慢静脉滴注。钙剂可增加强心苷毒性，故二者不能合用。

笔记栏

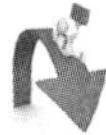

课后练习

一、单项选择题

1. 下列中枢镇静作用最强的药物是(　　)

A. 氯苯那敏　　B. 苯海拉明

C. 阿司咪唑　　D. 特非那定

E. 氯雷他定

2. 防治晕动病选用(　　)

A. 苯海拉明　　B. 酚妥拉明

C. 特非那定　　D. 雷尼替丁

E. 阿司咪唑

二、简答题

1. 第一代、第二代及第三代 H_1 受体拮抗药的特点有何不同?

2. 防治晕动病可选择哪些类型的药物?

（王中晓）

第十四章 呼吸系统疾病的临床用药

临床任务

熟悉平喘药的分类，掌握各类代表药物的临床适应证及主要不良反应；熟悉镇咳药、祛痰药的临床用药特点；能够针对不同病因所致的呼吸抑制选用合适的呼吸兴奋药。

呼吸系统疾病为临床常见病和多发病，多由感染和过敏反应引起。咳嗽、咳痰、喘息和呼吸困难是呼吸系统疾病的常见症状。在病因治疗的同时，选择合适的平喘药、镇咳药、祛痰药和呼吸兴奋药，不仅可以缓解症状，减轻患者的痛苦，还可以有效防止并发症的发生。

第一节　平喘药

常用的平喘药分为支气管扩张药、抗炎平喘药、抗过敏平喘药三类。

一、支气管扩张药

支气管痉挛致气道狭窄是哮喘的主要发病机制之一，支气管平滑肌受到交感神经和迷走神经双重支配，激动 β 受体或阻断 M 胆碱受体可引起气道平滑肌细胞内环腺苷酸含量升高、细胞内钙浓度降低，引起支气管平滑肌舒张。本类药物包括 β_2 受体激动药、茶碱类药、抗胆碱药等。

（一）β_2 受体激动药

非选择性 β 受体激动药有肾上腺素、异丙肾上腺素和麻黄碱，因对 β_1、β_2 受体无选择性，激动 β_2 受体的同时，也激动心脏 β_1 受体，易发生心悸等不良反应。选择性 β_2 受体激动药对支气管平滑肌 β_2 受体选择性强，对心脏 β_1 受体作用弱，较少发生心悸等不良反应，为哮喘的首选对症治疗药。常用药物及特点见表 14-1。

笔记栏

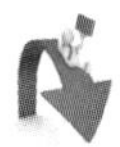

表 14-1　常用的选择性 β_2 受体激动药

常用药物	药理作用特点	临床应用
沙丁胺醇（salbutamol,舒喘灵）	强、快,持续 3～6 h	预防急、慢性哮喘
特布他林（terbutaline,博利康尼）	较沙丁胺醇弱,持续 4～6 h	预防急、慢性哮喘
克仑特罗（clenbuterol,氨哮素）	为沙丁胺醇的 100 倍	预防急、慢性哮喘
福莫特罗（formoterol）	强而持久,维持 12 h 以上	慢性哮喘及慢性阻塞性肺疾病
沙美特罗（salmeterol）	同福莫特罗	慢性哮喘及慢性阻塞性肺疾病

（二）茶碱类

茶碱类除具有支气管解痉作用外,还具有一定的抗炎和免疫调节作用。临床应用的茶碱类制剂有氨茶碱（aminophylline）、胆茶碱（cholinophylline）、多索茶碱（doxofylline）、二羟丙茶碱（diprophylline）等。缓释剂型既可使血药浓度波动小,又可避免茶碱的中毒反应。

【临床药动学】

茶碱类制剂口服吸收迅速、完全,生物利用度为 96%。此类药约 90% 在肝代谢,易受药酶诱导剂或药酶抑制剂的影响。哮喘发作时,因动脉血氧分压低可使茶碱清除率下降。茶碱以原型从尿中排泄大约只占 10%,但新生儿给药量的约 50% 以原型从尿中排泄,应予注意。

【药理作用】

1. 松弛气道平滑肌作用　茶碱类制剂通过多个环节发挥平喘作用:①抑制磷酸二酯酶,使细胞内环腺苷酸/环鸟苷酸水平升高,使支气管平滑肌松弛;②增加内源性儿茶酚胺的释放;③阻断腺苷受体,抑制腺苷对气道的收缩作用;④干扰气道平滑肌的 Ca^{2+} 转运。

2. 呼吸兴奋作用　茶碱类制剂可增强慢性阻塞性肺疾病患者的呼吸深度,增强膈肌收缩力,膈肌收缩无力时更明显,但不增加呼吸频率。

3. 强心作用　茶碱类制剂能增强心肌收缩力和心输出量,并能增加冠状动脉血流量,还有较弱的利尿作用,适用于治疗心源性哮喘。但因其增加心肌耗氧量而不适于治疗心绞痛。

【临床应用及评价】

1. 预防及治疗慢性喘息的发作　茶碱类制剂对改善气道张力具有综合效应,因此对慢性哮喘和慢性阻塞性肺疾病具有良好的疗效。常从小剂量开始,持续性口服给药,并逐渐增加剂量。

2. 辅助治疗急性哮喘　哮喘急性发作一般以 β_2 受体激动药为首选,疗效不佳时,合用氨茶碱静脉滴注可增强疗效。

3. 治疗急性心功能不全和心源性哮喘　注意急性心肌梗死伴血压显著降低者忌用。

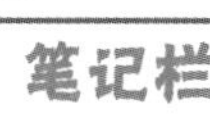

【不良反应及防治】

茶碱类制剂的不良反应发生率与其血药浓度密切相关,血药浓度超过 20 μg/mL 时,易发生不良反应。严格掌握用药量,及时调整剂量是避免茶碱类制剂中毒的主要措施。

1. 胃肠道反应　氨茶碱碱性较强,局部刺激作用强。口服可引起恶心、呕吐,宜饭后服用或使用肠溶片。

2. 中枢兴奋　主要有失眠、震颤、激动等症状,必要时可用镇静催眠药对抗。

3. 急性毒性　静脉注射时应以葡萄糖溶液 20 ~ 40 mL 稀释,在 5 ~ 10 min 内缓慢注射,注射过快或剂量过大可出现心动过速、血压骤降、谵妄、惊厥、昏迷等,严重者可致呼吸、心脏骤停。一旦发现应立即停药,并及时清除毒物。口服中毒者应尽早洗胃、导泻。中毒危及生命时可进行腹膜透析或血液透析。反复口服大量活性炭以加速清除体内的茶碱。还应采取对症治疗,如室性心律失常给予利多卡因,房性心律失常给予维拉帕米。

4. 其他　孕妇、哺乳期妇女,肝肾功能不全者,低氧血症、高血压、有消化道溃疡病史患者慎用。急性心肌梗死伴有血压显著降低者忌用。

常用茶碱类药物及特点见表 14-2。

表 14-2　常用茶碱类药物及特点

常用药物	药理作用特点	临床应用
氨茶碱(aminophylline)	作用与茶碱相似,水溶性比茶碱大 20 倍。碱性较强,局部刺激性大,口服后易引起胃肠道刺激症状;肌内注射可致局部红、肿、疼痛,故很少使用。临床常采用口服或静脉给药	用于支气管哮喘、喘息性支气管炎、阻塞性肺气肿等以缓解喘息症状,也可用于急性心功能不全和心源性哮喘
多索茶碱(doxofylline)	多索茶碱对磷酸二酯酶有强大的抑制作用,对痉挛支气管的松弛作用是氨茶碱的 10 ~ 15 倍,有一定的镇咳作用	用于支气管哮喘、喘息性慢性支气管炎及其他支气管痉挛引起的呼吸困难。凡对多索茶碱或黄嘌呤衍生物类药物过敏者及急性心肌梗死患者禁用
胆茶碱(choline theophyllinate)	平喘作用与氨茶碱相似,但水溶性比氨茶碱大 5 倍,口服吸收快,维持时间较长。刺激性较小,胃肠道反应较氨茶碱小,患者易耐受	主要用于支气管哮喘,也用于心绞痛、胆绞痛、心源性水肿等
二羟丙茶碱(diprophylline,喘定)	生物利用度低,$t_{1/2}$ 短,疗效不如氨茶碱。呈中性,口服后胃肠道刺激性小,患者耐受性好。可肌内注射。心脏作用弱,仅为氨茶碱的 1/20 ~ 1/10	用于支气管哮喘、喘息性支气管炎、阻塞性肺气肿等以缓解喘息症状,也可用于心源性肺水肿引起的哮喘,尤适用于不能耐受茶碱或伴有心动过速的哮喘患者

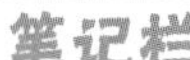

笔记栏

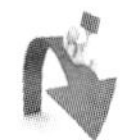

（三）抗胆碱药

与 β_2 受体激动药相比较，抗胆碱药扩张支气管平滑肌作用弱，但持续时间长，因此对慢性哮喘患者两药合用起协同效果。

抗胆碱药虽可以降低气道阻力，但因抑制纤毛运动，减少呼吸道分泌，反而加重气道阻塞。因此在临床上主要选用无抑制呼吸道分泌作用的 M 胆碱受体阻断药，本类药物主要有异丙托溴铵、氧托溴铵（oxitropium bromide，氧托品）和噻托溴铵（tiotropium bromide）。

异丙托溴铵

异丙托溴铵（ipratropium bromide，异丙阿托品）能选择性阻断支气管平滑肌上的 M_1 受体，拮抗乙酰胆碱收缩支气管平滑肌的作用，扩张支气管，降低迷走神经张力，产生平喘作用。抑制呼吸道腺体分泌作用比阿托品弱，但不增加痰液黏稠度，也不阻塞呼吸道。常采用吸入给药，用于治疗喘息性支气管炎和支气管哮喘，尤适用于因骨骼肌震颤或心动过速而不能耐受 β 受体激动药的患者，对于非过敏性哮喘或老年性哮喘患者有效，对运动性哮喘疗效不及 β 受体激动药。不良反应少，大剂量应用时有口干、干咳、咽喉不适等不良反应。青光眼、前列腺增生患者禁用。

二、抗炎平喘药

气道炎症和气道高反应性是哮喘发病的重要机制，抗炎平喘药通过抑制气道炎症反应和气道对冷空气、烟尘、过度运动、精神负荷等刺激的高反应性而发挥平喘作用。糖皮质激素因抗炎作用强大、兼有抗过敏作用而疗效显著。长期应用糖皮质激素治疗哮喘，可以改善患者肺功能，降低气道高反应性，降低发作的频率和程度，提高患者生活质量，目前已成为治疗哮喘的一线药物。糖皮质激素治疗哮喘有以下两种给药方式。

1. 全身用药　常用药物有氢化可的松、泼尼松、地塞米松等，可口服或静脉给药。平喘作用强大，但不良反应多而严重，临床上仅用于支气管扩张药疗效不好的严重哮喘或哮喘持续状态。

2. 吸入给药　直接将药物送入气道，支气管局部药物浓度高，充分发挥局部抗炎作用，避免或减少了全身性用药的不良反应，故吸入型糖皮质激素是目前应用最广泛的抗炎平喘药。高脂溶性吸入型药物在肺组织的沉淀增加，$t_{1/2}$ 延长，故局部抗炎作用强，维持时间长。目前临床常用的吸入型糖皮质激素有丙酸倍氯米松、布地奈德和丙酸氟替卡松，三者脂溶性高低顺序依次为丙酸氟替卡松>丙酸倍氯米松>布地奈德。

常用吸入型糖皮质激素类药物及特点见表 14-3。

三、抗过敏平喘药

抗过敏平喘药主要通过抗过敏和轻度的抗炎作用发挥平喘作用。本类药物可稳定肥大细胞膜，阻止其脱颗粒，防止过敏介质组胺、慢反应物质、白三烯等释放，从而预防支气管痉挛的发生，但不能直接松弛支气管平滑肌，对已发作的哮喘无效。由于起效较慢，本类药物不宜用于哮喘急性发作期的治疗，主要用于预防哮喘的发作。本类

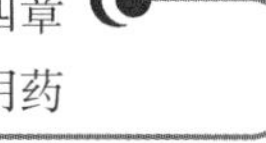

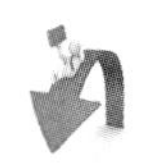

药物主要包括肥大细胞膜稳定药色甘酸钠、H_1受体拮抗药酮替芬和白三烯阻断药孟鲁司特。

表 14-3　常用吸入型糖皮质激素类药物及特点

常用药物	药理作用特点	临床应用
倍氯米松（beclomethasone）	具有强大的抗炎作用，是地塞米松作用强度的600倍，全身不良反应轻微。局部吸入能控制多数反复发作的哮喘病例，但因起效较慢，不能用于急性发作的抢救	主要用于中、重度哮喘患者，尤其是对糖皮质激素依赖的慢性哮喘患者，可替代糖皮质激素的全身用药，既改善症状，又减少长期全身用药对肾上腺皮质功能的影响
布地奈德（budesonide，普米克）	与倍氯米松相比，本品在肝内代谢灭活较快，全身不良反应较小	用于控制和预防哮喘发作。对糖皮质激素依赖型哮喘患者，本品是较理想的替代口服激素的药物
氟替卡松（fluticasone，辅舒酮）	氟替卡松作用与倍氯米松相似，但存留时间更长，起效更快，局部抗炎活性更高	雾化吸入用于治疗慢性持续性哮喘

（一）肥大细胞膜稳定药

色甘酸钠

色甘酸钠（sodium cromoglicate，咽泰）无扩张气道作用，但可以抑制由抗原及非特异性刺激导致的气道痉挛，主要作用机制：①稳定肥大细胞膜，抑制肥大细胞脱颗粒，减少过敏介质释放；②抑制气道感觉神经末梢功能和气道神经源性炎症，抑制理化因素刺激导致的气道痉挛；③阻断炎症细胞介导的反应，长期应用可降低气道的高反应性。本品主要用于过敏性支气管哮喘的预防用药，可使激素依赖者减少用药量或完全停用；对变态反应作用不明显的慢性哮喘也有效。起效慢，连续用药数天后才能见效，故必须在发病季节前2~3周给药。色甘酸钠为非脂溶性药物，口服仅吸收1%，所以临床必须采用微粒粉剂定量雾化器方式吸入。粉末刺激气道黏膜可产生咳嗽、气急甚至诱发哮喘，与β_2受体激动药合用可以预防。

（二）H_1受体拮抗药

酮替芬

酮替芬（ketotifen）除稳定肥大细胞膜，抑制过敏介质释放外，还具有很强的H_1受体拮抗作用，还能预防和逆转β_2受体的下调，加强β_2受体激动药的作用。本品长效，可口服，作用时间长，用于预防各种原因引起的哮喘均有效，尤其是对过敏性哮喘效果好，对儿童哮喘的疗效优于成人哮喘，也可与β_2受体激动药、茶碱类制剂合用防治哮喘。最大疗效见于用药后6~12周，未见耐受性。不良反应有嗜睡、疲倦、头晕、口干等。

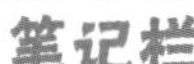

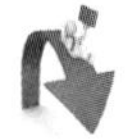

(三)白三烯阻断药

孟鲁司特

孟鲁司特(montelukast)通过拮抗支气管平滑肌上的白三烯受体,抑制支气管黏液分泌,促进支气管纤毛运动,降低气道血管通透性,发挥抗过敏平喘作用。本品适用于成人和12岁以上儿童支气管哮喘的长期预防和治疗,也可用于阿司匹林哮喘及运动性哮喘患者的防治,与糖皮质激素合用可起协同作用。不良反应轻,常见的不良反应为轻度头疼、咽炎、鼻炎及氨基转移酶升高,停药后可自行恢复。

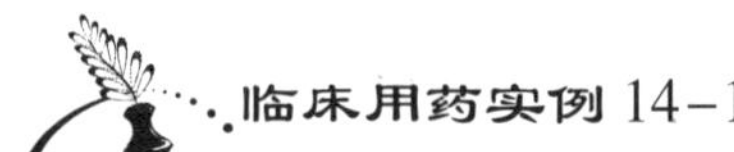

临床用药实例14-1

患者,男性,20岁。气喘复发3 d,有8年气喘史。伴有轻度咳嗽,痰呈泡沫状,量不多。诊断:支气管哮喘。医生为其开具了下列处方。

(1)布地奈德(普米克)气雾剂　10 mg×1。

用法:200~400 μg(4~8喷)/次,2次/d,气雾吸入。

(2)克仑特罗(氨哮素)气雾剂　2 mg×1。

用法:10~20 μg/次,3~4次/d,气雾吸入。

(3)盐酸溴己新片(必嗽平)8 mg×42片。

用法:16 mg/次,3次/d,口服。

问题:该处方是否合理?选药依据是什么?

第二节　镇咳药及祛痰药

咳嗽是呼吸道受刺激时产生的一种保护性的反射活动。剧烈而频繁的咳嗽不仅给患者带来痛苦,还可由于咳嗽时胸膜腔内压明显升高,引起多种并发症,应及时给予镇咳药。但对于痰液刺激导致的咳嗽,应先给予祛痰药,必要时合用镇咳药,以免痰液集聚引起继发感染和堵塞呼吸道,引起窒息。

一、镇咳药

镇咳药是能够抑制咳嗽反射的药物,可分为中枢性镇咳药和外周性镇咳药。

1.中枢性镇咳药　本类药物通过抑制延髓咳嗽中枢达到镇咳作用,作用强,临床疗效佳。但由于可待因容易产生依赖性,使其应用受限。近年来合成的一些中枢性镇咳药不易成瘾,在临床上得到广泛应用。常用的中枢性镇咳药见表14-4。

2.外周性镇咳药　外周性镇咳药通过抑制咳嗽反射弧中的感受器、传入神经或传出神经某一环节而产生镇咳作用。有些药物兼有中枢和外周两种作用。本类药物治疗量不抑制呼吸,无成瘾性。常用的外周性镇咳药见表14-5。

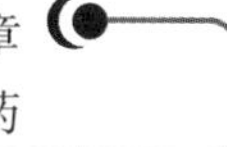

表 14-4 常用的中枢性镇咳药

常用药物	药理作用特点	临床应用
可待因（codeine，甲基吗啡）	镇咳作用迅速而强大，兼有镇痛和镇静作用，镇咳剂量不抑制呼吸，大剂量（>60 mg）也能明显抑制呼吸中枢，并可产生烦躁不安等中枢兴奋症状。小儿过量可引起惊厥。长期反复应用可产生耐药性和成瘾性	主要用于剧烈无痰性干咳，对胸膜炎干咳伴胸痛者尤为适用
喷托维林（pentoxyverine，咳必清）	对咳嗽中枢具有直接抑制作用，兼有轻度阿托品样作用和局部麻醉作用。无成瘾性	同可待因。青光眼患者慎用，多痰患者禁用
右美沙芬（dextromethorphan）	镇咳作用与可待因相似或稍强，无镇痛作用。口服后 15～30 min 起效，作用持续 3～6 h。无成瘾性，治疗量不抑制呼吸	同可待因
二氧丙嗪（dioxopromethazine，克咳敏）	为异丙嗪的衍生物，具有较强的镇咳作用及抗组胺、平滑肌解痉、消炎和局麻作用。服药后 30～60 min 起效，持续 4～6 h。无耐药性及成瘾性。本品 10 mg 的镇咳作用约与可待因 15 mg 相当	多用于急性气管炎、慢性气管炎和各种疾病引起的咳嗽，还可用于荨麻疹、皮肤瘙痒症、过敏性哮喘等
复方甘草片（compound liquorice，含甘草浸膏粉、阿片粉、樟脑、八角茴香油、苯甲酸钠）	甘草浸膏粉为保护性镇咳祛痰剂，阿片粉能够抑制咳嗽反射中枢而起镇咳作用；樟脑及八角茴香油能刺激支气管黏膜，反射性地增加腺体分泌，稀释痰液，起到祛痰作用。有成瘾性	多用于上呼吸道感染、支气管炎、感冒等引起的咳嗽。胃炎、胃溃疡患者及运动员慎用

表 14-5 常用的外周性镇咳药

常用药物	药理作用特点	临床应用
苯丙哌林（benproperine，咳快好）	既可抑制咳嗽中枢，又可阻断由肺-胸膜的牵张感受器刺激而产生的肺迷走神经反射，还有平滑肌解痉作用。镇咳作用较可待因强 2～4 倍，口服后 15～20 min 起效，维持 4～7 h，且毒性小，无呼吸抑制作用，不引起便秘	用于多种原因引起的咳嗽，尤其适用于刺激性干咳
苯佐那酯（benzonatate，退嗽）	有较强的局麻作用，可抑制肺牵张反射而产生镇咳作用，尚有一定的中枢抑制作用。镇咳作用强度略低于可待因	用于急慢性支气管炎、肺炎、哮喘、肺癌等引起的刺激性干咳。口服时勿嚼碎药丸，以免引起口腔麻木

笔记栏

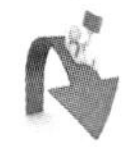

续表 14-5

常用药物	药理作用特点	临床应用
普诺地嗪(prenoxdiazine)	为末梢性镇咳药,具有局麻作用、解除平滑肌痉挛及抗炎作用。镇咳作用强度与可待因相似,不抑制呼吸,无成瘾性	用于上呼吸道感染、急慢性支气管炎、支气管肺炎、哮喘及肺气肿所致的咳嗽
那可汀(narcotine)	可抑制肺牵张反射、解除支气管平滑肌痉挛而镇咳,兼有兴奋呼吸中枢作用。作用维持 4 h	用于阵发性咳嗽。痰多者禁用

二、祛痰药

祛痰药是指能使痰液黏稠度降低,易于咳出的药物。本类药物还兼有镇咳和平喘作用,按其作用机制可分为痰液稀释药和黏痰溶解药。前者包括恶心性祛痰药和刺激性祛痰药,主要通过增加痰液中水分含量而起到稀释痰液作用;后者包括痰液溶解药和黏液调节药,通过降低痰液黏稠度和调节黏液成分而促进排痰。常用祛痰药及特点见表 14-6。

表 14-6　常用祛痰药及特点

分类	常用药物	药理作用特点	临床应用
恶心性祛痰药	氯化铵(ammonium chloride)	口服后局部刺激胃黏膜,引起轻度恶心,使呼吸道腺体分泌增加,痰液变稀而易于咳出	用于慢性支气管炎、支气管扩张
刺激性祛痰药	愈创甘油醚	口服后刺激支气管分泌,使痰液变稀而易于咳出。兼有微弱的抗菌作用,减少痰液恶臭味	用于慢性支气管炎的多痰咳嗽、肺脓肿、支气管扩张
痰液溶解药	乙酰半胱氨酸(acetylcysteine,痰易净)	分子中的巯基裂解痰液中黏多糖蛋白的二硫键,从而使蛋白链断裂,使黏性痰液化;还可分解核糖核酸酶,使脓性痰中的 DNA 断裂。pH 值为 7 ~ 9 时作用最佳,有特殊臭味,可引起恶心、呕吐	一般以本品 20% 溶液 5 mL 与 5% $NaHCO_3$ 溶液混合雾化吸入,对黏痰阻塞病例疗效较好,对气管插管引起的痰栓塞有效
	羧甲司坦(carbocisteine,羧甲半胱氨酸)	促进支气管腺体的分泌而使低黏度的唾液黏蛋白分泌增加,高黏度的岩藻黏蛋白产生减少。裂解痰液中黏多糖蛋白的二硫键,使痰液的黏稠性降低而易于咳出。口服有效	用于治疗支气管炎、支气管哮喘等疾病引起的痰液黏稠、咳出困难者。消化性溃疡患者慎用

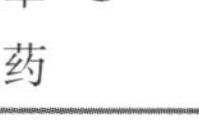

续表 14-6

分类	常用药物	药理作用特点	临床应用
黏液调节药	溴己新（bromhexine，必嗽平）	可裂解黏痰中的酸性黏多糖，并抑制其合成，降低痰液的黏稠度；还能促进呼吸道纤毛运动和呼吸道腺体分泌增加，加速排痰	用药后能迅速改善因黏痰阻塞支气管所引起的气急症状。胃溃疡患者慎用
	氨溴索（ambroxol）	氨溴索是溴己新的活性代谢物，可显著增加痰量，降低痰黏稠度，并有一定的镇咳和改善通气功能作用	长期服用能显著减少慢性支气管炎急性发作。静脉注射可降低新生儿呼吸窘迫症的死亡率

第三节 呼吸兴奋药

呼吸兴奋药是指对延髓呼吸中枢有直接或间接兴奋作用的药物，适用于治疗睡眠呼吸暂停综合征、特发性肺泡低通气综合征、呼吸抑制药中毒及预防氧疗时由于解除缺氧刺激而发生的呼吸抑制。

对急性呼吸衰竭，临床主要采用通气、吸氧、输液等综合措施，而呼吸兴奋药的治疗是有限的。但对慢性呼吸衰竭及缺氧、二氧化碳潴留引起的肺性脑病，合理使用呼吸兴奋药有一定价值。对严重的中枢抑制患者，大多数呼吸兴奋药一般剂量时无效，而且药物作用时间短，所以需要反复用药才能长久维持患者呼吸，往往很难避免发生惊厥。因此在使用过程中应注意，这类药物宜用于短时就能纠正的呼吸衰竭患者。本类药物对呼吸中枢兴奋的选择性不高，剂量过大、滴注过快会引起一系列中枢神经系统兴奋症状，甚至可致惊厥，故切忌剂量过大、给药速度过快。常用呼吸兴奋药及其特点见表 14-7。

表 14-7 常用呼吸兴奋药及其特点

常用药物	药理作用特点	临床应用
尼可刹米（nikethamide，可拉明）	既可兴奋延髓呼吸中枢，还可通过刺激颈动脉体化学感受器，反射性地兴奋呼吸中枢，并能提高呼吸中枢对二氧化碳的敏感性，使呼吸加深加快。作用温和，作用时间短暂，安全范围较大	用于各种原因所致的中枢性呼吸抑制。剂量过大可致血压升高、心动过速、肌肉震颤甚至惊厥，及时静脉注射地西泮等药物可解救
洛贝林（lobeline，山梗菜碱）	通过刺激颈动脉体与主动脉体的化学感受器，反射性地兴奋呼吸中枢，作用较弱且短暂。安全范围较大	用于一氧化碳引起的窒息、中枢抑制药中毒、新生儿窒息等。剂量过大可引起恶心、呕吐、腹泻、心动过速、血压下降甚至惊厥等

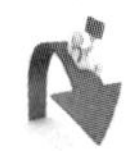
笔记栏

续表 14-7

常用药物	药理作用特点	临床应用
二甲弗林(dimefline,回苏灵)	直接兴奋呼吸中枢,作用比尼可刹米强100倍。安全范围较窄	用于各种原因引起的中枢性呼吸抑制和呼吸衰竭。剂量掌握不当易致抽搐或惊厥,新生儿禁用
多沙普仑(doxapram,佳苏仑)	小剂量通过刺激颈动脉体化学感受器,反射性地兴奋呼吸中枢,大剂量直接兴奋延髓呼吸中枢。但作用强,安全范围较大	用于解救麻醉药和中枢抑制药中毒,疗效优于其他呼吸兴奋药。剂量过大可引起血压升高、心率加快甚至心律失常等。应避免合用拟肾上腺素药
阿米三嗪(almitrine,都可喜)	新型呼吸兴奋药,通过刺激外周化学感受器,反射性地兴奋呼吸中枢。因对呼吸中枢无直接作用,剂量较大也不引起惊厥	用于治疗慢性阻塞性肺疾病伴低氧血症、慢性呼吸衰竭等;也用于亚急性及慢性脑血管功能不全、脑缺血后遗症、缺血性耳蜗前庭功能障碍及缺血性视网膜功能障碍的辅助治疗

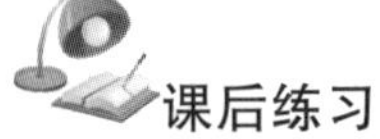

课后练习

一、单项选择题

1. 沙丁胺醇的平喘作用主要是兴奋支气管平滑肌上的(　　)

A. α 受体　　B. β_1受体
C. β_2受体　　D. M 受体
E. N 受体

2. 既有平喘,又有强心利尿作用的药物是(　　)

A. 氨茶碱　　B. 异丙托溴铵
C. 倍他米松　　D. 色甘酸钠
E. 沙丁胺醇

3. 氨茶碱中毒主要引起(　　)

A. 胃肠道反应　　B. 严重的心脏毒性
C. 严重的肝毒性　　D. 严重的肾毒性
E. 严重的水肿

4. 既有镇咳又有镇痛作用的药物是(　　)

A. 喷托维林　　B. 可待因
C. 苯佐那酯　　D. 右美沙芬
E. 苯丙哌林

5. 只用于预防支气管哮喘发作的药物是(　　)

A. 氨茶碱　　B. 沙丁胺醇
C. 色甘酸钠　　D. 肾上腺素
E. 倍氯米松

6. 中枢兴奋药过量可导致(　　)

A. 心动过速　　B. 心动过缓
C. 惊厥　　D. 血压升高
E. 血压下降

笔记栏

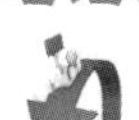

二、简答题

1. 试评价氨茶碱的临床应用，用药时有哪些注意事项？
2. 常用的平喘药包括哪几类？各类药物的临床用药特点是什么？

（王中晓）

第十五章 消化系统疾病的临床用药

临床任务

能够依据消化性溃疡的治疗原则，正确运用三联疗法防治消化性溃疡；掌握抗酸剂、抑制胃酸分泌药、胃黏膜保护药及抗幽门螺杆菌药物的临床适应证、不良反应和注意事项；熟悉助消化药、促胃肠动力药、止吐药、泻药、止泻药的临床应用、不良反应及防治；能够正确制订并实施肝胆疾病的合理用药方案。

第一节　消化性溃疡的临床用药

消化性溃疡的发生是胃黏膜攻击因子（胃酸、胃蛋白酶的分泌和幽门螺杆菌感染）及防御因子（胃黏液、碳酸氢盐屏障、前列腺素的保护）失衡所致。其治疗应减少攻击因子或增强防御因子，治疗原则：①缓解或消除症状；②加速创面愈合；③防治胃和十二指肠出血、穿孔或梗阻等并发症；④预防溃疡复发。治疗消化性溃疡的药物有抗酸药、胃酸分泌抑制剂、胃黏膜保护剂和抗幽门螺杆菌药四类。

一、抗酸药

抗酸药多为弱碱性药物，口服后可直接中和胃酸，减少或解除胃酸对胃及十二指肠黏膜的刺激，减轻疼痛，但对胃酸的抑制作用因可增加胃泌素的分泌而减弱，现已很少单独应用，仅作为溃疡止痛的辅助治疗。

抗酸药作用时间短，服药次数多，容易发生便秘、腹泻等不良反应，为增强各种抗酸剂的协同作用并抵消药物的胃肠道副作用，通常采用复方制剂。其中，复方氢氧化铝片（胃舒平）为含氢氧化铝、三硅酸镁、颠茄流浸膏的复方制剂，抗酸作用强，氢氧化铝的致便秘作用与三硅酸镁的致轻泻作用得以相互纠正，颠茄既有抑制胃液分泌、解痉作用，又有胃排空延迟作用，故临床应用价值较高。氢氧化铝凝胶、三硅酸镁胶体制剂能在溃疡面上形成一层保护性薄膜，覆盖于溃疡面和胃黏膜，减少胃酸和胃蛋白酶

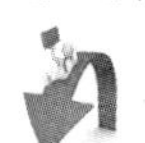

对受损组织面的腐蚀与消化作用。

本类药物的疗效以水剂最好，粉剂次之，片剂最差，片剂应嚼碎服用。抗酸药应在饭后 1 h、3 h 及睡前各服 1 次。饭后服用的目的是为了避免疗效降低，因为空腹给药时药物很快就从胃排出。睡前服用的目的是为了降低夜间胃酸。

临床常用抗酸药的作用特点见表 15-1。

表 15-1　常用抗酸药的作用特点

常用药物	抗酸强度	显效时间	维持时间	保护溃疡面	收敛作用	产生二氧化碳	碱血症	排便影响
氢氧化铝	中	慢	较长	有	有	无	无	便秘
氧化镁	弱	慢	较长	无	无	无	无	轻泻
三硅酸镁	弱	慢	较长	有	无	无	无	轻泻
碳酸钙	强	较快	较长	无	无	有	无	便秘
碳酸氢钠	强	快	短	无	无	有	有	无

二、胃酸分泌抑制剂

胃酸是消化性溃疡的始动因子，主要由胃黏膜壁细胞分泌，壁细胞膜上有 3 种受体，即 H_2受体、M_1受体、促胃泌素受体。3 种受体的泌酸作用均由壁细胞质子泵（H^+-K^+-ATP 酶）将 H^+分泌到胃腔，阻断任一种受体或抑制质子泵均可抑制胃酸分泌。临床上常用的胃酸分泌抑制剂主要是 H_2受体拮抗药、质子泵抑制剂，而 M_1受体阻断药哌仑西平、胃泌素受体拮抗剂丙谷胺等因疗效不佳，现已少用。

1. H_2受体拮抗药　本类药物能竞争性地阻断组胺与 H_2受体结合，有效地抑制胃酸分泌。常用药物有西咪替丁（cimetidine，甲氰咪胍）、雷尼替丁（ranitidine）、法莫替丁（famotidine）、尼扎替丁（nizatidine）、罗沙替丁（roxatidine）等。本类药物口服后均可自胃肠吸收，生物利用度为 30%～100%，作用起效较快，达峰时间为 1.0～3.5 h，$t_{1/2}$为 1.5～4.0 h。各药疗效基本相同，十二指肠溃疡愈合率为 70%～80%，愈合时间为 4 周左右；对胃溃疡的疗效不及十二指肠溃疡，疗程一般为 6～8 周。在消化性溃疡合并上消化道出血时，可先采用静脉滴注给药，待出血停止后再改用口服制剂继续治疗。

不良反应：①腹胀、腹泻、口干等胃肠道反应，一过性氨基转移酶增高，偶尔见严重肝炎、肝坏死；②长期应用或用药剂量较大（>1.6 g/d）可出现男性乳房增大、阳痿、精子数量减少、女性溢乳等抗雄性激素作用；③具有一定的神经毒性，孕妇慎用；④偶尔见间质性肾炎、胰腺炎、粒细胞减少或血小板减少，停药后可恢复。其中西咪替丁的不良反应较多见，其他药物较少发生。

2. 质子泵抑制剂　质子泵是 H^+-K^+-ATP 酶，可将壁细胞内的 H^+泵出至胃腔，同时将细胞外的 K^+泵入壁细胞内。质子泵抑制剂（proton pump inhibitor，PPI）抑制胃酸形成的最后步骤而降低胃酸分泌。因质子泵抑制剂的抑酸作用最强，已成为治疗消化性溃疡的首选药物。对胃及十二指肠溃疡均有较好疗效，疗程较短，常规剂量用药 4

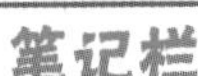
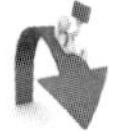

周可以达到理想的疗效,溃疡愈合率、症状缓解速度均明显优于 H_2 受体拮抗剂及其他溃疡治疗药。质子泵抑制剂还具有保护胃黏膜和抗幽门螺杆菌作用,与杀灭抗幽门螺杆菌的抗生素有协同作用,因质子泵抑制剂可以升高胃内 pH 值,从而使不耐酸的可杀灭幽门螺杆菌的抗生素发挥最大杀菌能力。质子泵抑制剂夜间抑酸作用好、起效快,抑酸作用强且持续时间长、服用方便,所以能抑制基础胃酸的分泌及组胺、乙酰胆碱、胃泌素和食物刺激引起的胃酸分泌。常用的药物有奥美拉唑(omeprazole)、兰索拉唑(lansoprazole)、泮托拉唑(pantoprazole)、雷贝拉唑(rabeprazole)、埃索美拉唑(esomeprazole)等,还可治疗反流性食管炎、卓-艾综合征、胃肠吻合部溃疡等。

质子泵抑制剂呈弱碱性,在胃液的酸性环境中易降解,故临床上常用其肠溶制剂,奥美拉唑、兰索拉唑、泮托拉唑的生物利用度分别为 35%、85% 和 77%。各种质子泵抑制剂口服后达峰时间均在 1~3 h 内。奥美拉唑注射 1 min 后可分布全身,血浆蛋白结合率约为 95%,$t_{1/2}$ 为 0.5~2.0 h。均在肝中代谢,代谢产物经尿排出。与其他质子泵抑制剂比较,雷贝拉唑在服药后 2 h 便有显著的抑酸效果。停药 2 d 后雷贝拉唑作用消失,而奥美拉唑的抑酸作用至少要持续 4 d。埃索美拉唑口服吸收比奥美拉唑快,缓解症状作用更快。与抗生素合用时幽门螺杆菌根除率:雷贝拉唑>兰索拉唑>奥美拉唑。泮托拉唑的耐受性比奥美拉唑更好,不良反应轻微。

质子泵抑制剂不良反应发生率低,安全性好。其主要有轻度胃肠道反应及头痛、失眠,偶尔见外周神经炎、皮炎、血清氨基转移酶升高。因长期抑制胃酸分泌,可致胃内细菌生长,维生素 B_{12} 的吸收障碍,还可引起血清促胃液素水平升高及亚硝酸类物质升高,故在用药期间必须注意有无炎症、巨幼细胞贫血、胃黏膜肿瘤样增生等。孕妇、哺乳期妇女及恶性肿瘤患者慎用或禁用,严重肝病患者慎用或减量,过敏者禁用。

三、胃黏膜保护剂

胃、十二指肠黏膜除了经常接触胃酸外,还受到胃蛋白酶、幽门螺杆菌、胆汁、乙醇、药物等有害物质的侵袭。胃黏膜保护药主要通过增强黏膜的防御和修复作用,促进溃疡的愈合,治疗胃及十二指肠溃疡的疗效与 H_2 受体拮抗剂相似。对 H_2 受体拮抗剂治疗无效的消化性溃疡,经铋剂治疗后溃疡的复发率显著下降,可能与铋剂具有杀灭幽门螺杆菌作用有关,因而铋剂对难治性及复发性溃疡的治疗具有独特优势。常用胃黏膜保护剂见表 15-2。

四、抗幽门螺杆菌药

抗幽门螺杆菌为治疗溃疡的重要环节。大多数具有抗革兰氏阴性菌作用的抗生素对幽门螺杆菌均有体外抗菌作用,但在胃液 pH 环境中活性降低且不能穿透黏液层到达细菌内部,因此幽门螺杆菌感染不易被清除。单一药物均不能有效根除幽门螺杆菌,现临床多运用以铋剂或质子泵抑制剂为基础的三联疗法,其根除率平均可达 90% 左右。

三联疗法方案:①在质子泵抑制剂如奥美拉唑(40 mg/d)、兰索拉唑(60 mg/d)、雷贝拉唑(20~40 mg/d)或胶体铋剂如枸橼酸铋钾(480 mg/d)中任选 1 种,分 2 次服用,疗程为 7 d;②在抗菌药物克拉霉素(0.5~1.0 g/d)、阿莫西林(1~2 g/d)、甲硝唑(0.8 g/d)中任选 2 种。

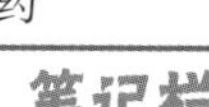

表 15-2　常用胃黏膜保护剂

常用药物	药理作用特点	注意事项
硫糖铝（sucralfate）	酸性环境下可形成不溶性胶体，在溃疡面与炎性渗出蛋白质结合，形成一层薄膜，阻止胃酸及胃蛋白酶侵袭，促进溃疡愈合；吸附胃蛋白酶、促进内源性前列腺素 E的合成、刺激碳酸氢盐的分泌，具有胃黏膜保护作用；具有抗幽门螺杆菌作用	常见便秘，偶尔见口干、恶心、腹泻等，长期服用可导致低磷血症。肾功能不全时可引起铝蓄积中毒，应慎用。硫糖铝在酸性环境中作用强，易与蛋白质结合，故宜在餐前嚼碎服用；不能口服片剂时可给予口感较佳硫糖铝的混悬剂胃管注入
枸橼酸铋钾（bismuth potassium citrate，胶体次枸橼酸铋）	对胃黏膜有较强的保护作用，作用机制与硫糖铝相似，并产生抗幽门螺杆菌作用	长期服用可引起铋吸收中毒；可使大便颜色变成灰黑色，必须与上消化道出血引起的黑便鉴别；可有便秘、恶心、丙氨酸氨基转移酶升高、舌苔发黑等
米索前列醇（misoprostol）	通过加强胃黏膜屏障而增加胃、十二指肠黏液分泌，增加胃黏膜血供以保护胃黏膜，加速黏膜修复，是目前防治非甾体抗炎药所致胃肠道损伤最有效的黏膜保护药物	可引起腹部痉挛性疼痛和腹泻，与食物同服可减少腹泻的发生；青光眼、哮喘等对前列腺素类药物禁忌者、过敏者，孕妇，肝肾功能不全者禁用，脑血管或冠状动脉病变患者、低血压、癫痫患者慎用

目前，幽门螺杆菌对甲硝唑的耐药率正在迅速上升，而呋喃唑酮（痢特灵）抗幽门螺杆菌作用强，不易产生耐药性，可替代甲硝唑，剂量为 200 mg/d，分 2 次服用。初次治疗失败者，可用四联疗法：质子泵抑制剂、铋剂合并 2 种抗生素。在服用呋喃唑酮时应注意不良反应的发生率与剂量大小有关，大剂量时易引起末梢神经炎，主要表现为肢体远端对称性感觉障碍。服药期间和停药后 5 d 内禁止饮酒。葡萄糖-6-磷酸脱氢酶缺乏者可致溶血性贫血。

临床用药实例 15-1

患者，男性，46 岁。近 1 年来间断出现上腹部疼痛，饥饿时加重，进餐后可缓解。胃镜检查显示十二指肠球部大弯处有一处 0.7 cm×0.8 cm溃疡，周边黏膜充血、肿胀，幽门螺杆菌（+）。诊断为十二指肠球部溃疡。

用药方案：雷尼替丁 0.3 g/d，枸橼酸铋钾 0.6 g/d，阿莫西林 1 g/d，克拉霉素 0.5 g/d，均分 2 次服用，连服 7 d，再根据病情调整用药。

问题：该用药方案是否合理？为什么？

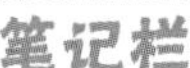

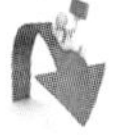

第二节　助消化药

助消化药多为消化液成分，有些药物通过促进消化液的分泌或阻止肠道内的食物过度发酵，促进食物消化及增加食欲。常用助消化药见表 15-3。

表 15-3　常用助消化药

常用药物	临床应用及评价	不良反应及防治
稀盐酸（hydrochloric acid dilute）	提高胃内酸度，增强胃蛋白酶活性，还能促进胰液和胆汁分泌及钙、铁吸收，具有较弱的杀菌作用。用于各种原因引起的胃酸缺乏症和发酵性消化不良	宜在餐前或餐中稀释后口服，服后漱口，以免腐蚀牙齿；久服能侵蚀牙齿，使之脱钙；胃酸过多者禁用
胃蛋白酶（pepsin）	胃蛋白酶在酸性（pH 值在 1.5～1.8）环境中可迅速将蛋白质消化，常与稀盐酸配制成胃酶合剂，用于胃蛋白酶缺乏引起的消化不良	不可与抗酸药配伍，以免降低本品活性；消化性溃疡患者禁用
胰酶（pancreatin）	胰酶含胰淀粉酶、胰蛋白酶、胰脂肪酶，在中性或弱碱性环境中促进淀粉、蛋白质和脂肪的消化，增加食欲，用于胰液分泌不足引起的消化不良	常用肠溶衣片，以免在酸性条件下被破坏，宜整片饭前吞服；与等量碳酸氢钠同服，可增加疗效
乳酶生（biofermin，表飞鸣）	为干燥的活乳酸杆菌制剂。分解糖类产生乳酸，提高肠内酸性，可抑制肠道腐败菌繁殖，防止发酵和产气。用于消化不良、肠胀气、小儿消化不良性腹泻等	不宜与抗生素、吸附药和碱性药物合用，以免降低疗效。活的乳酸杆菌在酸性胃液中会因遭到杀灭而失去作用，饭后胃液分泌增多，故服用乳酶生应以饭前整片吞服为宜；送服水温不超过 40 ℃
干酵母（dried yeast，食母生）	含多种维生素（维生素 B_1、维生素 B_2、维生素 B_6、维生素 B_{12}）、叶酸、淀粉酶等，用于食欲缺乏、消化不良及 B 族维生素缺乏症	口服时宜嚼碎吞服；过量可致腹泻
多酶片（multienzyme tablets）	本品为糖衣与肠溶衣的双层包衣片，外层为胃蛋白酶，内层为胰酶。用于消化酶缺乏引起的消化不良、食欲缺乏	服用时切勿嚼碎；铝制剂和抗酸药影响疗效，故不宜合用；胃蛋白酶 70 ℃以上失效，故用低温水送服

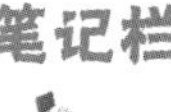

第三节　促胃肠动力药和止吐药

一、促胃肠动力药

促胃肠动力药是一类能直接或间接增强并协调胃肠节律性运动的药物，主要用于胃肠运动功能低下引起的消化道疾病。常用的促胃肠动力药见表15-4。

表15-4　常用的促胃肠动力药

常用药物	药理作用特点	临床应用及评价
颠茄(atropa belladonna)	主要成分为消旋阿托品和东莨菪碱。通过阻断M受体来抑制胃肠道平滑肌痉挛，降低蠕动的幅度和频率	临床制成复方颠茄片、颠茄酊、颠茄流浸膏，用于胃、十二指肠溃疡及内脏绞痛等；颠茄栓用于痔疮止痛；颠茄合剂（颠茄酊和复合维生素B溶液）用于胃肠平滑肌痉挛性疼痛
山莨菪碱(anisodamine)	作用与阿托品类似，但中枢兴奋作用弱，毒性小	用于内脏平滑肌痉挛绞痛
阿托品(atropine)	阻断M胆碱受体，能解除平滑肌的痉挛。对M胆碱受体选择性低，不良反应多	治疗量和中毒量相近，用量超过5 mg时，即发生中毒，严重者可致死亡，故应慎用
多潘立酮(domperidone，吗丁啉)	外周多巴胺受体阻断药。阻断胃肠多巴胺受体，加强胃肠运动，促进胃排空，协调胃肠运动，防止食物反流，具有胃肠推动和止吐作用。无锥体外系反应	用于胃排空缓慢的功能性消化不良、反流性食管炎、慢性萎缩性胃炎、胃轻瘫等，缓解餐后饱胀、肠胀气、嗳气等症状。对偏头痛、颅外伤、放射治疗及抗肿瘤化疗药引起的轻中度呕吐有效。孕妇禁用
甲氧氯普胺(metoclopramide，胃复安)	中枢及外周多巴胺受体阻断药。阻断胃肠多巴胺受体及促胃肠肌间神经丛释放乙酰胆碱，促进肠蠕动，加速胃排空，改善胃功能；阻断延髓催吐化学感受区的多巴胺受体，产生止吐作用。长期使用有锥体外系反应	用于胃肠功能失调、抗肿瘤化疗药、晕动病、妊娠呕吐等多种因素引起的恶心、呕吐，还可用于胃肠功能低下所致的功能性消化不良
莫沙必利(mosapride)	选择性5-羟色胺4（5-HT4）受体激动药，能促进乙酰胆碱释放，刺激胃肠道而发挥促动力作用，从而改善功能性消化不良患者的胃肠道症状，但不影响胃酸的分泌。无锥体外系反应	用于功能性消化不良伴有胃灼热、嗳气、恶心、呕吐、早饱、上腹胀、上腹痛等消化道症状，也可用于胃食管反流性疾病、糖尿病性胃轻瘫及胃部分切除患者的胃功能障碍

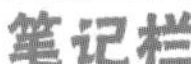
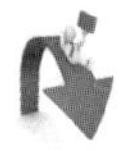

二、止吐药

呕吐是一种复杂的反射活动，同时又是机体的保护反应，可由机械或化学刺激等多种因素引起，主要来自于消化系统，除此还有视觉、味觉、嗅觉、前庭位置感受器等。参与呕吐反射的中枢有呕吐中枢和延髓催吐化学感受区。呕吐按照发病机制的不同可分为反射性呕吐、中枢性呕吐和前庭障碍性呕吐。因此，处理呕吐时应针对其产生原因，选用相应的药物。常用的止吐药见表15-5。

表15-5 常用的止吐药

常用药物	药理作用特点	临床应用及评价
甲氧氯普胺（metoclopramide，胃复安）	具有中枢和外周双重作用。阻断中枢D_2受体发挥止吐作用，较大剂量时阻断5-羟色胺3受体，产生止吐作用；阻断外周胃肠多巴胺受体，增加胃肠运动，加速胃的正向排空	临床用于肿瘤放疗或化疗、胃肠功能失调、妊娠等多种原因引起的呕吐。可引起明显的锥体外系症状及焦虑、抑郁
多潘立酮（domperidone，吗丁啉）	阻断胃肠多巴胺受体，推进肠蠕动而起到止吐作用	主要用于偏头痛、颅外伤、放射治疗及化疗药引起的呕吐。无锥体外系症状
昂丹司琼（ondansetron）	选择性阻断中枢及迷走神经传入纤维5-羟色胺3（5-HT3）受体，阻断呕吐反射，产生明显的止吐作用。对化疗药引起的恶心、呕吐有迅速而强大的抑制作用，但对晕动病引起的呕吐无效	临床用于化疗、放疗引起的恶心、呕吐。临床常用的除了昂丹司琼，还有格拉司琼（granisetron）、托烷司琼（tropisetron）、多拉司琼（dolasetron），作用均比昂丹司琼更强
东莨菪碱（scopolamine）	阻断呕吐中枢外周反射途径中的M受体，降低迷路感受器的敏感性和抑制前庭小脑通路传导起到止吐作用	主要用于防治晕动病、内耳性眩晕病等
苯海拉明（diphenhydramine）	阻断胃肠道平滑肌H_1受体，使胃肠平滑肌松弛起到止吐作用。还能阻断中枢H_1受体，起到镇静作用	主要用于防治晕动病、内耳性眩晕病等。临床常用的药物除了苯海拉明，还有茶苯海明（dimenhydrinate，晕海宁）、美克洛嗪（meclozine）等

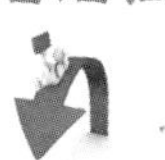

第四节　泻药与止泻药

一、泻药

泻药是一类能促进肠内容物排出的药物。按其作用机制分为三类:容积性泻药、接触性泻药和润滑性泻药。

硫酸镁

硫酸镁(magnesium sulfate)为常用的盐类容积性泻药。给药途径不同,可产生不同的药理作用:口服给药可产生导泻和利胆作用,注射给药则产生抗惊厥和降血压作用。

【临床应用及评价】

1. 导泻　硫酸镁口服后不易吸收,能迅速提高肠腔内的渗透压,抑制肠内水分的吸收,使肠腔容积扩大,刺激肠壁增加推进性蠕动,导泻作用快而强。一般空腹服用,并大量饮水,1 ~3 h 后即可排出水样便。临床主要用于排出肠内毒物、服驱虫药后的导泻驱虫。

2. 利胆　33% 的硫酸镁溶液口服或用导管直接灌入十二指肠,刺激十二指肠黏膜,反射性地引起胆囊收缩、胆道括约肌松弛,促进胆囊排空。本品临床用于治疗阻塞性黄疸、胆石症、慢性胆囊炎等。

3. 抗惊厥　注射硫酸镁可抑制中枢、松弛骨骼肌,产生抗惊厥作用。本品临床用于治疗各种原因引起的惊厥,尤其是子痫。

4. 降低血压　注射给药可直接松弛血管平滑肌,扩张血管,产生降压作用。硫酸镁可用于高血压危象、高血压脑病,尤适用于妊娠高血压的治疗。

5. 消肿止痛　以 50% 硫酸镁溶液局部热敷患处,能改善局部血液循环,可消炎止痛,故可用于炎症引起的组织肿胀、疼痛。

【不良反应及防治】

1. 注射给药过快或过量可引起急性中毒,表现为中枢抑制、血压骤降、腱反射消失、呼吸抑制等。一旦中毒,立即静脉注射钙盐,并进行人工呼吸。

2. 口服过量中枢抑制药中毒者不能用硫酸镁导泻,只能用硫酸钠。

3. 本品口服后可刺激肠壁引起盆腔充血和失水,肠道出血患者、急腹症患者、妊娠期及月经期妇女禁用本品导泻。

其他常用泻药见表 15-6。

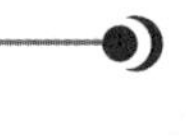

笔记栏

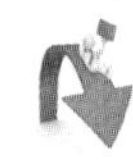

表 15-6　其他常用泻药

分类	常用药物	药理作用特点	临床应用及评价
高渗性泻药	硫酸钠（sodium sulfate）	导泻作用同硫酸镁，但无中枢抑制作用。有拮抗体内的钡离子作用，解救钡中毒	导泻应用同硫酸镁；还可用于金属钡中毒的解救
	乳果糖（lactulose）	吸收后被细菌分解成乳糖，刺激结肠局部渗出，增加容积，致肠蠕动，促进排便；还可以抑制结肠对氨的吸收	用于习惯性便秘和肝性脑病
刺激性泻药	酚酞（phenolphthalein，果导）	口服后在碱性肠液中形成可溶性钠盐，刺激结肠黏膜，增强推进性蠕动，并抑制肠内水、钠吸收，服药后 6～8 h 排出软便，作用温和	用于慢性便秘。应注意本药可使碱性尿呈红色
	蓖麻油（castor）	口服后在十二指肠内水解为甘油和蓖麻油酸，蓖麻油酸盐能使水和电解质吸收减少，并促进肠蠕动，产生强烈泻下作用	一般性便秘不宜使用，主要用于手术或诊断检查前排空肠道
润滑性泻药	液状石蜡（liquid paraffin）	口服后不吸收，对肠壁及粪便起润滑作用，并阻碍肠内水分的吸收，有利于粪便的排出	适用于年老体弱者及痔疮、高血压等患者的便秘
	甘油（glycerol）	开塞露为甘油制成的栓剂。经肛门给药，因其高渗透压直接刺激肠壁引起排便反射，并有局部润滑作用，数分钟内即可引起排便，不影响营养物质的吸收	常用于儿童和年老体弱者的便秘

二、止泻药

腹泻是消化系统疾病的常见症状，治疗时应以对因治疗为主，如感染性腹泻，首选抗菌药物。剧烈而持久的腹泻可引起水、电解质紊乱，应适当给予止泻药以缓解症状。常用止泻药有两大类：①抑制肠蠕动药，如地芬诺酯、洛哌丁胺等；②收敛吸附药，如双八面体蒙脱石、碱式碳酸铋、鞣酸蛋白、活性炭等。常用止泻药见表 15-7。

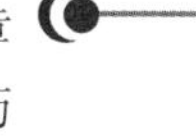

表 15-7　常用止泻药

常用药物	临床应用及评价	不良反应及防治
地芬诺酯(diphenoxylate,苯乙哌啶)	本品是哌替啶的衍生物,减少肠蠕动而止泻。用于急、慢性功能性腹泻	偶尔见恶心、呕吐、嗜睡、腹部不适等,长期应用可产生依赖性,过量导致中枢抑制,甚至昏迷
洛哌丁胺(loperamide,易蒙停)	化学结构与地芬诺酯相似,抑制肠壁神经末梢释放乙酰胆碱,抑制肠蠕动,止泻作用快、强、持久。用于急、慢性腹泻	不良反应同地芬诺酯。孕妇及哺乳期妇女慎用
蒙脱石散(dioctahedral smectite,思密达)	口服后可将多种病原体吸附于肠腔的表面,随肠蠕动排出体外,用于急、慢性腹泻,对儿童急性腹泻疗效好	不宜与其他药物同服,以免影响吸收。必须合用时,应在服用本品 1 h 后使用其他药物。治疗急性腹泻时,首次剂量加倍
鞣酸蛋白(tannalbin)	口服后在肠内分解释放鞣酸,与肠黏膜表面蛋白质结合,形成一层保护膜,降低炎性渗出,减轻有害因子对肠壁的刺激,收敛而止泻。用于各种腹泻的治疗	忌与酶类制剂合用,以免影响疗效
次碳酸铋(bismuthi subcarbonate)	在胃肠黏膜形成一层保护膜,收敛止泻,用于各种腹泻的治疗	服药期间粪便呈黑色;干扰四环素吸收
药用炭(medicinal charcoal)	能吸附肠内细菌、气体及毒物,阻止毒物的吸收并减轻刺激,使肠蠕动减弱而止泻	久用可干扰营养物质吸收

第五节　肝胆疾病的临床用药

一、肝病的临床用药

1. 保肝药物　肝炎可辅以药物治疗来保肝或解毒。这类药物主要通过降低氨基转移酶或者保护肝细胞膜等发挥作用。常用保肝药物见表 15-8。

2. 肝昏迷治疗药物　肝昏迷是急性肝功能衰竭时常见的严重临床综合征,也是肝硬化的主要并发症。其特点是进行性神经精神改变,如性格改变、嗜睡、意识障碍甚至昏迷等。其发病机制是多因素综合作用的结果,如氨中毒、假性神经递质增多、氨基酸失衡等。药物治疗主要包括降血氨药(如谷氨酸、精氨酸等)、抗假性神经递质药(如左旋多巴等)及纠正氨基酸失衡药(如支链氨基酸等)。常用的肝昏迷治疗药物见表 15-9。

笔记栏

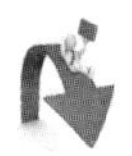

表 15-8 常用保肝药物

常用药物	药理作用特点	临床应用及评价
联苯双酯（bifendate，biphenyl dicarboxylate）	明显降低血清丙氨酸氨基转移酶水平，速度快、幅度大，但停药后易反弹，且对肝的病理改变无明显改善作用。毒性低，副作用小	适用于慢性迁延性肝炎患者，肝炎后肝硬化且有血清丙氨酸氨基转移酶水平持续升高及其他原因导致的丙氨酸氨基转移酶水平升高者
葡醛内酯（glucurolactone，葡醛酸钠）	进入机体后转化为葡萄糖醛酸，起保肝和解毒作用	用于急、慢性肝炎，肝硬化，食物或药物中毒时的辅助药物
甘草酸二铵（diammonium glycyrrhizinate）	具有一定的抗炎、保护肝细胞膜和改善肝功能作用	用于伴有丙氨酸氨基转移酶水平升高的急、慢性肝炎患者

表 15-9 常用肝昏迷治疗药物

分类	常用药物	药理作用特点	临床应用及评价
降血氨药	谷氨酸	与血液中过多的氨结合成无毒的谷氨酰胺，由尿排出，从而降低血氨	用于急、慢性肝病（肝硬化、脂肪肝、肝炎）所致的高血氨症
	精氨酸	呈酸性，增加尿素合成而降低血氨，还有辅助纠正酸碱失衡作用	用于血液 pH 值偏高或伴有腹腔积液的肝昏迷患者
抗假性神经递质药	左旋多巴	口服吸收后直接进入中枢，经酶促反应生成多巴胺、去甲肾上腺素，对抗脑内胺类假递质，恢复神经的传导功能，促进肝昏迷患者苏醒	用于肝昏迷和抗震颤麻痹
纠正氨基酸失衡药	支链氨基酸	增加支链氨基酸，使进入脑内的芳香族氨基酸减少，进而抑制脑内假性神经递质的形成，还可以提供能量，促进蛋白质合成，改善营养	用于重症肝炎、肝硬化、慢性活动性肝炎等；各种原因引起的肝性脑病（肝昏迷）；肝胆外科手术前、后患者

二、胆道疾病的临床用药

胆道疾病多数需要外科手术治疗，但对胆结石、慢性胆囊炎等疾病可辅以药物溶石或消炎利胆治疗。这类药物主要通过促进胆汁分泌，降低胆汁中胆固醇，或者增加胆囊收缩、舒张奥狄括约肌等发挥作用。

（一）胆绞痛的临床用药

治疗胆绞痛，除了针对病因进行相应的处理外，还常应用抗胆绞痛药物以缓解疼痛。

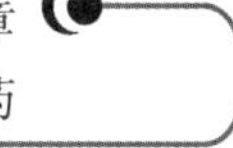

1. 吗啡及其代用品　对胆绞痛患者，吗啡的镇痛效果较哌替啶和喷他佐辛强。但注射吗啡后可使胆道压力显著升高，持续 2 h 以上。

2. M 受体拮抗药　阿托品、山莨菪碱等对胆道平滑肌和奥狄括约肌有一定的解痉作用，但对胆绞痛疗效不佳，必须与吗啡或哌替啶合用。

3. 硝酸酯和亚硝酸酯类　硝酸酯和亚硝酸酯类药物能有效地松弛胆道平滑肌和奥狄括约肌，缓解胆绞痛，如硝酸甘油舌下给药能使胆内压迅速下降。

4. 维生素 K　肌内注射维生素 K_1 和维生素 K_3 或缓慢静脉注射维生素 K_1，对胆囊炎、胆石症和胆道蛔虫症引起的胆绞痛均有很好的镇痛效果。

5. 其他　阿司匹林、吲哚美辛等对胆道蛔虫症引起的胆绞痛有良好效果，静脉注射维生素 C 亦有此作用。

(二) 急性胆囊炎的临床用药

急性胆囊炎的治疗包括非手术治疗和手术治疗，初次发作或无明显急症手术指征者，以药物治疗为主。

1. 解痉止痛　硫酸镁 10 ~ 15 g 加入 250 mL 温水中口服，或单用解痉药物阿托品 0.5 mg、山莨菪碱 10 mg 肌内注射解除奥狄括约肌痉挛。如疼痛剧烈，在排除胆囊穿孔等外科情况下可给予哌替啶、可待因等镇痛药，不宜单独使用吗啡，因其能使胆总管括约肌痉挛，增加胆道内压力，进一步加重病情。

2. 抗菌治疗　可选用胆汁中药物浓度高且 $t_{1/2}$ 长的抗菌药物，如头孢曲松、头孢哌酮、环丙沙星、洛美沙星及部分大环内酯类抗生素。

(三) 慢性胆囊炎的临床用药

慢性胆囊炎若有多次发作，尤其伴有结石者，应行胆囊切除术。但对以消化不良为主要症状的非结石性胆囊炎患者，可采用非手术治疗，即消炎利胆、溶石治疗。

1. 利胆药物　利胆药直接作用于肝细胞，促进胆汁生成与分泌，增加胆汁排出量，并能刺激十二指肠黏膜，反射性引起胆囊收缩，松弛胆总管括约肌，促进胆囊排空，消除胆汁淤积和胆道炎症。常用利胆药见表 15-10。

表 15-10　常用利胆药

常用药物	临床应用及评价	不良反应及防治
亮菌甲素 (armillarisin)	解痉、促进胆汁分泌、增强免疫及吞噬细胞的吞噬作用。用于急性胆囊炎、慢性胆囊炎急性发作、胆道感染	严重胆道梗阻者禁用
羟甲香豆素 (hymecromone)	解痉利胆、促进胆汁分泌、增强胆囊收缩、抑菌。用于胆石症、胆囊炎、胆道感染、胆囊术后综合征	从小剂量起，逐渐递增至所需剂量；偶尔有头晕、腹胀、胸闷、皮疹、腹泻等症状，停药后消失。肝功能不全及胆道梗阻者慎用

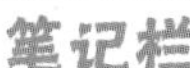

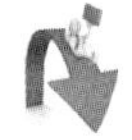

续表 15-10

常用药物	临床应用及评价	不良反应及防治
羟甲烟胺(nicotinylmethylamide, bilocid,利胆素)	抑菌、促进胆汁分泌、保护肝细胞。用于胆囊炎、胆管炎、肝炎引起的胆汁分泌或排泄困难、胆石症、胃及十二指肠炎	严重肝功能不全、胆道梗阻、胆囊脓肿、肝性脑病者禁用。必须稀释后缓慢静脉注射
茴三硫(anethol trithione)	促进胆汁、胆酸、胆固醇分泌,增强肝的解毒功能。用于胆囊炎,胆结石,急、慢性肝炎	长期服用可致甲状腺功能亢进,胆道阻塞者禁用,出现荨麻疹样红斑时应立即停药

2. 溶石药物　常用溶胆石药物见表 15-11。

表 15-11　常用溶胆石药物

常用药物	临床应用及评价	不良反应及防治
熊去氧胆酸(ursodesoxycholic acid)	促进胆汁分泌、增加胆固醇在胆汁中的溶解度,防止胆固醇结石的形成,拮抗疏水性胆酸的细胞毒性。用于胆石症、免疫调节等	偶尔见便秘、过敏、瘙痒、头痛、胃痛、胰腺炎、心动过缓。急性胆囊炎、胆管炎、胆道完全梗阻、严重肝功能减退者禁用,妊娠及哺乳期妇女慎用
鹅去氧胆酸(chenodeoxycholic acid)	溶解胆固醇结石,用于胆囊胆固醇结石直径小于 2 cm 且胆囊功能良好的患者,对胆色素性和混合性结石也有一定疗效	常见腹泻,少见丙氨酸氨基转移酶升高及头晕、恶心、腹胀、皮肤瘙痒等。若出现胆绞痛症状反复发作或明显结石钙化,应终止治疗。胆道完全梗阻者和严重肝功能减退者禁用

课后练习

一、单项选择题

1. 既有保护胃黏膜,又有抗幽门螺杆菌作用的药物是(　　)

A. 枸橼酸铋钾　　B. 哌仑西平
C. 米索前列醇　　D. 雷尼替丁
E. 氢氧化铝

2. 胃酸分泌过程中最重要和最终的环节是(　　)

A. 组胺 H_2 受体　　B. 乙酰胆碱受体
C. 质子泵　　D. 胃泌素受体
E. 胃黏膜

3. 下面属于胃黏膜保护剂的是(　　)

A. 奥美拉唑　　B. 硫糖铝
C. 阿莫西林　　D. 雷尼替丁
E. 氢氧化镁

4. 溃疡复发的最危险因素是(　　)
   A. 胃酸分泌过多　　B. 胃动力学异常
   C. 胃酸分泌　　D. 幽门螺杆菌感染
   E. 胃黏膜破损
5. 为根除幽门螺杆菌感染,预防溃疡复发,常采用的三联用药方案是(　　)
   A. 奥美拉唑、硫糖铝、阿莫西林
   B. 奥美拉唑、阿莫西林、甲硝唑(或呋喃唑酮)
   C. 胶体铋剂、硫糖铝、阿莫西林
   D. 雷尼替丁、阿莫西林、硫糖铝
   E. 奥美拉唑、氢氧化镁、阿莫西林
6. 用于消化性溃疡的抑酸剂是(　　)
   A. 阿托品　　B. 奥美拉唑
   C. 氢氧化铝　　D. 硫糖铝
   E. 米索前列醇
7. 奥美拉唑适应证不包括(　　)
   A. 十二指肠溃疡　　B. 胃溃疡
   C. 卓-艾综合征　　D. 反流性食管炎
   E. 慢性胆囊炎
8. 关于硫酸镁的描述,不正确的是(　　)
   A. 利胆　　B. 降低血压
   C. 骨骼肌松弛　　D. 中枢兴奋
   E. 导泻
9. 只阻断外周多巴胺受体而镇吐的药物是(　　)
   A. 甲氧氯普胺　　B. 氯丙嗪
   C. 多潘立酮　　D. 苯海拉明
   E. 异丙嗪
10. 硫酸镁注射过量所致低血压的对抗药是(　　)
   A. 去甲肾上腺素　　B. 间羟胺
   C. 多巴胺　　D. 氯化钙
   E. 肾上腺素

二、简答题

1. 试述根治幽门螺杆菌的三联疗法方案。
2. 不同给药途径的硫酸镁有哪些作用及临床应用？用药时应注意什么？
3. 胆绞痛的治疗药物有哪些？

(王中晓)

第十六章 血液系统的临床用药

临床任务

熟悉肝素和华法林的抗凝血作用机制，掌握其临床适应证及中毒的解救方法；熟悉铁剂、叶酸和维生素 B_{12} 在治疗各类贫血时的作用特点；熟悉维生素 K的作用及临床应用；了解链激酶及尿激酶的临床用药特点。

第一节 抗贫血药

贫血是指单位容积循环血液中红细胞数或血红蛋白量低于正常值的一种病理状态，是继发于多种疾病的一种临床表现。贫血根据其病因主要分为缺铁性贫血、巨幼细胞贫血和再生障碍性贫血。缺铁性贫血又称为小细胞低色素性贫血，临床上多见，可用铁剂治疗；巨幼细胞贫血又称为大细胞高色素性贫血，主要用叶酸治疗，辅以维生素 B_{12}；再生障碍性贫血是感染、药物、放疗等多种因素引起的骨髓造血功能障碍，表现为以全血细胞减少为主的临床综合征，治疗比较困难，需要综合治疗。

铁制剂

本类药物分为二价铁（Fe^{2+}）和三价铁（Fe^{3+}）制剂，临床上常用的有口服制剂和注射制剂。口服制剂主要有硫酸亚铁（ferrous sulfate）、富马酸亚铁（ferrous fumarate）、枸橼酸铁铵（ferric ammonium citrate）、葡萄糖酸亚铁（ferrous gluconate）、琥珀酸亚铁（ferrous succinate）等；注射剂主要有右旋糖酐铁（iron dextran，葡聚糖铁）和山梨醇铁（iron sorbitex）。

【临床药动学】

口服铁制剂或食物中的铁必须以 Fe^{2+}形式在十二指肠和空肠上段吸收。进入血液循环的 Fe^{2+}迅速被氧化成 Fe^{3+}，并与转铁蛋白结合成血浆铁，转运到肝、脾、骨髓等部位储存，红细胞被破坏后，血红蛋白分解所释放的铁大多被再利用；在骨髓中铁被转运给网织红细胞，供其合成血红蛋白。成人所需铁仅有 5% 来自于食物，其余来自于

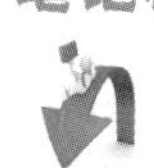

被破坏的红细胞，而儿童所需铁30%来自于食物。铁的排泄主要通过肠黏膜细胞脱落及胆汁、尿液、汗液而排出体外，每日约损失1 mg，成人每天需补充铁1 mg。

临床用药实例16-1

患者，男性，31岁。因反复发作性上腹部餐后痛1个月余而就医，胃镜确诊为胃溃疡。近2周来患者上腹痛加剧，间断出现柏油样大便，自感头昏、心悸、气促、乏力。体格检查：心率96次/min，面色苍白。实验室检查：血红蛋白80 g/L。

问题：①你认为该患者的贫血症状宜选用何药治疗？②哪些因素会影响本类药物的吸收？

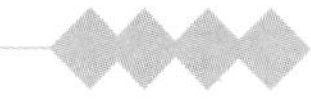

【药理作用】

铁参与血红蛋白的合成，与红细胞携氧功能密切相关。分布于骨髓中的铁，进入有核红细胞的线粒体内，与原卟啉结合，形成血红素。后者再与珠蛋白结合，形成血红蛋白。

【临床应用及评价】

铁制剂在临床上主要用于治疗各种原因所致的缺铁性贫血。

1. 慢性失血　钩虫病、月经过多、消化道溃疡、痔疮、子宫肌瘤等引起的失血。
2. 铁需求增加　妊娠期、哺乳期、儿童生长期等。
3. 营养不良和吸收障碍　萎缩性胃炎、慢性腹泻等。

用药1周，血中网织红细胞即可上升，2～4周后血红蛋白明显增加，1～3个月可达正常。为使体内铁储存恢复正常，待血红蛋白正常后尚需减半量继续服药2～3个月。持续出血或溶血伴有血红蛋白尿者应持续补充铁。对于可能发生缺铁性贫血的高危人群（孕妇、哺乳期妇女、早产儿等）常需要预防性口服铁制剂。

【不良反应及防治】

1. 胃肠道反应　口服铁制剂会刺激胃肠黏膜，引起恶心、呕吐、腹泻、上腹部不适等，故宜餐后服用。Fe^{2+}与肠腔中的硫化氢结合生成硫化铁，减少了硫化氢对肠蠕动的刺激而致便秘、黑便。注意黑便与血便的区别。
2. 过敏反应　少数患者可出现过敏反应，严重时可致过敏性休克。
3. 急性中毒　小儿误服铁制剂1 g以上可致急性中毒，表现为急性循环衰竭、坏死性胃肠炎、血性腹泻、休克、呼吸困难。药物过量中毒急救可应用磷酸盐或碳酸盐溶液洗胃，并以特殊解毒剂去铁胺（deferoxamine）5 g灌胃以结合铁，形成无毒物而排出体外。如果发生急性中毒，可肌内注射去铁胺0.5 g，2次/d。

【相互作用】

1. 食物中的还原物质（如稀盐酸、维生素C、半胱氨酸、果糖等）有助于铁制剂吸收。
2. 四环素类、考来烯胺、考来替泊、鞣酸蛋白、抗酸药、浓茶、高磷、高钙食物等可减少铁制剂的吸收。

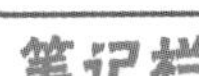

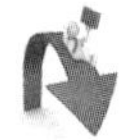

叶酸

叶酸(folic acid)为水溶性B族维生素。广泛存在于动、植物性食品中,尤其绿色蔬菜中含量最高。正常人体每天叶酸最低需要量为50 μg。

【药理作用】

叶酸本身无活性,吸收后在体内被叶酸还原酶和二氢叶酸还原酶还原为具有活性的5-甲基四氢叶酸,后者进入细胞后作为甲基供给体使维生素B_{12}转变成甲基B_{12},而自身变为四氢叶酸,后者是一碳单位的传递体,参与体内多种生化代谢过程(如嘌呤核苷酸、脱氧胸苷酸合成及某些氨基酸的互变等),并与维生素B_{12}共同促进红细胞的生长和成熟。当叶酸缺乏时,上述代谢过程发生障碍,最为明显的是脱氧胸苷酸的合成受阻,导致红细胞内DNA合成障碍,细胞有丝分裂及增殖减少,血细胞发育停滞,出现巨幼细胞贫血。

【临床应用及评价】

用于治疗各种原因所致巨幼细胞贫血,特别是对营养不良、婴儿期和妊娠期巨幼细胞贫血疗效较好,与维生素B_{12}合用效果更好。对维生素B_{12}缺乏所致的"恶性贫血",大剂量叶酸只能纠正血常规,不能改善神经症状。故治疗时应以维生素B_{12}为主、叶酸为辅。但对于抑制二氢叶酸还原酶的药物(如甲氨蝶呤、乙胺嘧啶等)所致的巨幼细胞贫血,叶酸无效,必须口服或肌内注射亚叶酸钙。

【不良反应及防治】

不良反应较少。长期服用叶酸可出现恶心、厌食、腹胀等胃肠道反应。

【相互作用】

1. 甲氨蝶呤、乙胺嘧啶、甲氧苄啶等能对抗叶酸的作用。
2. 维生素C可抑制叶酸的吸收。

维生素B_{12}

维生素B_{12}(vitamin B_{12},氰钴胺)属于水溶性B族维生素,广泛存在于动物内脏、牛奶、蛋黄中,是核苷酸合成的重要辅酶,参与叶酸代谢。正常人每日需维生素B_{12}仅1 μg。口服维生素B_{12}必须与胃壁细胞分泌的内因子结合成复合物后才能吸收,当内因子缺乏时,会影响维生素B_{12}吸收,引起恶性贫血,需要终生注射维生素B_{12}。

【药理作用】

维生素B_{12}为细胞发育成熟和维持神经组织髓鞘完整性所必需的物质。

1. 参与叶酸循环利用　维生素B_{12}促使同型半胱氨酸甲基化成甲硫氨酸和5-甲基四氢叶酸变成四氢叶酸,促进四氢叶酸循环利用。维生素B_{12}缺乏可引起与叶酸缺乏相似的巨幼细胞贫血。

2. 维持有鞘神经纤维功能　维生素B_{12}促进甲基丙二酰辅酶A转变为琥珀酸辅酶A,后者进入三羧酸循环。当维生素B_{12}缺乏时,甲基丙二酰辅酶A积聚,导致异常脂肪酸合成,影响正常神经髓鞘脂质的合成,引起有髓鞘神经纤维功能障碍,出现神经损害症状。

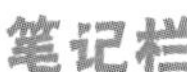

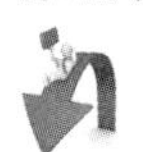

【临床应用及评价】

注射给药主要用于治疗恶性贫血或与叶酸合用以治疗巨幼细胞贫血，还可用于治疗神经炎、肝炎、肝硬化、日光性皮炎、再生障碍性贫血、白细胞减少症、粒细胞减少症等。

【不良反应及防治】

偶尔见皮疹、腹泻、高尿酸血症等。巨幼细胞贫血患者应在给予本品后 48 h 查血钾浓度，避免并纠正低钾血症。痛风患者慎用。有过敏史者禁用。

【相互作用】

1. 维生素 B_{12}不宜与氯霉素及维生素 C 合用，因氯霉素能对抗本品的造血作用，维生素 C 可使本品血清浓度降低。

2. 氯霉素、氨基糖苷类抗生素、苯巴比妥、苯妥英钠等药物可减少维生素 B_{12}的吸收，降低其疗效。

重组人红细胞生成素

重组人红细胞生成素（recombinant human erythropoietin）为一种糖蛋白激素，能刺激红系干细胞增殖和分化，促进红细胞成熟。本品适用于慢性肾功能不全所致的贫血，也用于围术期。其主要不良反应是血压升高及注射部位血栓形成，用药期间应严格监测血压、血细胞比容及血清铁含量。孕妇禁用。癫痫患者、脑血栓患者慎用。合并感染者，宜控制感染后再使用本品。

腺苷钴胺

腺苷钴胺（cobamamide）为氰钴型维生素 B_{12}的同类物，为细胞合成核苷酸的重要辅酶，参与体内甲基转换及叶酸代谢，促进甲基叶酸还原为四氢叶酸；也参与三羧酸循环，对神经髓鞘中脂蛋白的形成非常重要，可使巯基酶处于活性状态，从而广泛参与蛋白质及脂肪代谢。本品能促进红细胞的发育与成熟，为完整形成神经鞘脊髓纤维和保持消化系统上皮细胞功能的必需物质。本品肌内注射吸收快而且完全，临床主要用于巨幼细胞贫血、营养不良性贫血、妊娠期贫血、多发性神经炎、神经根炎、三叉神经痛、坐骨神经痛、神经麻痹；也可用于营养性神经疾患、放射线和药物引起的白细胞减少症。不良反应少，偶尔引起过敏反应，长期用药会导致缺铁性贫血，用药后期应注意补充铁制剂。本品遇光易分解，溶解后应尽快使用。

第二节　促进白细胞增生药

临床上常用的促进白细胞增生药有重组人粒细胞集落刺激因子（granulocyte colony stimulating factor，G-CSF）、粒细胞-巨噬细胞集落刺激因子（granulocyte-macrophage colony stimulating factor，GM-CSF）、肌苷（inosine）、腺嘌呤（adenine）、利血生（leucogen）等。促进白细胞增生药见表 16-1。

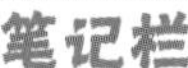
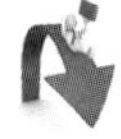

表 16-1　促进白细胞增生药

常用药物	药理作用特点	临床应用
重组人粒细胞集落刺激因子(非格司亭)	采用 DNA 重组技术制备的人粒细胞集落刺激因子,可刺激粒细胞集落形成单位,调节中性粒细胞分化成熟,促使成熟中性粒细胞释放入血,同时增强其趋化性和吞噬功能。不能与其他注射药物混合使用	用于治疗多种血液系统疾病,如骨髓移植、再生障碍性贫血、骨髓增生异常综合征、肿瘤化疗后的粒细胞缺乏症等
粒细胞-巨噬细胞集落刺激因子(沙格司亭)	对不同阶段的血细胞增殖分化均有刺激作用,主要增加中性粒细胞和嗜酸性粒细胞	用于治疗放疗、化疗后的白细胞减少,也用于艾滋病、再生障碍性贫血、骨髓移植术后
肌苷	肌苷是腺嘌呤的前体物,能直接透过细胞膜进入体细胞,参与体内核酸代谢、能量代谢和蛋白质合成,有促进白细胞增生的作用。还可刺激体内产生抗体,并提高肠道对铁的吸收,活化肝功能,加速肝细胞修复	用于治疗各种原因引起的白细胞减少症、血小板减少症、各种心脏病、急性及慢性肝炎、肝硬化等
腺嘌呤	腺嘌呤是核酸的组成成分,参与遗传物质的合成。能促进白细胞增生,使白细胞数目增加	防治各种原因引起的白细胞减少症,特别是用于肿瘤化疗引起的白细胞减少症,也用于急性粒细胞减少症
利血生	利血生是半胱氨酸的衍生物,具有促进骨髓内粒细胞生长和成熟的作用,刺激白细胞及血小板增生	用于治疗各种原因引起的白细胞减少症、再生障碍性贫血等

第三节　促凝血药

促凝血药又称为止血药,是促进血液凝固,使出血停止的药物。促凝血药作用于凝血系统、纤溶系统,按照其作用机制可分为促进凝血因子生成药、抗纤维蛋白溶解药、凝血因子制剂及促进血小板生成药。凝血系统、纤溶系统及药物作用部位见图 16-1。

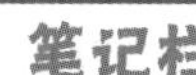

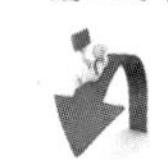

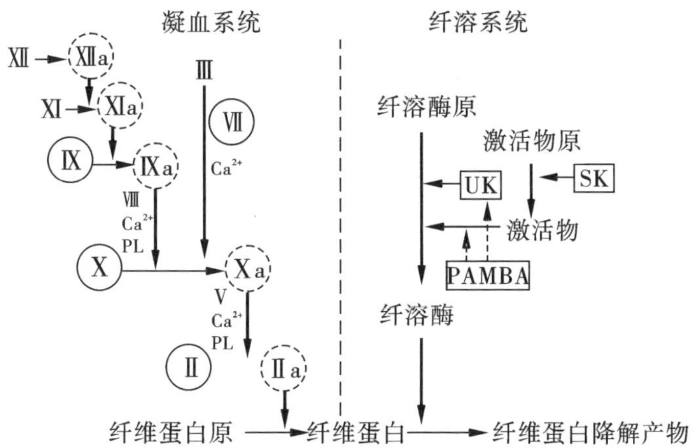

○内为维生素K促进生成的凝血因子　←表示促进

◌内为肝素促进灭活的凝血因子　←--表示抑制

PL:血小板磷脂　PAMBA:氨甲苯酸　UK:尿激酶　SK:链激酶

图 16-1　凝血系统、纤溶系统及药物作用部位

一、促进凝血因子生成药

维生素 K

维生素 K(vitamin K)包括维生素 K_1、维生素 K_2、维生素 K_3 和维生素 K_4。维生素 K_1 来自于绿叶植物或谷物,维生素 K_2 来自腐败鱼粉或由肠道细菌产生,均为脂溶性,需胆汁协助吸收。维生素 K_3、维生素 K_4 为人工合成品,均为水溶性,不需要胆汁协助即可吸收。

【药理作用】

维生素 K 参与肝凝血因子Ⅱ、Ⅶ、Ⅸ、Ⅹ的合成,产生有生物活性的凝血因子,缺乏时导致上述凝血因子合成受阻、凝血功能障碍。

【临床应用及评价】

1. 防治维生素 K 缺乏引起的出血

(1)维生素 K 吸收障碍　如梗阻性黄疸、胆瘘及慢性腹泻,因肠道胆汁缺乏致使肠道维生素 K 吸收受阻,引起出血。

(2)维生素 K 合成障碍　如早产儿、新生儿和长期应用广谱抗生素的患者,因肠道缺乏产生维生素 K 的大肠埃希氏菌,故不能合成维生素 K_2。

(3)凝血酶原过低的出血　长期应用香豆素类、水杨酸类等药物,因阻断维生素 K由环氧型向氢醌型转化,使肝内凝血酶原合成减少而引起低凝血酶原血症。本品对先天性或严重肝病所致的低凝血酶原血症无效。

2. 其他　维生素 K 可缓解胃肠平滑肌痉挛引起的疼痛,如胆石症、胆绞痛、胆道蛔虫性绞痛。大剂量维生素 K_1 可用于解救抗凝血类灭鼠药[敌鼠钠、大隆(溴鼠灵)、溴敌隆等]中毒。

笔记栏

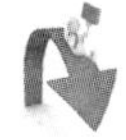

【不良反应及防治】

1. 胃肠道反应　维生素 K_3 或维生素 K_4 口服刺激性强，易引起恶心、呕吐等胃肠道反应。

2. 溶血性贫血　较大剂量维生素 K_3、维生素 K_4 可致新生儿及早产儿溶血性贫血、高胆红素血症及黄疸。葡萄糖-6-磷酸脱氢酶缺乏者使用维生素 K_3 可诱发急性溶血性贫血。

3. 其他　维生素 K_1 静脉注射太快，可产生面部潮红、呼吸困难、胸痛、虚脱。本品以肌内注射为宜。

【相互作用】

1. 双香豆素类与维生素 K 有相互拮抗作用。
2. 庆大霉素及克林霉素可使维生素 K 失效。
3. 水杨酸类、磺胺类、奎宁、奎尼丁等可降低维生素 K 的药效。
4. 维生素 K 与维生素 C、维生素 B_{12}、右旋糖酐之间有配伍禁忌。

二、抗纤维蛋白溶解药

临床常用的抗纤维蛋白溶解药有氨甲苯酸(止血芳酸)、氨甲环酸(止血环酸)、氨基已酸等，可抑制纤溶酶原的活化，对抗纤维蛋白溶解。本类药物适用于不同原因引起的纤溶活性过高所致的出血，还可用于链激酶和尿激酶过量引起的出血，也可作为术前用药以减少术中出血，但对癌症出血及创伤出血无明显作用。过量可致血栓形成，诱发心肌梗死。其中氨甲环酸作用较强，不良反应少，可通过血脑屏障，用于颅内纤溶亢进性出血；氨基已酸作用最弱，但生物利用度高。

三、凝血因子制剂

凝血酶

凝血酶(thrombin)是从猪、牛血中提取并精制而成的制剂，可使纤维蛋白原转变为纤维蛋白，发挥止血作用。本品用于止血困难的小血管、毛细血管及实质性脏器出血，也用于外伤、手术、口腔、泌尿道及消化道等部位的出血。局部止血时，用 0.9% 氯化钠注射液溶解成 50 ~ 1 000 U/mL 溶液喷雾或敷于创面。

巴曲酶

巴曲酶(batroxobin)能促进纤维蛋白原分解，产生抑制血栓形成的作用；还可促进纤溶酶的生成，增强溶解血栓的作用；兼有降低血液黏稠度、抑制红细胞凝集和沉降、增强红细胞的变形能力及血管通过性、降低血管阻力、改善微循环等作用。本品溶栓作用快，使缺血部位功能恢复，从而达到治疗和防止复发的效果。其作用快、疗效高、安全性好，在临床上用于急性缺血性脑血管疾病或伴有缺血性症状的闭塞性血栓脉管炎、闭塞性动脉硬化症。

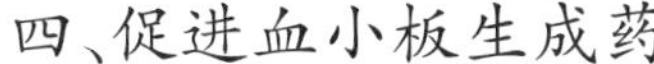

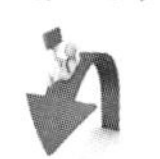

四、促进血小板生成药

酚磺乙胺

酚磺乙胺(etamsylate,止血敏)能使血小板数量增加,并增强血小板的凝集和黏附力,促进凝血活性物质的释放,从而产生止血作用;还能降低毛细血管通透性,收缩血管,缩短出血时间。本品作用快速,静脉注射后 1 h 作用最强,一般可维持 4 ~6 h。其在临床上用于防治手术前后及血小板减少性紫癜引起的出血。不良反应少,静脉注射后偶可致过敏性休克。用药时应注意不可将本品与氨基己酸、氨基酸、碳酸氢钠混合使用,但可以与维生素 K 合用。

第四节　抗凝血药

抗凝血药是指能通过影响凝血过程的某些环节而阻止血液凝固,或能促进纤溶过程而溶解已形成血栓的药物。抗凝血药根据作用机制不同可分为抑制凝血过程药、促进纤维蛋白溶解药及抗血小板药。

临床用药实例 16-2

患者,男性,65 岁。患高血压病 17 年,2 d 前感到右侧肢体发麻,逐渐出现运动无力,今晨起自感眩晕、视物模糊,说话不流利,随即出现右侧肢体瘫痪。医生诊断为脑血栓。住院治疗的抗凝血方案:5 000 U 肝素溶于 0.9% 氯化钠注射液 100 mL 中于 60 min 内滴完,以后每 24 h 用 1 万 ~2 万 U 肝素溶于 0.9% 氯化钠注射液 1 000 mL 中持续静脉滴注,滴速为 20 滴/min,连用 5 d;尿激酶 2 万 U/次,2 次/d,静脉注射,3 d 后改为 1 次/d。第 1 天口服华法林 10 mg,自第 2 天起改为 5 mg,1 次/d。

问题:①上述抗凝血治疗方案中使用肝素、尿激酶及华法林的目的分别是什么?②治疗过程中应监测哪些指标?

一、抑制凝血过程药

肝素

肝素为强酸性高分子化合物,带有大量负电荷,不易通过生物膜。

【药理作用】

1. 抗凝血　抗凝血酶Ⅲ(antithrombin Ⅲ,AT-Ⅲ)可与凝血因子Ⅱa、Ⅸa、Ⅹa、Ⅺa、Ⅻa 相结合,形成复合物而使其灭活。肝素可增强 AT-Ⅲ的作用,延长凝血时间、

笔记栏

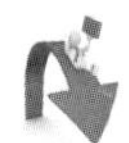

凝血酶时间、凝血酶原时间。大分子量肝素能抑制血小板聚集和释放。小分子量肝素与血管内皮有较强的亲和力，增强血管内皮表面的抗血栓特性。本品作用特点：①在体内、外均有抗凝作用；②作用迅速而强大；③口服无效，宜静脉注射或皮下注射给药。

2. 调节血脂　肝素促使血管内皮释放脂蛋白酯酶和三酰甘油酶，使乳糜微粒和低密度脂蛋白中的三酰甘油水解而降低血脂。

3. 其他　肝素还具有抗血小板聚集、抗平滑肌细胞增殖、抗炎作用。

【临床应用及评价】

1. 防治血栓栓塞疾病　如深静脉血栓、肺栓塞、脑梗死、急性心肌梗死等，防止血栓进一步形成和扩大。但对已形成的血栓无效。

2. 对抗弥散性血管内凝血　肝素用于各种原因引起的弥散性血管内凝血早期，可防止因过度消耗凝血因子，继发纤溶亢进而引起出血。

3. 其他　肝素用于体外循环、器官移植、心血管手术、心导管检查、血液透析及血样标本的体外抗凝。

【不良反应及防治】

1. 自发性出血　系肝素过量所致。表现为黏膜出血、关节腔积血、伤口出血等。应用过程应不断监测部分凝血激酶时间，若 APTT>100 s，表明药物过量。一旦发生出血，应停用肝素，缓慢静脉注射肝素特异性解毒剂硫酸鱼精蛋白。硫酸鱼精蛋白带有阳电荷，可与肝素结合后形成稳定的复合物，使肝素失去抗凝作用。每 1 mg 硫酸鱼精蛋白可中和 100 U 肝素，每次剂量不可超过 50 mg。

2. 过敏反应　肝素偶尔引起皮疹、哮喘、发热等过敏反应。

3. 其他　连续应用肝素 3 ~6 个月，可引起骨质疏松、自发性骨折、脱发及短暂性血小板减少症；孕妇应用肝素可引起早产及胎儿死亡。肝素预防性应用时不超过 5 ~7 d。如果持续给予肝素，停药后宜持续口服抗凝药，因为停药后 ATⅢ尚未恢复正常，患者有血栓形成的危险。肝肾功能不全，有出血倾向、溃疡病、严重高血压，妊娠、先兆流产及产后，外伤手术后等禁用。

【相互作用】

1. 肝素与华法林、阿司匹林、肾上腺皮质激素、吲哚美辛、布洛芬、右旋糖酐等合用能增加出血的危险性。

2. 氨基糖苷类抗生素、红霉素、头孢菌素、万古霉素、甲巯咪唑、丙硫氧嘧啶能加强肝素的作用。四环素、洋地黄类药物、抗组胺药与肝素有拮抗作用。

3. 肝素为强酸性药物，遇碱性药物失效。

依诺肝素（enoxaparin）、替地肝素（tedelparin）等为低分子量肝素，由普通肝素直接分离或降解而得，其分子量越低，抗凝血因子Ⅹa 活性越强。但凝血因子Ⅹa 活性对凝血酶及其他凝血因子影响不大，这样就使抗血栓作用与出血作用分离，保持了肝素的抗血栓作用而降低了出血的危险；可促进组织型纤溶酶原激活物释放，有助于血栓溶解；生物利用度高，$t_{1/2}$长，静脉注射可维持 12 h，皮下注射 1 次/d 即可，使用方便。

香豆素类

香豆素类药物包括双香豆素（dicoumarol）、双香豆素乙酯（ethyl biscoumacetate，新

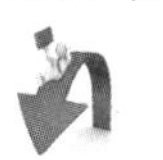

双香豆素)、醋硝香豆素(acenocoumarol,新抗凝)、华法林(warfarin,苄丙酮香豆素钠)等。

【临床药动学】

双香豆素口服吸收不完全且不规则,血浆蛋白结合率为 90%~99%,$t_{1/2}$为 24~60 h,主要在肝代谢。华法林口服吸收迅速而完全,生物利用度近于 100%,血浆蛋白结合率为 99.4%,口服后 12~24 h 起效,1~3 d 血药浓度达峰值,作用持续 2~5 d。醋硝香豆素作用维持时间很短,为 1.5~2.0 d。双香豆素乙酯作用最快,维持时间及 $t_{1/2}$最短。

【药理作用】

本品为维生素 K 竞争性拮抗药,在肝中抑制维生素 K 由环氧型向氢醌型转化,阻止其循环利用,影响依赖于维生素 K 的凝血因子Ⅱ、Ⅶ、Ⅸ、Ⅹ的合成,对已形成的凝血因子无作用,只有待体内已合成的上述凝血因子耗竭后才能发挥作用。其作用特点:①仅体内有效,无体外抗凝血作用;②抗凝作用缓慢而持久;③口服有效。

【临床应用及评价】

香豆素类药物用于防治血栓栓塞性疾病,可防止血栓形成和发展,多采用序贯疗法,即先用肝素再用香豆素类;也可用于防止心肌梗死的血栓复发。用药过程中必须监测凝血酶原时间,以确定剂量。停药后抗凝作用将持续数日。

【不良反应及防治】

过量可引起自发性出血,常见鼻腔及牙龈出血、皮肤瘀斑及内脏出血,应立即停药,用维生素 K 对抗或输新鲜血。本品有致畸作用,禁忌证同肝素。用药过程中应避免食用富含维生素 K 的食物(卷心菜、莴苣、菠菜、豆豉等)。

【相互作用】

1. 血浆蛋白结合率高的药物(如阿司匹林)、药酶抑制剂(如氯霉素)能增强香豆素类作用。

2. 药酶诱导剂(如苯巴比妥、利福平等)能加速香豆素类的代谢,减弱其抗凝血作用。

二、促进纤维蛋白溶解药

链激酶

链激酶(streptokinase,SK,溶栓酶)是从 β-溶血性链球菌培养液中提取而来,口服无效,必须静脉注射。本品与内源性纤溶酶原结合成复合物,使纤溶酶原变为纤溶酶,纤溶酶水解血栓中的纤维蛋白而使血栓溶解。本品临床应用于新形成的血栓,也用于心肌梗死的早期治疗。主要不良反应是出血,具有抗原性,易引起过敏反应,可用糖皮质激素纠正。

尿激酶

尿激酶(urokinase,UK)直接使纤溶酶原转化为纤溶酶而起溶栓作用。无抗原性,

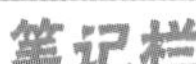
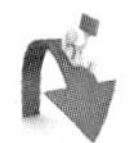

可用于链激酶过敏者。本品必须随配随用。在尿激酶溶栓治疗 24 h 后可以加用阿司匹林，既可以增加溶栓效果，又不显著增加出血率。不良反应及禁忌证同链激酶。

三、抗血小板药

阿司匹林

小剂量阿司匹林（aspirin，乙酰水杨酸）能抑制环加氧酶活性，减少血栓素 A_2 合成，抑制血小板的聚集和释放反应，对抗血栓形成。每日口服 75 mg 的阿司匹林即可产生较强的抗血小板作用。本品在临床上用于预防心血管疾病发作、术后血栓形成等。其与双嘧达莫合用，效果较好。不宜与碳酸氢钠合用，以免降低疗效。

双嘧达莫

双嘧达莫（dipyridamole，潘生丁）能抑制血小板中磷酸二酯酶的活性，使血小板内环腺苷酸含量增加，增强内源性前列环素活性，抑制血小板的黏附和聚集，降低血液黏度，防止血栓的形成，对出血时间无影响。本品扩张冠状动脉作用最强，在临床上用于防治血栓栓塞性疾病及缺血性心脏病。其单独应用作用较弱，与阿司匹林合用，疗效较好。其与华法林合用，可防止心脏瓣膜置换术后血栓形成。

噻氯匹定

噻氯匹定（ticlopidine，氯苄噻啶）为强效血小板抑制药，能抑制血小板聚集和释放，防止血栓形成和发展。本品在临床上用于预防急性心肌梗死、脑血管和外周动脉栓塞性疾病。

课后练习

一、单项选择题

1. 关于铁制剂，下列叙述错误的是（　　）

A. 氨基酸妨碍铁的吸收　　B. 浓茶妨碍铁的吸收

C. 抗酸药妨碍铁的吸收　　D. 四环素妨碍铁的吸收

E. 胃酸促进铁的吸收

2. 治疗长期慢性失血所致贫血宜选用（　　）

A. 叶酸　　B. 维生素 B_{12}

C. 硫酸亚铁　　D. 叶酸+维生素 B_{12}

E. 维生素 K

3. 维生素 K 的止血机制是（　　）

A. 抑制纤溶酶原的激活　　B. 促进血管收缩

C. 参与凝血因子Ⅱ、Ⅶ、Ⅸ、Ⅹ的合成　　D. 参与凝血因子Ⅷ、Ⅹ、Ⅺ、Ⅻ的合成

E. 促进抗凝血酶Ⅲ的抗凝作用

4. 肝素及华法林均可用于（　　）

A. 弥散性血管内凝血　　B. 防治血栓栓塞性疾病

C. 体外循环　　D. 溶解血栓

E. 血液的保存

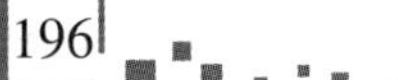

5. 关于华法林的叙述，下列哪项是错误的（　　）
A. 口服有效
B. 起效缓慢，但作用持久
C. 对已合成的凝血因子无对抗作用
D. 体内、外均有抗凝作用
E. 体内有抗凝作用

二、简答题

1. 简述维生素K的临床应用。

2. 肝素、华法林在抗凝作用机制、临床应用、主要不良反应、过量中毒的解救药等方面有何异同点？

（王中晓）

第十七章 内分泌及代谢性疾病的临床用药

临床任务

熟悉临床治疗糖尿病药物的分类,掌握胰岛素的药理作用、临床应用、不良反应及防治;熟悉口服降血糖药的临床用药特点,抗甲状腺功能亢进药的分类、适应证,防治骨质疏松药物的分类及特点。

第一节 糖尿病的临床用药

降血糖药有胰岛素和口服降血糖药两大类。胰岛素降血糖作用强,主要用于1型糖尿病及2型糖尿病伴并发症时。口服降血糖药包括磺酰脲类、双胍类、α-葡萄糖苷酶抑制剂、胰岛素增敏药、餐时血糖调节剂等,作用较弱,适用于2型糖尿病。

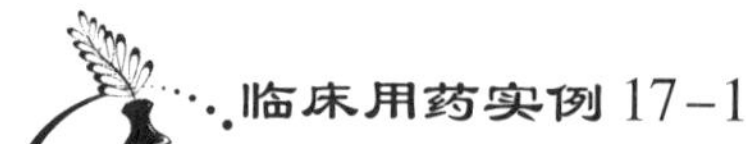

患者,女性,40岁。主诉口渴多饮、多食、多尿,伴无力,心悸1个月余。体格检查:血压125/85 mmHg,体重93 kg,血糖10.6 mmol/L。诊断为2型糖尿病(肥胖型)。医生为其开具了下列处方。

格列齐特片 80 mg×60片。

用法:80 mg/次,2次/d,餐前半小时口服。

问题:①此处方是否合理?②为什么?

一、胰岛素

胰岛素(insulin)由胰岛B细胞分泌,目前可通过重组DNA技术合成,加入碱性蛋白质(如精蛋白)和锌,可使其等电点接近体液pH值,降低溶解度,提高稳定性。常用胰岛素制剂分类和用法见表17-1。

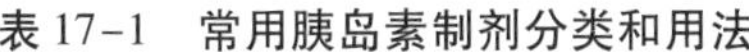
笔记栏
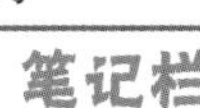

表 17-1 常用胰岛素制剂分类和用法

分类	药物	给药途径	给药时间	作用时间(h)		
				开始	高峰	持续
速效	普通胰岛素 (regular insulin,RI)	静脉	急救	立即	0.5	2.0
		皮下	餐前 0.5 h	0.5~1.0	2.0~4.0	6.0~8.0
	半慢胰岛素锌混悬液 (semilente insulin)	皮下	餐前 0.5 h	1.0~2.0	4.0~6.0	12.0~16.0
中效	低精蛋白锌胰岛素 (neutral protamine hagedorn,NPH)	皮下	早餐或晚餐前 1.0 h	2.0~4.0	8.0~12.0	18.0~24.0
	珠蛋白锌胰岛素 (globin zinc insulin,GZI)	皮下	早餐或晚餐前 1.0 h	3.0~4.0	6.0~10.0	12.0~18.0
	慢胰岛素锌混悬液 (lente insulin)	皮下	早餐或晚餐前 1.0 h	2.0~3.0	8.0~12.0	18.0~24.0
长效	精蛋白锌胰岛素 (protamine zinc insulin,PZI)	皮下	早餐或晚餐前 1.0 h	3.0~6.0	16.0~18.0	24.0~26.0

单组分人胰岛素(中性人胰岛素)是一种新型胰岛素制剂,是通过 DNA 重组技术制得,给药后 0.5 h 起效,2.5~5.0 h 血药浓度达峰值,持续约 8.0 h,适用于对其他胰岛素过敏或胰岛素抵抗患者。

【药理作用】

1. 促进全身组织对葡萄糖的摄取和利用,并抑制糖原的分解和糖原异生。
2. 促进脂肪的合成与贮存,使血中游离脂肪酸减少,同时抑制脂肪的氧化分解。
3. 促进细胞对氨基酸的摄取和蛋白质的合成,同时抑制蛋白质的分解。
4. 激活 Na^{+}-K^{+}-ATP 酶,促进 K^{+} 内流,增加细胞内 K^{+} 浓度。

【临床应用及评价】

1. 治疗糖尿病　①1 型糖尿病,胰岛素为唯一的治疗药物,且必须终生用药;②2 型糖尿病,经饮食控制及口服降血糖药治疗无效者;③糖尿病发生各种急性或严重并发症者,如酮症酸中毒、非酮症高血糖性昏迷;④糖尿病合并重症感染、消耗性疾病、高热、妊娠、创伤、手术等情况时。

2. 纠正细胞内缺钾　将葡萄糖、胰岛素、氯化钾配制成极化液,用于心肌梗死早期,防止心肌病变引起的心律失常。

【不良反应及防治】

1. 低血糖反应　较常见,为胰岛素过量所致。患者表现为饥饿、头晕、出冷汗、心悸、烦躁、惊厥甚至昏迷。患者应随身携带糖块,严重者需要静脉注射葡萄糖。

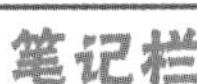

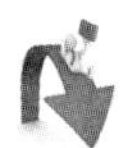

2. 过敏反应　多发生于使用不纯的制剂，但随着近年来广泛应用高纯度制剂或人用胰岛素，其发生率已经很低。

3. 局部反应　表现为注射部位的皮下脂肪增生，更换注射部位可减少此反应。

4. 胰岛素抵抗　胰岛素抵抗是指患者每日需要剂量在 100～200 U 以上，可分为急性和慢性两种。急性胰岛素抵抗可由各种并发症（如感染、创伤、手术、情绪激动等）引起，迅速有效控制并发症可减少其发生。慢性胰岛素抵抗成因较复杂，可能与胰岛素抗体的产生或胰岛素受体数量变化有关，可通过高纯度胰岛素并适当调整剂量而改善或于数月至 1 年内自行消失。

【用法】

不同的糖尿病患者对胰岛素制剂的反应有很大差异性，个性化用药十分重要，胰岛素的常用量为 0.6～0.7 U/(kg · d)。其剂量应按尿糖超过正常标准的总量来调整，尿糖每超过 2～4 g 给胰岛素 1 U，轻型病例 20 U/d 以下；中型病例 20～40 U/d；重型病例 40 U/d 以上；昏迷患者，可用 100 U 胰岛素与葡萄糖 50～100 g 一同静脉注射。

【相互作用】

1. 噻嗪类、呋塞米等能够抑制内源性胰岛素分泌。

2. 糖皮质激素、甲状腺激素、雌激素、口服避孕药、肾上腺素、苯妥英钠等可降低胰岛素的降血糖作用。

3. 雄激素、同化激素等可增强胰岛素的降血糖作用。

4. 水杨酸盐、磺胺类、抗凝血药、甲氨蝶呤等可与胰岛素竞争血浆蛋白，增强其降血糖作用。

5. 应避免胰岛素与 β 受体阻断药合用，因后者可阻断低血糖时的代偿性升血糖反应，并掩盖心率加快等早期低血糖症状。

【禁忌证】

急性肝炎、溶血性黄疸、肝硬化、低血糖、胰腺炎、肾病患者禁用。

二、口服降血糖药

本类药物具有口服有效、使用方便的特点，但因其作用慢而弱，不能完全取代胰岛素。只适用于单用饮食控制不能获满意疗效的轻、中型糖尿病患者。

（一）磺酰脲类

磺酰脲类是一类最常用的治疗 2 型糖尿病药物，第一代有严重的不良反应，现在临床上主要应用第二、三代，其体内过程见表 17-2。

【作用机制】

①主要是通过刺激胰岛 B 细胞释放胰岛素而降低血糖；②抑制胰高血糖素的分泌，使血糖水平降低；③降低胰岛素代谢，提高靶细胞对胰岛素的敏感性，增加靶细胞膜上胰岛素受体的数目和亲和力等，从而增强胰岛素的作用。

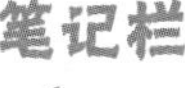

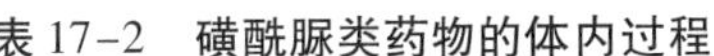

表 17-2 磺酰脲类药物的体内过程

药物	持续时间(h)	代谢形式
甲苯磺丁脲(tolbutamide,D860)	6～10	肝代谢
氯磺丙脲(chlorpropamide)	30～60	肾排泄
格列本脲(glibenclamide,优降糖)	12～24	肝代谢
格列吡嗪(glipizide,美吡达)	12～24	肝代谢
格列齐特(gliclazide,达美康)	24	肝代谢
格列美脲(glimepiride,万苏平)	24	肝代谢

【临床应用及评价】

1. 糖尿病　本类药物用于单用饮食控制无效且胰岛功能尚存的2型糖尿病患者。对胰岛素抵抗者,本类药物可通过刺激内源性胰岛素分泌而减少胰岛素的用量。

2. 尿崩症　只用氯磺丙脲,可使尿崩症患者尿量明显减少。

【不良反应及防治】

本类药物毒性较低,不良反应包括胃肠道反应、过敏反应、低血糖反应、中枢神经系统反应。氯磺丙脲和格列本脲可引起持久性低血糖,甚至导致不可逆性脑损伤或死亡,不多见但应警惕。大剂量氯磺丙脲可引起精神错乱、嗜睡、眩晕、共济失调等,应严格控制剂量。长期应用本类药物必须定期检查血常规和肝功能。肝肾功能不全、过敏者、白细胞减少、糖尿病并发酸中毒、急性感染、妊娠期及哺乳期妇女禁用。

【相互作用】

磺胺类、青霉素、保泰松、吲哚美辛、双香豆素等与磺酰脲类药物竞争血浆蛋白,使后者降血糖作用增强而易引起低血糖反应。氯丙嗪、糖皮质激素、噻嗪类利尿药、口服避孕药则可降低磺酰脲类药物的降血糖作用。

(二)胰岛素增敏药

胰岛素增敏药包括罗格列酮(rosiglitazone)、赛格列酮(ciglitazone)、吡格列酮(pioglitazone)、恩格列酮(englitazone)等。

本类药物主要通过增加肌肉及脂肪组织对胰岛素的敏感性而发挥降血糖作用。其在临床上主要用于其他降血糖药疗效不佳的2型糖尿病,尤其是对胰岛素抵抗者。本品可单用,亦可与磺酰脲类或胰岛素联合应用。胰岛素增敏药具有良好的安全性,低血糖发生率低,不良反应主要为嗜睡、水肿、头痛、肌肉和骨骼痛、消化道症状(恶心、呕吐、腹泻)等。

(三)双胍类

常用的双胍类药物有甲福明(metformin,二甲双胍)。

【作用机制】

①促进组织特别是肌肉组织对葡萄糖的摄取和利用、抑制葡萄糖在肠道的吸收、抑制糖异生而降低血糖;②增加胰岛素与受体的结合能力、抑制胰高血糖素的释放而降低血糖。

笔记栏

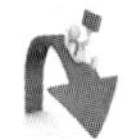

【临床应用及评价】

双胍类药物主要用于治疗2型糖尿病，尤其是肥胖患者和单用饮食控制无效的患者。其与磺酰脲类或胰岛素合用，可增强疗效。

【不良反应及防治】

大剂量可引起吸收不良，易导致维生素 B_{12} 及叶酸缺乏，严重时可发生乳酸血症、酮血症等严重不良反应。肝肾功能不全者更易发生。目前欧、美等国家已禁用双胍类药物。

(四) α-葡萄糖苷酶抑制药

α-葡萄糖苷酶抑制剂有阿卡波糖(acarbose)、伏格列波糖(voglibose)、米格列醇(miglitol)等。

【作用机制】

α-葡萄糖苷酶可使淀粉类分解为麦芽糖，进而转化为葡萄糖。本类药物通过竞争性抑制α-葡萄糖苷酶，使淀粉转化为葡萄糖的速度减慢，并延缓及减少葡萄糖的吸收，从而有效降低餐后血糖。

【临床应用及评价】

本品用于葡萄糖耐量降低的轻症糖尿病患者及磺酰脲类、双胍类控制餐后血糖不理想的患者。既可单独应用，也可与其他降血糖药合用。

【不良反应及防治】

主要不良反应为胃肠道反应，溃疡病患者慎用。妊娠期、哺乳期妇女及有明显消化、吸收障碍者禁用。

(五) 餐时血糖调节剂

瑞格列奈(repaglinide，诺和龙)是一种促胰岛素分泌药，最大的优点是能够模拟胰岛素的生理性分泌。其作用比格列本脲强3～5倍，低血糖反应较磺酰脲类药物少。口服给药15 min起效，1 h内血药浓度达峰值，$t_{1/2}$约为1 h，通过胆汁排泄。本品在临床上主要用于治疗2型糖尿病患者和胰岛素抵抗者，糖尿病合并肾病者也可应用。主要不良反应为嗜睡、水肿、头疼、胃肠刺激症状等。

第二节　甲状腺功能亢进症的临床用药

常用的抗甲状腺功能亢进药有硫脲类、碘和碘化物、放射性碘及β受体阻断药四类。

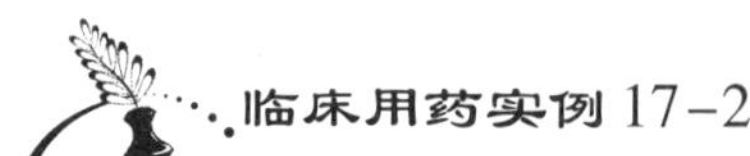

患者，男性，50岁。因燥热、多汗、心悸、易激怒就诊。体格检查：甲状腺Ⅰ度肿大；血清学检查：血清总三碘甲腺原氨酸7.3 nmol/L(正常参考值1.6～3.0 nmol/L)；血清总甲状腺素386 nmol/L(正常参考值

笔记栏
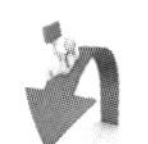

65～155 nmol/L);游离三碘甲腺原氨酸 43.1 pmol/L(正常参考值6.0～11.4 pmol/L);游离甲状腺素 69.2 pmol(正常参考值 10.3～25.7 pmol/L)。医生诊断为甲状腺功能亢进症。医生为其开具了下列处方,待基础代谢率稳定后,择期手术。

(1)丙硫氧嘧啶　0.1 g×30 片。

用法:0.1 g/次,3 次/d,口服。

(2)普萘洛尔　10 mg×30 片。

用法:10 mg/次,3 次/d,口服。

(3)地西泮　5 mg×10 片。

用法:5 mg/次,每晚 1 次,口服。

问题:①此处方是否合理?为什么?②患者术前 2 周还需要加服何药?试说明原因。

一、硫脲类药

硫脲类药临床最为常用,可分为:①硫氧嘧啶类,包括甲基硫氧嘧啶(methylthiouracil,MTU)、丙基硫氧嘧啶(propylthiouracil,PTU);②咪唑类,包括甲巯咪唑(thiamazole,他巴唑)、卡比马唑(carbimazole,甲亢平)。

【药理作用】

1. 抑制甲状腺激素的合成　一般用药 3～4 周后症状开始减轻,1～3 个月基础代谢率恢复正常。

2. 抑制外周组织甲状腺素转化为三碘甲腺原氨酸　如丙基硫氧嘧啶。

3. 抑制甲状腺免疫球蛋白的生成　甲状腺功能亢进与异常免疫反应有关,硫脲类药使甲状腺免疫球蛋白生成减少,故对甲状腺功能亢进症有病因治疗作用。

【临床应用及评价】

1. 内科治疗　硫脲类药适用于轻症、不宜手术或应用放射性碘治疗者。治疗开始时应给予大剂量硫脲类药,以抑制甲状腺激素合成,经 1～3 个月症状显著减轻,待基础代谢率接近正常时,药量即可递减,直至维持量,疗程为 1～2 年。

2. 术前准备　甲状腺次全切除术前应先用硫脲类药使甲状腺功能接近正常,以减少麻醉及手术后并发症,防止甲状腺危象的发生。必须在术前 2 周加服大剂量碘剂,使甲状腺缩小、变硬,手术时出血减少,以利手术进行。

3. 甲状腺危象的辅助治疗　一旦发生甲状腺危象,应及时消除病因,同时给予大剂量碘剂抑制甲状腺激素释放,并立即应用大剂量硫脲类药(丙基硫氧嘧啶效果好)以阻止外周组织中的甲状腺素转化为三碘甲腺原氨酸。

【不良反应及防治】

硫脲类药最严重的不良反应为粒细胞缺乏,多出现在治疗后 2～3 个月,发生率高,老年人尤易发生,用药期间应定期检查血常规。用药后若患者出现咽痛、发热、肌痛、乏力、感染等现象,应立即停药,可恢复正常。长期应用时可引起甲状腺肿和甲状

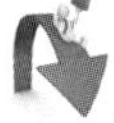
笔记栏

腺功能减退症，及时停药后可以自愈。偶尔见出血倾向，伴有凝血酶原缺乏者，可给予维生素 K 预防。孕妇慎用，哺乳期妇女、结节性甲状腺肿合并甲状腺功能亢进及甲状腺癌患者禁用。

【相互作用】

磺胺类、酚妥拉明、维生素 B_{12}、磺酰脲类等药物可抑制甲状腺功能并引起甲状腺肿大，如与硫脲类药合用，必须注意；碘剂能延缓硫脲类药的起效时间，一般不应同服；硫脲类药可使双香豆素类作用增强，导致出血。

二、碘和碘化物

常用药物有碘化钾（potassium iodide）、碘酸钾（potassium iodate）、复方碘溶液（Lugol's solution，卢戈液）。

【药理作用】

小剂量碘剂促进甲状腺激素合成，大剂量碘剂具有抗甲状腺作用。作用快而强，用药后 1 ~2 d 起效，10 ~15 d 达最大效应。应用大剂量碘剂的疗程不超过 2 周。

【临床应用及评价】

1. 防治碘缺乏病　小剂量的碘可防治碘缺乏所致的智力损害、单纯性甲状腺肿。缺碘地区在食盐中按 $1:10^5 \sim 1:10^4$ 的比例加入碘化钠或碘化钾，可有效地防止碘缺乏病的发生。

2. 甲状腺功能亢进症术前准备　在硫脲类药控制的基础上，于术前 2 周加用大剂量碘（常用复方碘溶液口服），可使腺体缩小变韧、血管减少，以利于手术。

3. 防治甲状腺危象　大剂量碘剂抑制甲状腺素、三碘甲腺原氨酸的释放，抗甲状腺作用快而强，可迅速控制症状。需在 2 周内逐渐停服，并同时应用硫脲类药。

【不良反应及防治】

可见过敏反应及诱发甲状腺功能紊乱。如有口腔及咽喉部烧灼感、金属味、齿及齿龈疼痛、流涎、鼻窦炎、眼结膜炎、剧烈头痛等症状，为慢性碘中毒的表现，停药后可消退。大量饮水和增加食盐用量，均能加速碘排泄。有碘过敏史者禁用。妊娠期、哺乳期妇女慎用。

三、放射性碘

甲状腺具有高度选择性聚碘能力，^{131}I 被甲状腺摄取后，可释放出 β 射线和 γ 射线。β 射线能够破坏甲状腺实质，使腺泡上皮破坏、萎缩、分泌减少，而很少波及周围组织，达到类似外科手术切除部分甲状腺的作用，具有简便、安全、疗效显著等优点。γ 射线在体外可测得，可用于测定甲状腺摄碘功能。^{131}I 在临床上用于治疗不宜手术或术后复发、硫脲类药治疗无效或过敏的甲状腺功能亢进症者。小剂量 ^{131}I 口服也可用于检查甲状腺功能。

剂量过大可致甲状腺功能低下，应严格掌握剂量，密切观察病情变化，一旦发生甲状腺功能低下，应补充甲状腺激素。^{131}I 对儿童有致癌作用，年龄小于 20 岁、妊娠期或哺乳期妇女、严重肝肾功能不全者及白细胞减少者禁用。

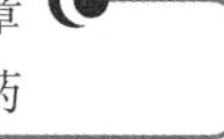
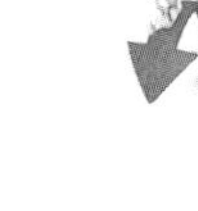

四、β受体阻断药

β受体阻断药(如普萘洛尔、阿替洛尔、美托洛尔等)可通过阻断 β_1 受体,能迅速减轻甲状腺功能亢进症患者的焦虑、震颤、窦性心动过速等症状,并可通过抑制甲状腺激素分泌及阻止外周组织甲状腺素转化为三碘甲腺原氨酸,从而发挥抗甲状腺功能亢进症作用。术前应用大剂量β受体阻断药可避免甲状腺充血,利于手术。但要注意β受体阻断药引起的心血管系统不良反应。

第三节　骨质疏松的临床用药

目前治疗骨质疏松的药物有三类:①骨吸收抑制剂,可以抑制破骨细胞活性,从而抑制骨吸收的药物,如双膦酸盐、雌激素、降钙素等;②骨形成促进剂,可以促进成骨细胞活性,从而刺激骨形成的药物,如氟化物、类固醇激素、甲状旁腺激素等;③骨矿化促进药,如钙制剂、维生素D等。

一、骨吸收抑制剂

1. 双膦酸盐　常用的双膦酸盐有羟乙膦酸钠(etidronate,依替膦酸二钠)、替鲁膦酸钠(tiludronate)、阿仑膦酸钠(alendronate)、利塞膦酸钠(risedronate)等。本类药物在临床上用于预防和治疗骨质疏松,特别适用于合并有高骨代谢的骨质疏松,是类固醇所致骨质疏松及不宜应用雌激素者的首选药。

本类药物可发生胃肠道反应,少数见腐蚀性食管炎等不良反应,多在用药后1个月内出现,餐前2 h服药及服后多饮水可减少发生。食管炎、食管狭窄、食管失弛缓症等禁用。

2. 雌激素　雌激素替代疗法是目前公认的防治绝经后骨质疏松的较好疗法。绝经期妇女以625 mg/d的剂量连服5年可使股骨颈骨折的危险性下降60%,但停药后骨质会迅速流失。

3. 雌激素受体调节剂　选择性雌激素受体调节剂是一类人工合成的结构类似雌激素的化合物,常用药物有他莫昔芬(tamoxifen)、雷洛昔芬(raloxifene)、屈洛昔芬(droloxifene)等。本类药物有双向性,既保留了雌激素对骨、心血管的保护作用,又不引起子宫内膜和乳腺细胞增生,减少了致癌的危险。患者服药后可出现面部潮红、小腿痉挛、外周水肿、静脉血栓栓塞等不良反应。

4. 降钙素　降钙素(calcitonin)是一种含有32个氨基酸的直线型多肽类激素,常用的为人工合成品及其衍生物。其主要用于高转换型骨质疏松、Paget骨病(变形性骨炎)、Sudeck征群(创伤后骨萎缩)及骨瘤引起的溶骨;还可用于不愿或不能接受雌激素治疗、骨痛明显的骨质疏松患者,可明显降低骨折发生率;也可用于治疗脊柱压碎性骨折引起的剧痛。常见的不良反应为面部潮红、胃肠道反应、尿频等,必须严格控制剂量。长期用药可产生耐受性。

笔记栏

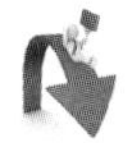

二、骨形成促进剂

1. 氟化物　应用小剂量氟化物治疗骨质疏松可明显增加骨量。氟化物能增加小梁骨的厚度，虽然不能改变已断裂的小梁联结性，但可抵御因吸收而致的骨小梁穿孔。目前常用的氟化物有氟化钠和单氟磷酸盐。单氟磷酸盐较氟化钠有三大优点：胃部不良反应明显较氟化钠小、可与钙剂同服、释放的氟离子生物利用度高于氟化钠。不良反应主要有胃肠道反应、外周疼痛综合征、应激性骨折等，用药过程中应补充足量的钙和活性维生素 D_3。

2. 类固醇激素　本类药物包括苯丙酸诺龙、司坦唑醇、甲睾酮、丙酸睾酮，适用于衰老、运动减少及服用糖皮质激素导致的骨质疏松症。不良反应有肝损害、男性化、水肿等，骨质疏松妇女慎用。

3. 甲状旁腺激素　甲状旁腺激素是体内维持血钙平衡的主要激素，小剂量促进骨形成，导致骨量增加，用于原发性骨质疏松和皮质激素诱导的骨质疏松；大剂量应用引起骨吸收，导致骨质疏松性骨折率增高。每日注射小剂量甲状旁腺激素，血甲状旁腺激素仅出现暂时高峰，刺激骨形成作用大于骨吸收，所以临床上必须注射给药。

三、骨矿化促进药

骨矿化促进药包括钙剂和维生素 D。钙是骨骼正常生长和达到峰值骨量的物质基础，补充钙剂可促进骨矿化，有利于骨的形成。补钙应以食补为主，用药为辅。维生素 D 经转化后生成有活性的骨化三醇，可增加小肠对钙、磷的吸收，维持钙磷平衡，可增加成骨细胞活性，促进骨形成。钙剂和活性维生素 D 合用，作为一线基础药物用于预防和治疗骨质疏松，尤其适用于肠钙吸收不良、骨化三醇合成障碍的患者。

课后练习

一、单项选择题

1. 下列哪一项不是胰岛素的适应证(　　)
   A. 轻、中型糖尿病　　B. 幼年、重型糖尿病
   C. 合并重度感染的糖尿病　　D. 糖尿病酮症酸中毒
   E. 口服降血糖药效果不佳的糖尿病
2. 胰岛素治疗过程中，若出现饥饿、心悸、昏迷等，最好立即进行(　　)
   A. 皮下注射肾上腺素　　B. 肌内注射氢化可的松
   C. 静脉注射 50% 葡萄糖　　D. 皮下注射胰岛素
   E. 口服糖块
3. 甲状腺功能亢进术前应用硫脲类的目的是(　　)
   A. 减少麻醉和术后并发症发生　　B. 使甲状腺变小、变硬、充血减少
   C. 抑制甲状腺素释放　　D. 对抗体内已合成的甲状腺素
   E. 抑制甲状腺的摄碘水平
4. 硫脲类抗甲状腺功能亢进药最严重的不良反应是(　　)
   A. 过敏反应　　B. 中毒性肝炎

C. 肾损害　　D. 白细胞减少和粒细胞缺乏症
E. 骨质疏松

二、简答题

为什么甲状腺功能亢进症患者术前先服用硫脲类药物，术前2周要服用大剂量碘剂？

（王　方）

第十八章 抗微生物药的合理应用

临床任务

掌握抗微生物药的基本概念。理解β-内酰胺类、氨基糖苷类抗生素及氟喹诺酮类药物的作用原理,掌握其抗菌谱及抗菌特点,能够正确应用上述抗菌药物,并对不良反应做出判断,提出防治措施。熟悉大环内酯类、四环素类和氯霉素、林可霉素类等抗生素及磺胺类药物的临床应用、不良反应。了解常用抗病毒、抗真菌药物的临床应用特点及主要不良反应。掌握抗结核药的应用原则,熟悉一线抗结核药的临床应用特点、不良反应及防治措施。能够依据抗菌药物的合理应用原则正确选用药物。

抗微生物药是一类能抑制或杀灭病原微生物,用于预防和治疗微生物感染所致疾病的药物。本类药物包括抗生素、人工合成抗菌药物、抗病毒药、抗真菌药、抗结核药等。使用抗微生物药必须注意机体、药物和病原体三者的关系(图 18-1)。病原微生物可感染机体,具有致病性,但机体的反应性、免疫状态和防御功能对疾病的发生、发展和转归也有重要作用。抗微生物药有助于机体控制和战胜病原微生物的侵袭,但也可能对机体产生不良反应,同时,用药不当也可导致病原微生物产生耐药性。合理使用抗微生物药应注意调动机体的防御功能,充分发挥药物对病原微生物的选择作用,尽量避免和减少不良反应的发生,控制病原微生物的耐药性。

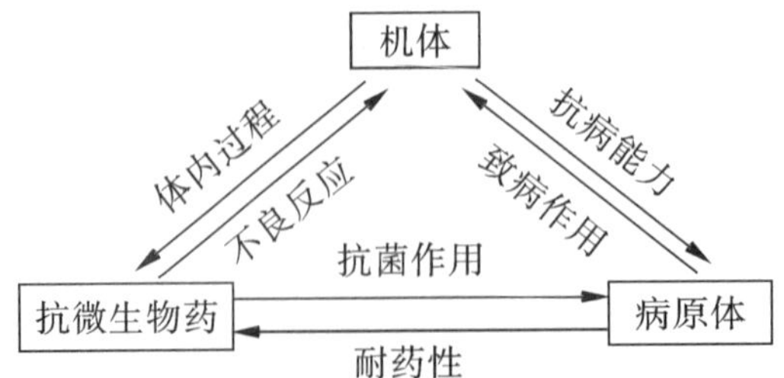

图 18-1 机体、抗微生物药和病原体三者的关系

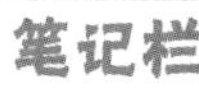

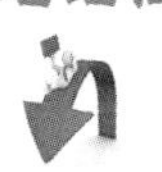

第一节　抗微生物药的基本概念

【化学治疗】

对病原微生物、寄生虫及癌细胞所致疾病的药物治疗统称为化学治疗(chemotherapy),简称化疗。用于化疗过程的药物称为化疗药物。

【化疗指数】

化疗指数(chemotherapeutic index,CI)是评价化疗药物安全性、衡量临床应用价值的重要指标,通常以动物实验中化疗药的 LD_{50} 和 ED_{50} 的比值来表示。一般情况下,化疗指数越高,表明药物毒性越小,临床应用价值越高。但化疗指数不能作为药物安全性评价的唯一依据,如青霉素化疗指数很高,却有引起过敏性休克甚至死亡的危险。

【抗菌活性】

抗菌活性(antibacterial activity)是指抗菌药物抑制或杀灭病原体的能力。能导致病原体死亡的药物称为杀菌药,如青霉素类、氨基糖苷类等;不能导致病原体死亡,但可抑制其生长繁殖的药物称为抑菌药,如四环素类、红霉素、磺胺类等。

【最低抑菌浓度】

最低抑菌浓度(minimal inhibitory concentration,MIC)是指在体外抗菌实验中,能够抑制培养基内细菌生长的最低药物浓度。

【最低杀菌浓度】

最低杀菌浓度(minimal bactericidal concentration,MBC)是指在体外抗菌实验中,能够杀灭培养基内细菌的最低药物浓度。

【抗生素】

抗生素(antibiotics)是某些微生物(细菌、真菌、放线菌等)产生的,具有抑制或杀灭其他微生物作用的化学物质。抗生素按其来源可分为天然抗生素和半合成抗生素。前者是由微生物培养液中提取获得,后者是对天然抗生素化学结构改造后获得的半合成品。

【抗生素后效应】

抗生素后效应(post-antibiotic effect,PAE)是指细菌与抗生素短暂接触后,当抗生素低于最低抑菌浓度或被清除后,细菌生长仍然受到持续抑制的效应。各种抗菌药物对革兰氏阳性球菌均有不同程度的PAE;对革兰氏阴性菌只有氨基糖苷类与喹诺酮类药物有较满意的PAE,碳青霉烯类和第四代头孢菌素对革兰氏阴性杆菌有中等程度的PAE,青霉素及第一、二、三代头孢菌素对革兰氏阴性杆菌则几乎没有PAE。PAE较长的药物,可适当延长给药间隔时间,而疗效不会降低。

【浓度依赖型与时间依赖型抗菌药物】

浓度依赖型抗菌药物是指药物的疗效与剂量有关,即药物的抗菌活性随着药物浓度的增大而增强。治疗关键是在保证日剂量不变的情况下提高药物的峰浓度,如氨基

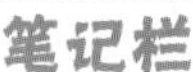
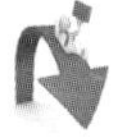

糖苷类和氟喹诺酮类抗菌药、甲硝唑等。但在临床应用中，本类药物在安全剂量范围内提高剂量、减少给药次数，还要避免可能出现的不良反应。

时间依赖型抗菌药物是指药物的疗效与浓度大于 MIC 的时间有关。本类药物浓度达到 4 倍于 MIC 时，杀菌效果最佳，再增加血药浓度，杀菌效果则不再增加。因此，这类抗菌药物治疗的关键是浓度大于 MIC 的持续时间。对于 PAE 短的药物，如 β-内酰胺类、第一代大环内酯类抗生素，应将日剂量分次给药，但新型大环内酯类抗生素的 PAE 较长，每日给药 1 ~2 次即可。

【耐药性】

耐药性(resistance)又称为抗药性，是指病原体与药物多次接触后，对药物的敏感性降低直至消失，致使药物对耐药菌所致感染性疾病的疗效降低甚至无效。一种细菌对某一种抗菌药物产生耐药性后，有时对其他同类或不同类抗菌药物也同样具有耐药性，称为交叉耐药性。

第二节　β-内酰胺类抗生素

β-内酰胺类抗生素是指化学结构中含有 β-内酰胺环的一类抗生素，包括青霉素类、头孢菌素类和其他 β-内酰胺类抗生素。该类抗生素抗菌活性强、抗菌谱广、毒性低、疗效高、适应证广，临床应用广泛。

一、青霉素类

青霉素类抗生素的基本结构中均含有母核 6-氨基青霉烷酸和侧链，6-氨基青霉烷酸由噻唑环和 β-内酰胺环组成。β-内酰胺环为抗菌活性的最基本结构，其被破坏后抗菌活性消失。根据来源不同，将青霉素类抗生素分为天然青霉素和半合成青霉素。

(一)天然青霉素

青霉素 G

青霉素 G(penicillin G，苄青霉素)是从青霉菌培养液中提取的天然青霉素，常用其钠盐或钾盐。青霉素 G 水溶液性质不稳定，遇酸、碱、醇、重金属及氧化剂均可被破坏，在室温中放置 24 h 大部分降解失活，而且产生具有抗原性的降解产物。故本品多用粉针剂保存，临用时配制并及时用完。

【临床药动学】

青霉素 G 不耐酸，口服后易被胃酸或肠道细菌产生的 β-内酰胺酶破坏，必须肌内注射或静脉滴注。本品吸收后广泛分布于细胞外液，不易透过血脑屏障，但脑膜炎时使用大剂量青霉素 G 可在脑脊液中达到有效浓度。本品几乎全部以原型由肾排泄，$t_{1/2}$为 0.5 ~1.0 h，有效血药浓度可维持 4 ~6 h。

为延长青霉素 G 的作用时间，可肌内注射难溶性制剂普鲁卡因青霉素(procaine penicillin G)和苄星青霉素(benzathine penicillin G，长效西林)。前者一次注射80 万 U

笔记栏

可维持 24 h；后者一次注射 120 万 U 可维持 15 d。但两药血药浓度偏低，仅用于预防感染或轻症患者。

【抗菌机制】

青霉素类抗生素可与敏感菌细胞膜上靶分子青霉素结合蛋白结合，抑制转肽酶的转肽作用，妨碍细菌细胞壁成分黏肽的合成，造成细菌细胞壁缺损。同时由于敏感菌菌体内渗透压高，大量水分不断内渗，致使菌体膨胀、变形，加之细菌细胞壁的自溶酶被活化，促使细菌裂解、死亡，从而产生杀菌作用。

青霉素 G 抗菌作用的特点如下。①对革兰氏阳性菌作用强，对革兰氏阴性菌作用弱。因革兰氏阳性菌细胞壁黏肽含量高，菌体内渗透压高；革兰氏阴性菌细胞壁黏肽含量少，细胞质渗透压也较低，外层又具有青霉素不易透过的大量脂蛋白，因此对青霉素敏感性低。②对繁殖期细菌作用强，对静止期细菌作用弱，这是因为青霉素只能抑制细菌细胞壁合成，并不破坏已形成的细胞壁。③因为哺乳动物和真菌无细胞壁，故对哺乳动物毒性小，对真菌无效。

金黄色葡萄球菌等对本药易产生耐药性，主要是产生青霉素酶（属于β-内酰胺酶类），使青霉素的β-内酰胺环裂解而失去抗菌活性。

【药理作用】

青霉素 G 为窄谱杀菌剂，对以下致病菌有高度抗菌活性。①大多数革兰氏阳性球菌，如溶血性链球菌、肺炎球菌、草绿色链球菌、不产酶的金黄色葡萄球菌和表皮葡萄球菌等。②革兰氏阳性杆菌，如白喉棒状杆菌、炭疽芽孢杆菌、破伤风梭菌、产气荚膜梭菌、乳酸杆菌等。③革兰氏阴性球菌，如脑膜炎奈瑟菌、敏感淋病奈瑟菌等。④少数革兰氏阴性杆菌，如流感杆菌、百日咳鲍特菌等。⑤螺旋体、放线菌，如梅毒螺旋体、钩端螺旋体、回归热螺旋体、放线菌等。

青霉素 G 对大多数革兰氏阴性杆菌作用较弱，对肠球菌敏感性差，对阿米巴原虫、立克次体、真菌、病毒等无作用。

【临床应用及评价】

青霉素 G 是治疗敏感的革兰氏阳性球菌和杆菌、革兰氏阴性球菌及螺旋体所致感染的首选药，如溶血性链球菌引起的蜂窝织炎、丹毒、猩红热、咽炎、扁桃体炎等；草绿色链球菌和肠球菌引起的心内膜炎，一般与庆大霉素合用；肺炎球菌引起的大叶性肺炎、脓胸、支气管炎等；敏感的金黄色葡萄球菌引起的疖、痈、败血症等；对于革兰氏阳性杆菌所致白喉、破伤风、气性坏疽的治疗，因本品对细菌产生的外毒素无效，故必须加用相应的抗毒血清；敏感淋病奈瑟菌所致的生殖道淋病、脑膜炎奈瑟菌引起的流行性脑脊髓膜炎，可采用青霉素 G 加磺胺嘧啶联合治疗；治疗钩端螺旋体感染，必须早期应用青霉素 G；治疗梅毒，要用大剂量青霉素 G；放线菌感染，宜大剂量、长疗程治疗。

【不良反应及防治】

1. 过敏反应　青霉素类抗生素之间有完全交叉过敏反应，尤以青霉素 G 过敏反应发生率高，轻者出现皮肤过敏反应和血清病样反应，重者可能发生过敏性休克。应用普鲁卡因青霉素时还要同时做普鲁卡因的皮试。

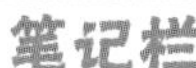
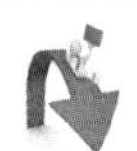

过敏反应的防治措施如下。①详细询问患者用药过敏史，对青霉素类抗生素有过敏史者禁用。有其他药物过敏史或有过敏反应疾病者要谨慎用药。②凡初次使用或用药间隔24 h以上及用药过程中更换不同批号者均必须做皮试，皮试阳性者禁用。皮试阴性者注射青霉素类抗生素后仍然有发生过敏性休克的可能性，故注射后必须观察30 min，无反应者方可离去。③不在没有急救药物（如肾上腺素）和抢救设备的条件下使用青霉素类抗生素。④青霉素类抗生素最适pH值为5.0～7.5，pH值过高或过低都会加速其降解，故静脉滴注最好选用0.9%氯化钠注射液稀释（pH值为4.5～7.0），如用5%葡萄糖注射液稀释，应在2 h内滴完。⑤避免在饥饿状态下注射青霉素类抗生素。⑥避免滥用和局部用药。⑦过敏性休克的抢救：一旦发生过敏性休克，必须及时抢救，立即皮下或肌内注射0.1%肾上腺素0.5～1.0 mL，临床症状无改善者可重复用药。严重者，可稀释后静脉注射或静脉滴注肾上腺素；心搏停止者，可心内注射，视情况加用糖皮质激素、H_1受体拮抗药以增强疗效；呼吸困难者给予吸氧或人工呼吸，必要时做气管切开。

2. 毒性反应　鞘内注射或大剂量静脉滴注青霉素G可引起青霉素脑病，患者出现肌肉痉挛、抽搐、昏迷，偶尔可致精神失常，应杜绝此类给药方法。大剂量青霉素钾盐或钠盐静脉滴注，可引起明显的水、电解质紊乱，特别是肾功能低下的患者，可引起高钾血症或高钠血症，甚至引起心脏功能抑制。青霉素钾盐不可快速静脉注射，以免引起心搏骤停。

3. 赫氏反应　青霉素治疗梅毒或钩端螺旋体病时可有症状加重现象，表现为全身不适、寒战、发热、咽痛、心率加快等，可危及生命。其机制可能是由大量病原体被杀死后释放的物质所引起。

4. 局部刺激　肌内注射青霉素G可出现局部刺激症状，如红肿、疼痛、硬结，甚至引起周围神经炎，青霉素钾盐尤为严重。

【相互作用】

1. 大环内酯类、四环素类、氯霉素可干扰青霉素类药物的杀菌作用，不宜合用。

2. 丙磺舒、阿司匹林、吲哚美辛、保泰松可竞争性抑制青霉素类药物从肾小管的分泌，使之排泄减慢，血药浓度增高，可增强青霉素类药物的作用，并延长作用时间。

3. 青霉素类药物静脉注射或滴注时宜单独使用，以免引起相互作用。

（二）半合成青霉素类

常用的半合成青霉素类药物及其特点见表18-1。

二、头孢菌素类

头孢菌素类抗生素是在头孢菌素的母核7-氨基头孢烷酸上添加不同侧链而制成一系列半合成抗生素。其作用机制与青霉素类抗生素相似，具有抗菌谱广、抗菌作用强、对β-内酰胺酶较稳定、毒性低、过敏反应比青霉素类抗生素少见等优点。根据头孢菌素类抗生素的抗菌谱、抗菌活性、对β-内酰胺酶的稳定性及其肾毒性等特点，可将其分为4代（表18-2）。

笔记栏

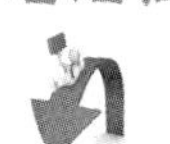

表 18-1 临床常用的半合成青霉素类药物及其特点

分类和药物	主要特点
耐酸青霉素 青霉素 V(penicillin V)	①耐酸,可口服,不耐酶;②抗菌谱类似于青霉素 G,但抗菌活性不及青霉素 G;③主要用于革兰氏阳性菌所致的轻度感染
耐酶青霉素 苯唑西林(oxacillin,新青霉素Ⅱ) 氯唑西林(cloxacillin,邻氯青霉素) 氟氯西林(flucloxacillin) 双氯西林(dicloxacillin)	①耐酸,口服易吸收,宜饭前 1 h 服用;②耐酶,但对耐甲氧西林金黄色葡萄球菌无效;③不易透过血脑屏障,对中枢感染无效;④抗菌谱类似于青霉素 G 而抗菌作用较弱,对革兰氏阴性肠杆菌和肠球菌作用弱;⑤主要用于耐青霉素的金黄色葡萄球菌感染。阿莫西林与氟氯西林按 1∶1 组成的复方制剂(biflocin,新灭菌)抗菌效果好
广谱青霉素 氨苄西林(ampicillin,氨苄青霉素) 阿莫西林(amoxicillin,羟氨苄青霉素) 匹氨西林(pivampicillin)	①耐酸,可口服;②不耐酶,对耐药性金黄色葡萄球菌无效;③对革兰氏阳性菌和革兰氏阴性菌都有效;④抗革兰氏阳性菌作用弱于青霉素 G,对革兰氏阴性菌作用强,对厌氧菌也有作用,对肠球菌效果好,但对铜绿假单胞菌无效;⑤阿莫西林对幽门螺杆菌作用较强,可用于治疗慢性活动性胃炎和消化性溃疡、敏感菌所致尿路感染和呼吸道感染、伤寒、副伤寒等;氨苄西林对慢性支气管炎效果较好
抗铜绿假单胞菌广谱青霉素 哌拉西林(piperacillin) 美洛西林(mezlocilin) 呋布西林(furbucillin,呋苄西林)	①不耐酸、不耐酶,只能静脉给药;②对革兰氏阴性菌作用强,对铜绿假单胞菌作用强,对厌氧菌也有作用,对肠球菌作用弱;③美洛西林和哌拉西林对克雷伯菌作用也较强;④主要用于铜绿假单胞菌感染的治疗
抗革兰氏阴性菌青霉素 美西林(mecillinam) 匹美西林(pivmecillinam) 替莫西林(temocillin)	①对革兰氏阴性菌作用强,对革兰氏阳性菌作用弱,对铜绿假单胞菌无作用;②替莫西林对产酶的耐药肠杆菌科细菌有效;③用于敏感菌所致的尿路感染及软组织感染

【不良反应及防治】

1. 头孢菌素类抗生素的过敏反应发生率及严重程度低于青霉素,5%~10%的青霉素过敏者对头孢菌素可发生过敏反应。

2. 口服头孢菌素类抗生素可引起胃肠道反应。肌内注射引起局部疼痛,与利多卡因混合注射可缓解。

3. 大剂量使用第一代头孢菌素时可出现肾损害,应避免与其他有肾毒性的药物(如氨基糖苷类抗生素)合用。

4. 长期大剂量应用第二、三代头孢菌素,可出现二重感染。

笔记栏

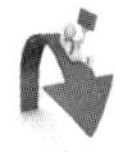

表 18-2　临床常用的头孢菌素类抗生素及其特点

分类和药物	主要特点
第一代头孢菌素 头孢氨苄(cefalexin) 头孢羟氨苄(cefadroxil) 头孢唑啉(cefazolin) 头孢拉定(cefradine)	①其对革兰氏阳性菌作用较第二、三代头孢菌素强,对革兰氏阴性杆菌作用弱,对铜绿假单胞菌无效;②对青霉素酶较稳定,但可被革兰氏阴性菌产生的β-内酰胺酶破坏;③有肾损害,头孢氨苄较严重,头孢拉定较轻,与氨基糖苷类抗生素或强效利尿药合用可增加肾损害;④主要用于敏感的革兰氏阳性菌、耐药金黄色葡萄球菌引起的感染及革兰氏阴性菌引起的轻、中度感染
第二代头孢菌素 头孢克洛(cefaclor) 头孢呋辛(cefuroxime) 头孢孟多(cefamandole) 头孢丙烯(cefprozil)	①与第一代头孢菌素相比,其对革兰氏阳性菌作用相似或较低,对革兰氏阴性杆菌的作用明显增强;②对部分厌氧菌有高效,但对铜绿假单胞菌无效;③对多种β-内酰胺酶稳定;④肾毒性较第一代头孢菌素小;⑤头孢呋辛可通过血脑屏障,用于治疗脑膜炎奈瑟菌、肺炎链球菌所致的感染
第三代头孢菌素 头孢噻肟(cefotaxime) 头孢哌酮(cefoperazone) 头孢他啶(ceftazidime) 头孢曲松(ceftriaxone)	①抗菌谱广,与第一、二代头孢菌素相比,其对革兰氏阳性菌作用较弱,对革兰氏阴性杆菌作用明显增强;②部分品种对铜绿假单胞菌和厌氧菌有抗菌作用,头孢他啶为目前抗铜绿假单胞菌作用最强者;③对多种β-内酰胺酶具有高度稳定性;④基本上无肾损害;⑤穿透力强,脑脊液浓度高;⑥主要用于重症耐药革兰氏阴性杆菌感染,特别是威胁生命的严重感染。头孢曲松、头孢哌酮也可作为治疗伤寒的首选药
第四代头孢菌素 头孢匹罗(cefpirome) 头孢吡肟(cefepime) 头孢利定(cefelidin)	①与第三代头孢菌素相比,其增强了对革兰氏阳性菌的活性,特别是对链球菌、肺炎球菌等有较强的活性;②对产β-内酰胺酶的革兰氏阴性杆菌作用强,可用于对第三代头孢菌素耐药的革兰氏阴性杆菌引起的严重感染;③无肾毒性;④对铜绿假单胞菌的作用与头孢他啶相似

【相互作用】

1. 头孢孟多、头孢哌酮合用可引起低凝血酶原血症;头孢菌素类药物与肝素、香豆素类、非甾体抗炎药合用,可增加出血的危险;头孢菌素类药物与维生素 K 合用,可防止出血。

2. 头孢菌素类药物与乙醇合用,可产生“醉酒样”反应,故在治疗期间或停药 3 d 内应忌酒。

临床用药实例 18-1

患者,男性,42 岁,有饮酒史,平时酒量 250 mL 左右。因肺炎静脉滴注头孢曲松钠,输注完毕 2 h 后,用餐时饮白酒约 30 mL,出现颜面潮红、出汗、胸闷、窦性心动过速及呼吸急促,伴头痛、头晕、恶心、呕吐等症状。

笔记栏

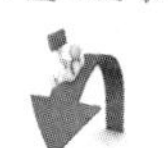

问题:①该患者出现上述症状的原因是什么?②头孢菌素类抗生素使用的注意事项有哪些?

三、其他β-内酰胺类

其他β-内酰胺类抗生素见表18-3。

表18-3 其他β-内酰胺类抗生素及其特点

分类与药物	主要特点
碳青霉烯类 亚胺培南(imipenem) 美洛培南(meropenem) 帕尼培南(panipenem)	抗菌谱最广、作用最强、对β-内酰胺酶高度稳定。对革兰氏阴性菌有一定的抗生素后效应,与第三代头孢菌素无交叉耐药性。亚胺培南在体内易被肾脱氢肽酶水解失活,必须与肾脱氢肽酶抑制剂西司他丁(cilastatin)按1∶1组成复方制剂(泰能)。美洛培南和帕尼培南对肾脱氢肽酶稳定,不需配伍肾脱氢肽酶抑制剂,可单独应用。主要用于多重耐药菌引起的严重感染、混合感染。有轻微的胃肠道反应,剂量较大时可有惊厥、头痛或引起癫痫发作等不良反应,尤其是亚胺培南不宜用于中枢神经系统感染及其他中枢神经系统疾病患者
头孢霉素类 头孢西丁(cefoxitin) 头孢美唑(cefmetazole) 头孢替坦(cefotetan) 头孢拉宗(cefbuperazone) 头孢米诺(cefminox)	抗菌谱和抗菌活性与第二代头孢菌素相似。主要用于敏感菌所致的下呼吸道、泌尿道、胆道、腹腔、软组织感染。头孢西丁还对厌氧菌有良好作用,适用于腹腔、盆腔等需氧菌和厌氧菌的混合感染。不良反应与头孢菌素类相似
拉氧头孢烯类 拉氧头孢(latamoxef) 氟氧头孢(flomoxef)	为广谱抗生素,抗菌谱和抗菌作用与第三代头孢菌素相似,对革兰氏阳性菌、革兰氏阴性菌及厌氧菌作用强,对厌氧菌的作用明显强于第一、二、三代头孢菌素。对多种β-内酰胺酶稳定。主要用于敏感菌所致的呼吸系统、泌尿系统、胆道感染,胸膜炎,腹膜炎等
单环β-内酰胺类 氨曲南(aztreonam)	主要对革兰氏阴性杆菌(包括铜绿假单胞菌)有强大的抗菌作用,对革兰氏阳性菌、厌氧菌作用弱。并具有耐酶、低毒、体内分布广、与青霉素和头孢菌素类无交叉过敏反应的特点。可用于对青霉素过敏的患者或作为氨基糖苷类的替代品。不良反应少而轻,主要为皮疹、胃肠不适等

笔记栏

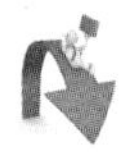

续表 18-3

分类与药物	主要特点
β-内酰胺酶抑制剂 克拉维酸(clavulanic acid) 舒巴坦(sulbactam) 他唑巴坦(tazobactam)	本身抗菌作用弱，主要作用是抑制多种β-内酰胺酶，保护β-内酰胺类抗生素免遭破坏。多与其他β-内酰胺类抗生素组成复方制剂，增强后者的抗菌作用。临床常用品种：奥格门汀(augmentin，含阿莫西林和克拉维酸钾)、替门汀(timentin，含替卡西林和克拉维酸钾)、优立新(unasyn，含氨苄西林和舒巴坦)、舒普深(sulperazone，含头孢哌酮和舒巴坦)等

第三节　大环内酯类及林可霉素类

(一)大环内酯类

大环内酯类药物为窄谱抗生素，呈碱性，分为天然品和人工合成品两大类。天然品主要有红霉素、麦白霉素、麦迪霉素、螺旋霉素等，近年开发的人工合成品有罗红霉素、阿奇霉素、克拉霉素等，与天然品相比具有口服吸收率高、血药浓度高、$t_{1/2}$延长、不良反应少等优点。

红霉素

【临床药动学】

红霉素(erythromycin)口服易被胃酸破坏，多制成肠溶衣片或酯化制剂。吸收后分布广泛，易透过胎盘，脑脊液浓度低。大部分在肝代谢，胆汁中药物浓度高，约为血浆浓度的30倍。约有5%以原型由肾排泄，可用于肾功能不全者。

【药理作用】

红霉素与细菌核蛋白体的50S亚基结合而抑制细菌蛋白质合成，属于快效抑菌剂。抗菌谱与青霉素G相似而略广，对革兰氏阳性菌如金黄色葡萄球菌(包括耐青霉素金黄色葡萄球菌)、链球菌、肺炎球菌、白喉棒状杆菌等作用较强，但抗菌效力不及青霉素G；对革兰氏阴性菌如脑膜炎奈瑟菌、淋病奈瑟菌、流感杆菌、百日咳鲍特菌等有抑制作用；对军团菌、支原体、衣原体、立克次体、厌氧菌有抑制作用。

【临床应用及评价】

红霉素是治疗军团菌肺炎、支原体肺炎、白喉及白喉带菌者、沙眼衣原体所致的新生儿结膜炎、婴儿肺炎、弯曲杆菌所致的败血症或肠炎的首选药；对青霉素过敏或耐药的革兰氏阳性球菌(尤其是金黄色葡萄球菌)感染，也可选用红霉素。

【不良反应及防治】

1. 局部刺激　口服大剂量可引起恶心、呕吐、上腹部不适等胃肠道反应。本品不宜肌内注射，静脉滴注乳糖酸红霉素浓度过高、滴速过快时，易发生血栓性静脉炎。

2. 肝损害　大剂量或长期应用尤其是应用酯化红霉素时，可致胆汁淤积、氨基转

笔记栏

移酶升高、肝大等,一般停药数日后可恢复。

3. 耳毒性　每日剂量大于 4 g,数日后可出现耳鸣、听觉障碍,及时停药后症状可逐渐消失。

4. 过敏反应　偶尔见药热、皮疹。

【相互作用】

1. 红霉素不宜与繁殖期杀菌剂(如青霉素类抗生素)合用,以免产生拮抗作用;不宜与林可霉素类、氯霉素合用,因两药和红霉素均作用于细菌核蛋白体 50S 亚基,可相互竞争而使作用减弱;不宜与四环素等有肝毒性的药物合用。

2. 红霉素为药酶抑制剂,与甲泼尼龙、茶碱类、卡马西平、华法林等同用可使后者的代谢减少,血药浓度升高而产生不良反应。

【注意事项】

1. 红霉素肠溶片应整片吞服,不宜与酸性物质同服,因后者可降低红霉素的疗效,饭后服可减轻胃肠道反应。

2. 乳糖酸红霉素不能直接用生理盐水溶解,以免产生白色沉淀,应先用注射用水溶解后,再用生理盐水或 5% 葡萄糖溶液稀释后使用。用葡萄糖稀释的溶液应立即滴注,以防久置失效。

3. 孕妇、老年人、肝功能不全者、听力下降者不宜使用。

4. 红霉素易产生耐药性,用药疗程不宜超过 1 周。

其他临床常用的大环内酯类药物见表 18-4。

表 18-4　其他临床常用的大环内酯类药物及其特点和不良反应

药物	主要特点	不良反应和注意事项
阿奇霉素(azithromycin)	口服吸收迅速,$t_{1/2}$ 为 2 ~ 3 d,是本类药物中对肺炎支原体作用最强的药物。主要用于敏感菌引起的急性支气管炎、轻中度肺炎、急性扁桃体炎、咽炎、皮肤及软组织感染等	①轻、中度的胃肠道反应,偶尔见神经系统反应、皮疹等;②可减慢洋地黄制剂的体内代谢而致后者蓄积中毒
克拉霉素(clarithromycin)	用于敏感菌所致的呼吸系统感染、宫颈炎、尿道炎、皮肤软组织感染	①胃肠道反应常见,偶尔见眩晕、倦怠等神经系统反应;②妊娠期及哺乳期妇女、小儿及肝功能不全者慎用;③过敏、严重肝肾功能不全者禁用;④静脉滴注速度不宜过快,否则静脉刺激症状明显
罗红霉素(roxithromycin)	用于敏感菌所致的呼吸道、泌尿生殖道、皮肤和软组织、五官科感染	①有轻度胃肠道反应;②偶尔见皮疹、瘙痒、头晕等

(二)林可霉素类

林可霉素类常用药物为林可霉素(lincomycin,洁霉素)、克林霉素(clindamycin,氯洁霉素)。

笔记栏

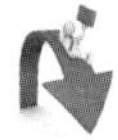

【临床药动学】

林可霉素口服吸收差,$t_{1/2}$为4~6 h,口服吸收迅速而完全,$t_{1/2}$为2~3 h。骨组织中药物浓度高是该类药物的最大特点。能透过胎盘屏障,但不易透过血脑屏障。本类药物主要在肝代谢,约90%由尿排出。

临床用药实例 18-2

患者,男性,54岁。主诉右小腿疼痛,局部发热,伴有全身发热、周身不适、烦躁不安及食欲缺乏1周。体温:39.2 ℃,体格检查发现右下肢胫骨段红、肿、热及波动感,有触痛感,穿刺检查为金黄色葡萄球菌感染,诊断为急性骨髓炎。

问题:①应选择何种抗菌药物控制感染?为什么?②采取哪种给药途经?

【药理作用】

林可霉素和克林霉素对多数革兰氏阳性菌具有较强的抗菌作用,后者抗菌作用较前者强4~8倍。对耐青霉素的金黄色葡萄球菌、各型链球菌和白喉棒状杆菌均敏感。最主要的特点是对厌氧菌有良好的抗菌作用,如梭状芽孢杆菌属、双歧杆菌属及放线菌属。对革兰氏阴性菌、肠球菌、肺炎支原体、耐甲氧西林金黄色葡萄球菌不敏感。两药抗菌作用机制相同,与细菌核蛋白体50S亚基结合,抑制细菌蛋白质合成。林可霉素和克林霉素之间具有完全交叉耐药性。

【临床应用及评价】

本类药物是治疗金黄色葡萄球菌引起的急、慢性骨髓炎的首选药;也可用于治疗厌氧菌引起的腹膜炎、脓肿、败血症等。

【不良反应及防治】

胃肠道反应常见。长期用药可引起二重感染,严重者发生假膜性肠炎,可口服万古霉素或甲硝唑治疗;偶尔见皮疹、骨髓抑制、血清氨基转移酶升高、静脉炎及神经肌肉接头阻滞作用等。克林霉素的毒性反应发生率较低。肝病患者慎用,新生儿和孕妇不宜选用。

【相互作用】

林可霉素类药物与红霉素、氯霉素作用机制相同,合用时会产生拮抗作用,故不宜合用。

临床用药实例 18-3

患者,女性,20岁,患重症肌无力合并肺部感染而住院治疗。医生为其开具了下列处方,患者用药后立即感觉全身极度无力,随后出现全

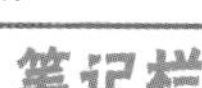
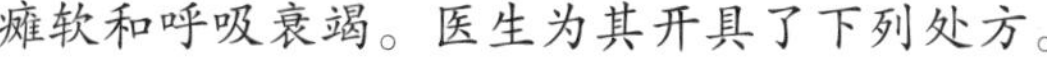
笔记栏
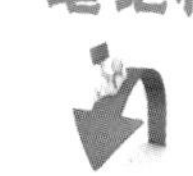

身瘫软和呼吸衰竭。医生为其开具了下列处方。

(1)阿米卡星注射液　200 mg×6 支。

用法:200 mg/次,2 次/d,肌内注射。

(2)林可霉素注射液　600 mg×6 支。

用法:600 mg/次,2 次/d,肌内注射。

(3)新斯的明片　15 mg×9 片。

用法:15 mg/次,3 次/d,口服。

(4)维生素 B_1 片　20 mg×9 片。

用法:20 mg/次,3 次/d,口服。

问题:该患者用药后为什么会出现以上反应?

第四节　四环素类及氯霉素

(一)四环素类

目前临床应用的四环素类药物有天然品和半合成品两类。前者有四环素(tetracycline),后者有多西环素(doxycycline,强力霉素)、米诺环素(minocycline,二甲胺四环素)。多西环素为本类药物中的首选药。

【药理作用】

抗菌谱广,对常见的革兰氏阳性菌、革兰氏阴性菌、某些厌氧菌等均有抗菌作用。作用机制为与细菌核糖体 30S 亚基结合,抑制敏感菌蛋白质合成,属于快效抑菌剂。

【临床应用及评价】

目前葡萄球菌属和肠杆菌科对本类药物已大多耐药;临床主要用于治疗立克次体感染(斑疹伤寒、恙虫病等)、支原体感染(支原体肺炎、泌尿系统感染等)、衣原体感染(鹦鹉热、沙眼等)及某些螺旋体感染(回归热等);还可用于治疗鼠疫、布鲁菌病、霍乱、幽门螺杆菌感染所致的消化性溃疡等。

【不良反应及防治】

1. 二重感染　长期应用四环素类药物可引起敏感细菌被抑制,不敏感菌乘机大量生长繁殖,从而引起二重感染。幼儿、老年人、体弱及抵抗力差的患者较易发生二重感染。此外,合用糖皮质激素、抗肿瘤药、免疫抑制剂等造成免疫功能下降时更易发生二重感染。常见的二重感染:①真菌感染,以白假丝酵母菌感染多见,主要表现为鹅口疮、肠炎,可用抗真菌药治疗;②假膜性肠炎,常由耐药金黄色葡萄球菌和难辨梭菌引起,严重者可致死。一旦发生,应立即停药,可用万古霉素、甲硝唑治疗。长期应用可引起药疹、光敏性皮炎,多西环素较多见,用药期间应避免日晒。

2. 对骨骼、牙齿的影响　儿童应用四环素类药物可使牙齿黄染及牙釉质发育不全,并可抑制婴幼儿骨骼生长。孕妇、哺乳期妇女和 8 岁以下儿童禁用。

笔记栏

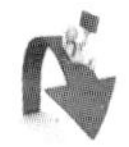

3. 肝毒性　长期大剂量口服或静脉注射本类药物，可造成急性肝细胞脂肪性坏死，易发生于孕妇、肾功能不全的患者，可出现致死性肝中毒，肝肾功能不全者及孕妇禁用。

4. 肾毒性　四环素类药物可加重尿毒症，故肾功能损害者不宜使用，但多西环素可安全使用。

5. 其他　四环素应空腹服用，口服易引起胃肠道反应，半合成四环素可在饭后服用以减轻胃肠道反应。偶尔见粒细胞减少、婴幼儿颅内压增高等。米诺环素可引起眩晕、耳鸣等前庭功能紊乱症状，故驾驶员、高空作业者禁用。

【相互作用】

避免与抗酸药及含铁、钙、镁、铝、铋等二价或三价阳离子药物（如硫酸亚铁、氢氧化铝等）或食物（如牛奶、豆制品等）同服，因其可与四环素类药物络合而相互影响吸收。

（二）氯霉素

氯霉素口服吸收迅速而完全，易透过血脑屏障，有利于脑膜炎的治疗。本品主要经肝代谢，少数以原型经肾排泄。与敏感菌核蛋白体50S亚基结合，抑制细菌蛋白质的合成，为速效抑菌剂。抗菌谱广，对革兰氏阳性菌作用弱于青霉素，对革兰氏阴性菌作用较强。因不良反应多且严重，故临床应用时必须遵循“广谱窄用”的原则，严格掌握适应证，可用于治疗细菌性脑膜炎、脑脓肿及伤寒等沙门菌属感染，滴眼液或滴耳剂外用可治疗沙眼、结膜炎和化脓性中耳炎等。

不良反应严重，抑制骨髓造血功能，严重者可致再生障碍性贫血，死亡率高，使用过程中必须定期检查血常规。早产儿和新生儿使用后还可引起“灰婴综合征”、视神经炎、过敏反应等。

第五节　氨基糖苷类抗生素及其他抗生素

一、氨基糖苷类抗生素

氨基糖苷类抗生素品种虽然多且来源不同，但化学结构、药动学特点、抗菌机制、抗菌谱、耐药机制、不良反应均相似。

【临床药动学】

本类药物为有机碱，除链霉素水溶液性质不稳定外，其他药物水溶液性质均较稳定。口服难吸收，仅用于肠道感染或肠道术前消毒。肌内注射吸收迅速而完全，0.5～2.0 h后血药浓度达峰值。除链霉素外，多数药物与血浆蛋白结合率在10%以下。主要分布于细胞外液，但脑脊液中药物浓度低。在肾皮质和内耳内、外淋巴液有高浓度积聚，是产生耳毒性和肾毒性的原因。本类药物能通过胎盘屏障，孕妇禁用。其主要以原型经肾排出，尿药浓度高，有利于尿路感染的治疗。正常 $t_{1/2}$ 为2～3 h，肾功能减退时其血浆 $t_{1/2}$ 显著延长，肾功能不良的患者必须调整用药剂量以避免药物蓄积中毒。

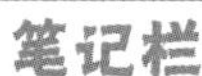

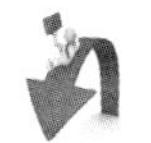

【药理作用】

氨基糖苷类抗生素抑制细菌蛋白质合成的多个环节，还能破坏细菌细胞膜的完整性，属于静止期杀菌剂。抗菌谱基本相似，主要对各种需氧的革兰氏阴性杆菌（如大肠埃希氏菌、克雷伯菌、肠杆菌属、变形杆菌等）有强大的抗菌活性，其中庆大霉素、阿米卡星、奈替米星、妥布霉素对铜绿假单胞菌有效，而妥布霉素作用最强；链霉素、阿米卡星等对结核分枝杆菌有效；部分药物（如庆大霉素）对革兰氏阳性球菌（如耐药金黄色葡萄球菌）有效。

多数细菌可产生灭活氨基糖苷类抗生素的钝化酶，因此易产生不同程度的耐药性，各药之间存在部分或完全交叉耐药性。

【不良反应及防治】

本类药物不良反应多且严重。

1. 耳毒性　耳蜗神经损害发生率依次为阿米卡星>西索米星>庆大霉素>妥布霉素>链霉素；前庭神经损害发生率依次为链霉素>西索米星>庆大霉素>妥布霉素>奈替米星。应注意观察和询问患者是否有眩晕、耳鸣，一旦发生早期毒性反应，应立即停药并定期进行听力监测。避免本类药物与有耳毒性的药物（如万古霉素、呋塞米、甘露醇等）合用，疗程不宜超过 2 周。

2. 肾毒性　肾毒性发生率依次为妥布霉素>链霉素>奈替米星。用药超过 5 d 应检查尿液并记录尿量，当尿量每 8 h 少于 240 mL 时或出现蛋白尿、管型尿时应立即停药。避免本类药物与有肾毒性的药物（如两性霉素 B、第一代及第二代头孢菌素、多黏菌素类、万古霉素等）合用。肾功能不全者、老年人、休克者等慎用。

3. 过敏反应　本类药物可引起皮疹、发热等症状，也可引起严重的过敏性休克。其中链霉素引起过敏性休克的发生率虽然低于青霉素，但死亡率高。一旦发生过敏性休克，应立即缓慢静脉注射 10% 葡萄糖酸钙 20 mL，同时注射肾上腺素进行抢救。用药前应询问药物过敏史，链霉素用药前需做皮试。

4. 神经肌肉麻痹　大剂量静脉滴注或腹腔给药时会引起四肢无力、呼吸困难甚至呼吸停止。一旦发生，可立即用新斯的明和钙剂抢救。

【注意事项】

1. 老年人应用时应减少剂量，孕妇应慎用，儿童应尽量避免使用。

2. 本类药物注射时需用生理盐水溶解，切勿用葡萄糖注射液，以防发生浑浊、沉淀。应避免与羧苄西林等 β-内酰胺类抗生素同瓶滴注，以免降低本类药物药效（阿米卡星受影响较小）。

3. 避免与肌肉松弛药、全身麻醉药合用。血钙过低、重症肌无力患者禁用或慎用。

临床常用氨基糖苷类抗生素及其临床应用见表 18-5。

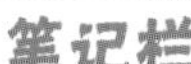

笔记栏

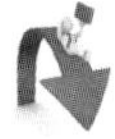

表 18-5　临床常用氨基糖苷类抗生素及其应用

常用药物	临床应用
链霉素 (streptomycin)	①与其他抗结核药联合用于结核病的初治;②可单独用于兔热病;③与四环素联合应用为治疗鼠疫的首选药物;④亦可用于布鲁菌病、草绿色链球菌引起的心内膜炎
庆大霉素 (gentamicin)	①为治疗革兰氏阴性杆菌感染常用药,也用于耐药金黄色葡萄球菌感染,与羧苄西林或头孢菌素联合应用治疗铜绿假单胞菌感染和感染性心内膜炎;②口服用于肠道感染及肠道术前准备
西索米星 (sisomicin)	适应证及疗效同庆大霉素
妥布霉素 (tobramycin)	①其对铜绿假单胞菌的作用比庆大霉素强 2 ~4 倍,且对庆大霉素耐药者仍有效;②主要用于铜绿假单胞菌和各种革兰氏阴性杆菌所致的严重感染
大观霉素 (spectinomycin,淋必治)	仅用于治疗无并发症的淋病,包括泌尿系统感染、直肠炎、宫颈炎等
奈替米星 (netilmicin)	①对多种氨基糖苷类钝化酶稳定,对耐其他氨基糖苷类的革兰氏阴性杆菌及耐青霉素的金黄色葡萄球菌有效;②临床用于敏感菌引起的严重感染;③耳、肾毒性在同类药物中最低
阿米卡星 (amikacin,丁胺卡那霉素)	其突出优点为对肠道革兰氏阴性杆菌和铜绿假单胞菌产生的多种灭活酶稳定,对一些氨基糖苷类耐药菌感染仍有效

临床用药实例 18-4

患者,男性,49 岁。因咽痛、吞咽困难、咳嗽、发热、头痛就诊,诊断为急性上呼吸道感染。药敏试验显示对青霉素及庆大霉素敏感。医生为其开具了下列处方。

(1)青霉素 G 钠注射液 320 万 U。

(2)硫酸庆大霉素注射液 24 万 U。

(3)10% 葡萄糖注射液 500 mL。

用法:1 次/d,静脉滴注,共 3 d。

问题:①该处方是否合理?②临床如何正确使用这些药物?

笔记栏

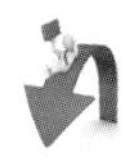

二、其他抗生素

万古霉素和去甲万古霉素

万古霉素(vancomycin)和去甲万古霉素(norvancomycin)抑制敏感菌细胞壁的合成,主要对革兰氏阳性菌有强大杀灭作用,尤其是对耐甲氧西林金黄色葡萄球菌和耐甲氧西林表皮葡萄球菌作用显著。对难辨梭菌亦有良好作用。细菌对万古霉素类不易产生耐药,与其他抗生素之间无交叉耐药性。两药在临床上用于治疗严重革兰氏阳性菌感染特别是耐甲氧西林金黄色葡萄球菌、耐甲氧西林表皮葡萄球菌和肠球菌所致感染,如骨髓炎、败血症、心内膜炎、呼吸道感染等;口服给药用于治疗伪膜性结肠炎和消化道感染。

两药毒性较大。有耳毒性和肾毒性,肾功能不全者及老年人尤易发生,治疗期间要检查肾功能和听力,避免同服有耳毒性和肾毒性的药物(如氨基糖苷类抗生素),疗程一般不超过 14 d。

多黏菌素类

常用的多黏菌素类药物有多黏菌素 B(polymyxins B)和多黏菌素 E(polymyxins E,抗敌素)。

多黏菌素类属于窄谱慢效杀菌剂,只对某些革兰氏阴性杆菌具有强大抗菌活性,如大肠埃希氏菌、克雷伯菌属、沙门菌、志贺菌、百日咳鲍特菌,尤其是对铜绿假单胞菌有强大杀灭作用;对革兰氏阴性球菌、革兰氏阳性菌和真菌无抗菌作用。本类药物在临床上主要用于难以控制的、对其他抗生素耐药的铜绿假单胞菌所致的败血症、泌尿道感染,也可用于其他抗菌药物耐药的大肠埃希氏菌、克雷伯菌属等革兰氏阴性杆菌引起的脑膜炎、败血症等。本类药物肾毒性及神经系统毒性较大,故不宜与其他肾毒性药物同用。静脉注射和快速滴注时可因神经肌肉阻滞而导致呼吸抑制,因此给药速度宜慢,不宜与肌肉松弛药合用。还可出现皮疹、瘙痒、药热等过敏反应。用药剂量不宜过大,疗程不宜超过 14 d。

磷霉素

磷霉素(fosfomycin)抗菌谱较广,抗菌活性较 β-内酰胺类差。通过抑制细菌细胞壁合成而杀菌,与其他抗生素之间无交叉耐药性。口服或注射给药用于治疗金黄色葡萄球菌、大肠埃希氏菌、铜绿假单胞菌、肺炎克雷伯菌、产气荚膜杆菌、沙雷菌属、志贺菌属等敏感细菌引起的呼吸道、消化道、泌尿道、皮肤软组织感染,静脉给药用于败血症、骨髓炎、肺部感染、脑膜炎等严重感染。不良反应轻,有轻、中度胃肠道反应,偶尔发生皮疹、氨基转移酶升高等,静脉注射过快可致血栓性静脉炎、心悸等。

笔记栏

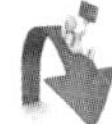

第六节 人工合成抗菌药

一、喹诺酮类药

目前临床常用的喹诺酮类抗菌药是氟喹诺酮类药物，如诺氟沙星（norfloxacin，氟哌酸）、环丙沙星（ciprofloxacin，环丙氟哌酸）、氧氟沙星（ofloxacin，氟嗪酸）、洛美沙星（lomefloxacin）、氟罗沙星（fleroxacin，多氟沙星）、司氟沙星（sparfloxacin）、左氧氟沙星（levofloxacin）、莫西沙星（moxifloxacin）等。

【临床药动学】

大多数氟喹诺酮类抗菌药口服吸收良好，生物利用度高，血浆蛋白结合率低，体内分布广，组织穿透力较强，可进入骨、关节、前列腺等，也能分布在肺、肾、胆囊、子宫、皮下软组织等部位。氧氟沙星、左氟沙星、洛美沙星、氟罗沙星等主要经肾排泄，尿中浓度较高；诺氟沙星、环丙沙星等可经肝代谢，部分经胆道排出，胆汁中浓度高。

【药理作用】

喹诺酮类抗菌药通过抑制细菌的 DNA 回旋酶而抑制 DNA 的合成，导致细菌死亡，属于静止期杀菌剂。氟喹诺酮类为广谱抗菌药物，尤其对革兰氏阴性菌具有强大杀灭作用，如淋病奈瑟菌、大肠埃希氏菌、克雷伯菌属、伤寒沙门菌属、志贺菌属、变形杆菌等；对流感嗜血杆菌、弯曲菌、军团菌等抗菌活性也较强；对铜绿假单胞菌也有良好抗菌作用。左氧氟沙星、加替沙星、莫西沙星等对链球菌属、肺炎链球菌等革兰氏阳性球菌、分枝杆菌属、衣原体、支原体及厌氧菌也有较高的抗菌活性。

随着本类药物的广泛应用，近年来耐药菌株呈增长趋势，尤其是耐药金黄色葡萄球菌明显增加。本类药物之间存在交叉耐药性，但与其他抗菌药物之间无明显交叉耐药性。

【临床应用及评价】

临床广泛用于泌尿生殖系统感染、肠道感染、呼吸道感染、军团菌肺炎及革兰氏阴性杆菌引起的骨髓炎、化脓性关节炎的治疗，也用于敏感菌所致皮肤、软组织感染，眼、耳、鼻喉感染和创面感染，以及沙眼衣原体、支原体所致的性传播性疾病。环丙沙星、氧氟沙星、左氧氟沙星、司帕沙星与其他抗结核药无交叉耐药性，联合用于多重耐药结核菌感染的治疗。

临床用药实例 18-5

患者，女性，35 岁。尿频、尿急、尿痛 12 h，诊断为尿道感染，遵医嘱服用盐酸左氧氟沙星胶囊，0.1 g/次，2 次/d。服药期间，面颈部、手臂等皮肤暴露处出现红肿、发热、瘙痒等症状。

问题：①请分析该患者用药后出现上述反应的原因；②如何防治此类不良反应？

【不良反应及防治】

1. 胃肠道反应　常见胃部不适、食欲缺乏、消化不良、恶心、呕吐、腹痛、腹泻等。诺氟沙星宜空腹服用，因受食物影响可使其吸收减少。

2. 神经系统反应　由于喹诺酮类抗菌药可使中枢抑制性神经元功能减弱，少数患者出现中枢兴奋症状，轻者有烦躁、焦虑、头痛、头晕、失眠等；重者可出现精神异常、抽搐、惊厥等。氟罗沙星神经系统反应最严重，左氧氟沙星最轻。服药期间不宜饮用咖啡与浓茶。精神病或有癫痫病史者不宜使用。

3. 过敏反应　可出现药疹、皮肤瘙痒和血管神经性水肿。洛美沙星、氟罗沙星、司帕沙星易诱发光敏性皮炎，表现为日光照射部位出现瘙痒性红斑，严重者出现皮肤糜烂、脱落，停药后可恢复。用药期间应尽量避免日光照射，以免引起光敏反应。

4. 软骨损害　动物实验发现，本类药物可引起幼年动物软骨损害，偶尔见儿童用药后发生关节肿胀、疼痛、肌腱断裂等。用药期间出现关节肿胀、疼痛等症状时应立即停药。18 岁以下未成年患者、孕妇及哺乳期妇女不宜使用。

5. 其他　偶尔引起心电图 Q-T 间期延长等，用药期间应注意观察。

【相互作用】

1. H_2受体拮抗药、抗酸药及含金属离子的药物可减少喹诺酮类抗菌药物的吸收，应避免合用。

2. 喹诺酮类抗菌药物可抑制茶碱类、咖啡因及口服抗凝药的生物转化，使血药浓度升高而引起中毒，故合用时应酌情减量。

二、磺胺类及甲氧苄啶

磺胺类药物是最早用于治疗全身性感染的人工合成抗菌药物。其特点：①性质稳定；②抗菌谱广，通过抑制二氢叶酸合成酶，抑制细菌生长繁殖，对许多革兰氏阳性菌和肠杆菌科细菌有良好的抗菌作用，与二氢叶酸还原酶抑制剂甲氧苄啶联合使用后，双重阻断细菌体内叶酸代谢，抗菌作用增强并减少耐药菌株的出现；③本类药物间有交叉耐药性；④药物之间有完全交叉过敏反应；⑤口服吸收良好，血药浓度高，组织分布广，磺胺嘧啶在脑脊液中浓度较高；⑥本类药物在肝内代谢灭活，其乙酰化代谢物在酸性环境下溶解度低，易引起肾损伤，出现血尿、结晶尿；⑦不良反应多；⑧使用方便，价格低廉。

【临床应用及评价】

由于病原菌对磺胺类药物耐药性问题及本类药物不良反应较多等原因，磺胺类药物的临床应用受限。临床应用：①磺胺甲噁唑与甲氧苄啶组成的复方制剂用于治疗敏感菌引起的尿路感染、肠道感染、呼吸道感染、伤寒和其他沙门菌属感染、霍乱等；②磺胺嘧啶为流行性脑脊髓膜炎的首选药；③口服柳氮磺吡啶可治疗溃疡性结肠炎；④磺胺醋酰钠滴眼液可治疗沙眼、结膜炎和角膜炎；⑤磺胺嘧啶银和磺胺米隆局部应用可预防和治疗烧伤创面的继发感染。全身用药首次剂量应加倍。

【不良反应及防治】

1. 泌尿系统损害　磺胺类药物原型及其乙酰化物在尿液中溶解度低，尤其是酸性

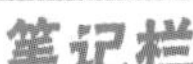

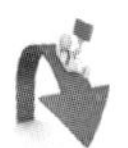

尿液中易析出结晶而引起肾损害，出现结晶尿、血尿、蛋白尿，表现出尿痛、尿闭等症状，故用药期间应多饮水。老年人及肾功能不全、少尿、休克患者慎用或禁用。

2. 过敏反应　以皮疹和药热较多见，偶尔见渗出性多形红斑、剥脱性皮炎，严重者可致死。本类药物间有交叉过敏反应，有过敏史者禁用。

3. 血液系统反应　长期用药可抑制骨髓造血功能，造成粒细胞减少、血小板减少及再生障碍性贫血，用药期间应定期检查血常规。葡萄糖-6-磷酸脱氢酶缺乏者可引起急性溶血性贫血。

4. 胃肠道反应　常见恶心、呕吐、上腹部不适、食欲缺乏等反应，饭后或同服碳酸氢钠可减轻。

5. 神经系统反应　少数患者可出现头痛、头晕、精神不振、失眠等症状，驾驶员及高空作业者工作期间禁用。

6. 肝损害　可致肝损害或急性肝损伤，肝功能不全者尽量避免使用。

7. 核黄疸　因磺胺类药物易进入胎儿和婴幼儿体内，使血中胆红素浓度增高，从而进入脑组织引起致死性核黄疸，故孕妇、新生儿、哺乳期妇女禁用。

【相互作用】

磺胺类药物不宜与普鲁卡因、普鲁卡因胺、丁卡因合用。磺胺嘧啶银局部用药时应注意清创排脓。

临床用药实例 18-6

患者，女性，25 岁，因肾病综合征伴肾功能不全入院。近几日出现尿急、尿痛、尿频症状，诊断为铜绿假单胞菌所致尿路感染。

问题：①庆大霉素、磺胺甲噁唑+甲氧苄啶、多黏菌素 E、哌拉西林、头孢氨苄中的哪种药物可控制铜绿假单胞菌引起的尿路感染？②选药的依据是什么？③有效的药物还有哪些？

三、呋喃类药

本类药物目前临床应用的有呋喃妥因（nitrofurantoin，呋喃呾啶）、呋喃唑酮（furazolidone，痢特灵）和呋喃西林（nitrofural）。抗菌谱广，对大多数革兰氏阳性菌和革兰氏阴性菌有作用，但对铜绿假单胞菌无效。呋喃妥因尿药浓度高，主要用于敏感菌所致的泌尿系统感染。呋喃唑酮口服吸收率低，肠内浓度高，主要用于治疗细菌性痢疾、肠炎、霍乱等肠道感染，与铋剂、甲硝唑合用治疗消化性溃疡有较好疗效。呋喃西林毒性大，仅限于局部外用。对本类药物过敏者、新生儿及肝肾功能不全者禁用。

四、硝基咪唑类药

甲硝唑（metronidazole）对厌氧菌有强大的抗菌作用，对阴道滴虫、阿米巴原虫、贾第鞭毛虫感染有良效。其在临床上主要与抗需氧菌药物联合用于治疗需氧菌和厌氧

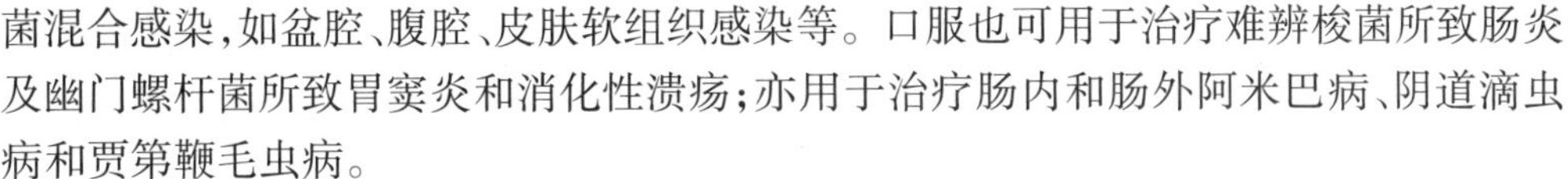
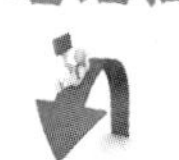

菌混合感染,如盆腔、腹腔、皮肤软组织感染等。口服也可用于治疗难辨梭菌所致肠炎及幽门螺杆菌所致胃窦炎和消化性溃疡;亦用于治疗肠内和肠外阿米巴病、阴道滴虫病和贾第鞭毛虫病。

替硝唑(tinidazole)临床应用同甲硝唑,不良反应较甲硝唑少。

本类药物胃肠道不良反应常见,大剂量应用时有头晕、头痛、肢体麻木、感觉异常等,少数患者可出现荨麻疹、轻度白细胞减少、口腔有金属味感等。用药时必须注意:①因本类药物可抑制乙醇代谢,用药期间应禁酒;②妊娠早期、哺乳期妇女及有器质性中枢神经系统疾病、血液病患者禁用,肾功能不全者慎用。

第七节　抗病毒药

一、一般抗病毒药

一般抗病毒药物见表 18-6。

表 18-6　一般抗病毒药及其特点和不良反应

常用药物	主要特点	不良反应及注意事项
金刚烷胺(amantadine)	特异性抑制甲型流感病毒,预防和治疗甲型流感病毒所致呼吸道早期感染,也用于治疗帕金森病	不良反应有厌食、恶心、头痛、眩晕、失眠、共济失调等
阿昔洛韦(aciclovir,无环鸟苷)	为单纯疱疹病毒感染的首选药,局部应用治疗疱疹性角膜炎、单纯疱疹和带状疱疹。与干扰素合用治疗乙型肝炎。同类药物还有伐昔洛韦、更昔洛韦、泛昔洛韦等	①不良反应较少,滴眼及外用可有局部轻微疼痛,口服有恶心、呕吐、皮疹等;②静脉滴注可致静脉炎;③过敏者和孕妇禁用,肾功能不全者慎用
碘苷(idoxuridine,疱疹净)	抑制 DNA 病毒,对 RNA 病毒无效。眼科局部用药治疗单纯疱疹性角膜炎等	①可有畏光、充血、水肿等过敏反应,长期应用可出现角膜混浊;②碘过敏者及孕妇禁用
阿糖腺苷(vidarabine)	为抗 DNA 病毒药,对疱疹病毒有效。用于治疗病毒性脑炎、角膜炎、新生儿单纯疱疹、艾滋病合并带状疱疹等	①消化道不良反应常见;②剂量过大时可发生骨髓抑制;③过敏者、外周神经病变者、孕妇及哺乳期妇女禁用
利巴韦林(ribavirin,病毒唑)	为广谱抗病毒药。口服吸收迅速,治疗流感病毒引起的呼吸道感染、疱疹病毒性角膜炎、结膜炎、甲型肝炎、小儿病毒性肺炎、流行性出血热等	①少数有口干、白细胞减少、贫血等;②大剂量应用有可能导致心脏损害和呼吸抑制;③有较强的致畸作用,故孕妇禁用
干扰素(interferon)	具有广谱抗病毒活性。用于治疗慢性病毒性肝炎、疱疹病毒性角膜炎、肾移植者发生的巨细胞病毒感染等	①常见流感样症状;②中枢神经系统兴奋症状,癫痫及神经系统疾病患者慎用;③可有胃肠道症状、低血压、心律失常、丙氨酸氨基转移酶升高、白细胞和血小板减少等;④严重心脏病、肝病、肾病患者慎用;⑤孕妇及哺乳期妇女、18 岁以下青少年慎用

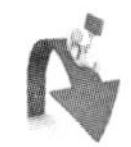

笔记栏

二、抗艾滋病病毒药

（一）核苷类反转录酶抑制剂

齐多夫定

齐多夫定（zidovudine，AZT，叠氮胸苷）为第一个上市的抗艾滋病药物，可竞争性抑制人类免疫缺陷病毒反转录酶而干扰病毒 DNA 的合成，是各期艾滋病的首选药。本品可减轻或缓解艾滋病症状，早期应用可减少痴呆发生率。不良反应主要是骨髓抑制和消化道症状，少数有神经系统症状。过敏体质者、孕妇及哺乳期妇女禁用。

拉米夫定

拉米夫定（lamivudine，3TC）对齐多夫定耐药的人类免疫缺陷病毒感染有效，单独应用易产生耐药性，与齐多夫定合用有协同作用，治疗艾滋病的疗效优于其他联合用药方案。毒性较低，肾功能不全的患者要减量，有胰腺炎病史者禁用。

扎西他滨

扎西他滨（zalcitabine）单用疗效不如齐多夫定，与其他抗人类免疫缺陷病毒药物合用有协同作用，主要用于对齐多夫定不能耐受或产生耐药性的患者，也可与齐多夫定合用治疗严重的人类免疫缺陷病毒感染。不良反应主要是周围神经病变引起的剧痛。

去羟肌苷

去羟肌苷（didanosine）可作为严重人类免疫缺陷病毒感染的首选药，特别适合于齐多夫定不能耐受或治疗无效者。主要不良反应为可发生致命性胰腺炎，其他尚有周围神经炎、药物性肝炎等。

（二）非核苷类反转录酶抑制剂

本类药物包括：奈韦拉平（nevirapine）、地拉韦平（delavirdine）等。单独应用时人类免疫缺陷病毒可迅速产生耐药性，因此不作为首选药物，也不单独应用。可与核苷类反转录酶抑制剂联合应用，可有效预防人类免疫缺陷病毒从感染孕妇到胎儿的子宫转移，也可治疗分娩后 3 d 内的新生儿人类免疫缺陷病毒感染。

（三）蛋白酶抑制剂

本类药物包括利托那韦（ritonavir）、奈非那韦（nelfinavir）、沙奎那韦（saquinavir）等，可抑制人类免疫缺陷病毒蛋白酶，生成无感染性不成熟病毒颗粒而产生抗病毒作用。本类药物可有效对抗人类免疫缺陷病毒，与核苷类反转录酶抑制剂或非核苷类反转录酶抑制剂合用，可显著减少病毒数量并减慢艾滋病的临床过程。

1996 年以来推崇的以两种或两种以上抗人类免疫缺陷病毒药物同时使用的联合疗法（鸡尾酒疗法）可降低治疗费用，减少病毒复制，改善免疫状态，延缓病毒耐药性的产生时间，降低死亡率。

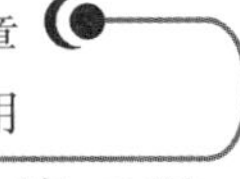

第八节 抗真菌药

真菌感染一般分为浅部真菌感染和深部真菌感染。浅部真菌感染常由各种癣菌引起，主要侵犯人体的毛发、皮肤、指（趾）甲等，主要引起各种癣症（如体癣、手足癣、甲癣、头癣等），发病率高，危险性小，治疗药物主要有灰黄霉素及局部应用的咪唑类药物；深部真菌感染多由白假丝酵母菌和新型隐球菌引起，主要侵犯深部组织及内脏器官，病情严重、病死率高，治疗药物主要有两性霉素 B、咪唑类及三唑类抗真菌药物。

两性霉素 B

两性霉素 B（amphotericin B，庐山霉素）因毒性大，应用受限，其新剂型（如脂质体、胶样分散剂型）可提高疗效，并降低其毒性。

【临床药动学】

口服、肌内注射均难吸收，且刺激性大，主要采用静脉滴注给药。本品不易通过血脑屏障，治疗脑膜炎时可鞘内注射。$t_{1/2}$为 24 ~48 h。

【临床应用及评价】

两性霉素 B 是抗深部真菌感染药，对白假丝酵母菌、新型隐球菌等有强大的抗菌作用，对细菌无效。静脉滴注用于治疗深部真菌感染，治疗真菌性脑膜炎时还需小剂量鞘内注射。口服仅用于肠道真菌感染。局部应用治疗皮肤、指甲及黏膜等浅表部真菌感染。

【不良反应及防治】

1. 常见高热、寒战、头痛、厌食、恶心、呕吐等毒性反应，有时可有血压下降，事先给予解热镇痛抗炎药、抗组胺药及糖皮质激素可预防。
2. 约 80% 的患者出现肾损害，出现氮质血症、蛋白尿、管型尿、血尿等。不宜与有肾毒性的药物（如氨基糖苷类、多黏菌素等）合用。
3. 静脉滴注速度过快时，可引起心动过速、心室颤动或心搏骤停。
4. 鞘内注射时可引起严重头痛、颈项强直、下肢疼痛等神经系统反应，严重时可致下肢截瘫。仅限于严重真菌性脑膜炎时应用，并严格控制剂量。
5. 两性霉素 B 可致肝损害、血液系统毒性反应，偶尔发生骨髓抑制和血小板减少。

【注意事项】

1. 因本品毒性大，患者需住院应用并应严密观察。
2. 注射用粉针剂可用5% 葡萄糖溶液稀释，不用 0.9% 氯化钠注射液稀释，以免发生沉淀。
3. 因促进钾离子排出，引起低血钾，应注意补钾，并定期检查血钾，定期做血及尿常规、肝肾功能及心电图检查，肾功能不全者慎用。

临床常用的其他抗真菌药物见表 18-7。

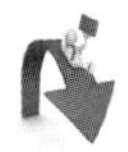

笔记栏

表 18-7　临床常用的其他抗真菌药物

分类与药物	临床应用及评价
抗生素类	
灰黄霉素 (griseofulvin)	干扰真菌核酸的合成,抑制真菌的生长。抗菌谱较窄,对各种浅部真菌有较强的抑制作用,主要用于治疗各种癣症,对头癣、体癣、手足癣疗效较好,但对指(趾)甲癣疗效较差。用药时间较长,需数周至数月。毒性大,现少用
制霉菌素 (nystatin)	抗菌谱广,但口服吸收不良,注射给药毒性较大,局部用药治疗口腔、皮肤及阴道白假丝酵母菌感染,口服用于治疗消化道真菌感染
咪唑类	
克霉唑 (clotrimazole)	口服吸收差,不良反应多而严重。在临床上仅限于局部用药,治疗浅部真菌感染
酮康唑 (ketoconazole)	广谱抗真菌药,为各种浅部真菌感染的首选药,对深部白假丝酵母菌感染治疗效果不及两性霉素 B。口服用于治疗真菌性败血症、肺炎等;外用治疗皮肤癣菌感染,可用于灰黄霉素治疗无效或过敏者。不能与抗酸药、抗胆碱药和 H_2受体拮抗药合用,否则影响其吸收。胃肠不良反应最常见,肝毒性显著,应定期检查肝功能。肝病患者禁用。孕妇慎用
咪康唑 (miconazole) 益康唑 (econazole)	两药均为广谱抗菌药物。局部应用治疗浅部真菌感染,疗效优于克霉唑和制霉菌素。无明显不良反应
联苯苄唑 (bifonazole)	具有广谱、高效的抗菌活性,作用强于其他咪唑类抗真菌药。本品在真皮内活性可持续 48 h。在临床上用于治疗皮肤癣菌感染。不良反应为一过性皮肤变红、接触性皮炎、瘙痒等
三唑类	
氟康唑 (fluconazole)	广谱抗真菌药,抗菌活性比酮康唑强 10 ~ 20 倍。口服吸收好,脑脊液浓度高,为治疗艾滋病患者隐球菌性脑膜炎的首选药,也可用于其他浅部或深部真菌感染。不良反应少
伊曲康唑 (itraconazle)	抗菌谱较酮康唑广,抗菌作用较酮康唑强 5 ~ 100 倍。餐时或餐后服用吸收好。体内分布广,能聚集于皮肤指(趾)甲等部位。可用于治疗多种浅部真菌感染,对深部真菌感染的治愈率高,复发率低。不宜用于白假丝酵母菌引起的尿路感染。不良反应较少,主要为胃肠道反应。内分泌异常和肝毒性均比酮康唑低
丙烯胺类	
特比萘芬 (terbinafine)	疗效高、作用快、复发少、毒性低。口服吸收良好,在毛囊、毛发、皮肤、指(趾)等处长时间维持较高浓度。口服、外用均可,治疗甲癣和其他浅表真菌感染。有轻微的胃肠道反应
嘧啶类	
氟胞嘧啶 (flucytosine)	为人工合成的广谱抗真菌药,适用于治疗新型隐球菌、白假丝酵母菌等所致的深部真菌感染,疗效弱于两性霉素 B。易透过血脑屏障,对隐球菌性脑膜炎疗效较好,常和两性霉素 B 合用

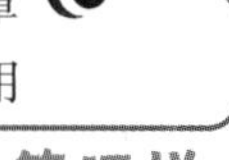
笔记栏
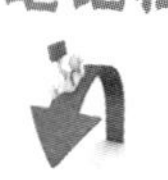

第九节　抗结核药

目前异烟肼和利福平仍是主要的抗结核药，链霉素、吡嗪酰胺和乙胺丁醇是世界卫生组织确定的其他三种基本抗结核药。

抗结核药治疗的目标：①在最短的时间内使痰菌转阴，减少结核病传染的机会；②防止耐药菌株的产生；③完全治愈，避免复发。

(一)一线抗结核药

异烟肼

异烟肼(isoniazid，INH，雷米封)易溶于水，性质稳定，具有疗效高、毒性低、服用方便、价廉等优点。

【临床药动学】

异烟肼口服吸收快而完全，1～2 h 血药浓度达峰值，可分布于全身组织和体液中，穿透力强，可渗入关节腔、胸腔、腹腔积液、肾、纤维化或干酪化的结核病灶及淋巴结中，易渗入细胞内。脑膜炎时脑脊液中的浓度与血药浓度相近。本品大部分在肝中代谢，代谢产物及少量原型药物由肾排出。

【药理作用】

异烟肼对繁殖期结核分枝杆菌具有杀菌作用，对细胞内细菌也有杀灭作用。抗菌机制可能是抑制结核分枝杆菌细胞壁分枝菌酸的合成而使结核分枝杆菌死亡。

【临床应用及评价】

异烟肼是目前治疗各型结核病(如急性粟粒性结核，浸润性肺结核，结核性胸膜炎、脑膜炎、腹膜炎、心包炎等)的首选药。除早期轻症肺结核或预防应用可单独用药外，其他均需要联合应用。对急性粟粒性结核和结核性脑膜炎，应增大剂量，必要时可静脉滴注。

【不良反应及防治】

不良反应发生率及严重程度与剂量有关，治疗量不良反应少而轻。

1. 神经系统毒性　剂量大、用药时间长时多见神经系统毒性：①周围神经炎，表现为四肢麻木、烧灼、反应迟钝、肌肉轻瘫等；②中枢神经症状，剂量过大可引起中枢兴奋，表现为烦躁不安、失眠甚至惊厥或昏迷。本品可诱发精神病或癫痫。因异烟肼与维生素 B_6 结构相似，两者竞争同一酶系，妨碍维生素 B_6 的利用，促进维生素 B_6 的排泄，导致抑制性神经递质 γ-氨基丁酸生成减少。同服维生素 B_6 可减轻神经系统毒性。精神病、癫痫病患者慎用。

2. 肝损害　一般剂量可有暂时性氨基转移酶升高，较大剂量或长期用药可致肝损害，35 岁以上患者较多见。与利福平合用可加重肝损害。用药期间应定期检查肝功能，肝病患者慎用，用药期间不宜饮酒。

3. 其他　可引起胃肠道反应，偶尔见过敏反应。餐前 1 h 或餐后 2 h 服用本品有

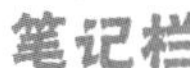
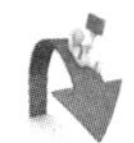

助于吸收,不宜与含铝的抗酸药同服。

【相互作用】

异烟肼为药酶抑制剂,可使口服抗凝药、苯妥英钠等药物代谢减慢,合用时应调整剂量。

利福平

【临床药动学】

利福平(rifampicin,RFP)口服吸收迅速而完全,生物利用度为90%。本品广泛分布于全身各组织,穿透力强,能进入细胞、结核空洞、痰液及胎儿体内,脑脊液中可达有效浓度。其主要在肝内代谢。药物可经胆汁排泄,形成肝肠循环,延长抗菌作用时间。

【药理作用】

利福平抗菌谱广,对结核分枝杆菌有良好的作用;对麻风分枝杆菌有杀灭作用;对革兰氏阳性球菌(特别是耐药金黄色葡萄球菌)、革兰氏阴性菌、沙眼衣原体及某些病毒也有抑制作用。

抗菌机制是抑制敏感菌DNA依赖性的RNA多聚酶,阻碍mRNA的合成而产生杀菌作用,对动物及人体细胞的RNA多聚酶则无影响。结核分枝杆菌对利福平易产生耐药性。

【临床应用及评价】

利福平主要用于治疗各类结核病和麻风病;尚可与红霉素联合治疗军团菌病;与万古霉素联合治疗耐甲氧西林葡萄球菌所致严重感染;滴眼液可用于治疗沙眼及敏感菌引起的眼部感染。

【不良反应及防治】

1. 肝损害　少数人可有肝损害,出现肝大、黄疸等症状,老年人、儿童、有肝病史者、酗酒者或与异烟肼合用时更易发生。

2. 胃肠道反应　如恶心、呕吐、腹痛、腹泻等。食物影响其吸收,宜空腹服用。对氨基水杨酸可减少本药的吸收,应避免二者同服。患者服药期间大小便、汗液、唾液可呈橘黄色。服药期间要禁酒。妊娠早期禁用。

3. 过敏反应　可出现药热、皮疹等过敏反应。

利福定和利福喷丁

利福定(rifandine)和利福喷丁(rifapentine)均为利福平的衍生物,抗菌谱与利福平相同而作用更强,抗菌效力分别比利福平强3倍和8倍。利福定的治疗剂量仅为利福平的1/3~1/2,利福喷丁治疗剂量与利福平相同,每周用药1~2次。两药与其他抗结核药合用有协同抗菌作用。两药在临床上主要用于结核病、麻风病的治疗。不良反应同利福平。

乙胺丁醇

乙胺丁醇(ethambutol,EMB)通过干扰菌体RNA的合成而抑制细菌的繁殖,对繁

笔记栏

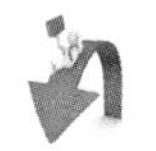

殖期结核分枝杆菌有较强的作用。单用可产生耐药性,但较缓慢,与其他抗结核药无交叉耐药性,联合应用有协同作用。本品主要用于治疗耐药结核分枝杆菌引起的各型结核病。治疗剂量时较安全,但连续大量使用2~6个月可致球后视神经炎,表现为视力模糊、视力减退、视野缩小、红绿色盲等,多数可在停药数周至数月内恢复,用药期间应定期进行眼科检查。本品还可见胃肠道反应及肝损害,与利福平、异烟肼合用时更应注意。

吡嗪酰胺

吡嗪酰胺(pyrazinamide,PZA)对结核分枝杆菌作用较弱,不及异烟肼、利福平和链霉素,但对巨噬细胞内的半休眠菌株有独特的杀菌作用。酸性环境中抗菌作用增强。与利福平合用有显著的协同作用,主要用于对其他抗结核药耐药或不能耐受的复治患者,常作为短程化疗中三联或四联给药方案的基本药物之一。常见的不良反应是肝损害,因此肝功能不全者禁用;亦可引起高尿酸血症,故痛风患者禁用。

链霉素

链霉素(streptomycin)为最早应用于临床的抗结核药,抗结核分枝杆菌作用弱于异烟肼和利福平。穿透力弱,不易渗入纤维化、干酪化及厚壁空洞病灶,对巨噬细胞内的结核分枝杆菌无作用。目前本品主要与其他抗结核药合用,用于结核急性期,对渗出性病灶疗效较好。长期应用极易产生耐药性并可导致严重的耳毒性。儿童禁用。

(二)二线抗结核药

对氨基水杨酸

对氨基水杨酸(para aminosalicylic acid,PAS)抗菌谱窄,仅对细胞外的结核分枝杆菌有抑制作用。作用较弱,但耐药性产生较慢,与其他抗结核药合用可延缓耐药性的产生。现主要与一线抗结核药合用治疗结核病。胃肠道反应多见,宜饭后服用,必要时可用抗酸药;偶尔见皮疹、发热、剥脱性皮炎、氨基转移酶升高、黄疸等;经肾排泄时易在尿中析出结晶而损害肾,可加服碳酸氢钠,应指导患者多饮水,少食酸性食物,肾功能不全者宜减量。

丙硫异烟胺

丙硫异烟胺(protionamide)仅对结核分枝杆菌有作用,抗菌作用较异烟肼、链霉素弱,但组织穿透力较强。对其他抗结核药耐药的菌株仍有效,与其他抗结核药合用,用于一线抗结核药治疗无效者。胃肠道反应较多见,也可致周围神经炎及肝损害。

氧氟沙星

氧氟沙星(ofoxacin)抗菌谱广,抗菌作用强。其对结核分枝杆菌有较好的抗菌作用,对链霉素、异烟肼、对氨基水杨酸已产生耐药性的结核分枝杆菌仍有效。与其他抗结核药合用时作用增强。

(三)抗结核药的应用原则

1. 早期用药　早期活动性病灶处于渗出期,病灶内结核分枝杆菌生长旺盛,对抗

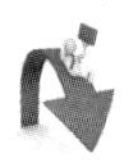

结核药敏感,易被抑制或杀灭。同时病灶部位血液供应丰富,药物易渗入病灶内,且患者在早期机体抵抗力较强,肝肾功能较好,对药物的耐受力好,因此早期用药病情易控制,可获得良好疗效。晚期由于病灶纤维化、干酪化或空洞形成,病灶内血液循环不良,药物渗透差,疗效不佳,且易产生毒性反应。

2. 联合用药　根据不同病情和抗结核药的作用特点,联合两种或两种以上药物以增强疗效,并可避免严重的不良反应及延缓耐药性的产生。成人早期轻症肺结核最佳治疗方案:异烟肼 5 mg/(kg·d)(最大量为 300 mg)、利福平 300 mg/d、维生素 B_6 15～30 mg/d,持续治疗 9～12 个月;中度肺结核:异烟肼 300 mg/d、乙胺丁醇 15 mg/(kg·d)(最大量为 250 mg/d),治疗 18～24 个月,或者根据患者的病情调整用药方案。

3. 适量用药　药量不足,组织内药物难以达到有效浓度,且易诱发细菌耐药性使治疗失败;药物剂量过大易产生严重不良反应而使治疗难以继续。

4. 坚持全程规律用药　结核病的治疗必须做到规律、长期用药,不能随便改变药物剂量或品种,否则难以获得满意的疗效。结核病易复发,过早停药会使已被抑制的细菌再度繁殖或迁延,导致治疗失败。因此,全程规律用药是治疗成功的关键。

临床用药实例 18-7

患者,男性,46 岁。因全身不适、乏力、烦躁、食欲差,咳嗽、咳痰,有时发现痰中带血丝月余就诊。凌晨盗汗,清晨体温 36.2～36.8 ℃,午后和傍晚自觉发热,体温 37.3～37.6 ℃。X 射线胸片检查显示两肺有片状阴影,痰液涂片抗酸染色(+),确诊为肺结核。医生建议采用 6 个月短期疗法(2HRZ/4HR,即开始 2 个月用异烟肼、利福平和吡嗪酰胺,后 4 个月用异烟肼和利福平)控制病情。用药 3 个月后患者出现失眠、头疼、烦躁、步态不稳、四肢麻木,有针刺感、烧灼感,来院复诊时被诊断为药物性外周神经炎。

问题:①该患者在抗结核病治疗中为什么会引起外周神经炎?②应采取什么防治措施?③抗结核病治疗为什么要采取联合用药的方法?

第十节　抗菌药物合理应用原则

随着抗菌药物的广泛应用,抗菌药物滥用或不合理应用现象相当严重。为了控制抗菌药物的使用,卫生部等部门曾联合发布了《抗菌药物临床应用指导原则》,对规范临床合理使用抗菌药物意义重大。抗菌药物应用的基本原则如下。

1. 尽早确定病原菌　在患者出现症状时,应尽早从患者的感染部位、血液、痰液等部位取样,培养、分离病原菌,并进行体外抗菌药物敏感试验,从而有针对性地选择抗菌药物。危重患者可根据其临床特征推断最可能的病原菌,并结合当地细菌耐药状况先进行经验治疗。

笔记栏

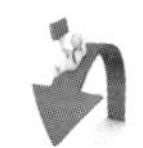

2. 按适应证选药　各种抗菌药物有不同的抗菌谱，而抗菌谱相同的药物其药效学、药动学及耐药性方面亦存在一定的差异，故各种抗菌药物的临床适应证也不同。临床医师应根据抗菌药物的上述特点正确选用抗菌药物。抗菌药物必须在感染部位达到有效的血药浓度，才能有效控制感染。一般药物在血液丰富的组织、器官（如肝、肾、肺）中浓度高，在血液供应少的部位及脑脊液中浓度低。对于药物分布较少的组织、器官的感染，应尽量选用在这些部位能达到有效浓度的药物。如细菌性脑膜炎应选择青霉素、第三代头孢菌素、磺胺嘧啶等在脑脊液分布较多的药物治疗。

3. 综合治疗　应根据患者的性别、年龄、生理、病理等方面的具体情况，制订合理的综合治疗方案。对孕妇、哺乳期妇女，必须严格控制致畸药物及影响乳儿生长的药物的使用；对婴幼儿和老年人，要考虑胃肠吸收情况、肝肾功能等因素对血药浓度和 $t_{1/2}$ 的影响，调整给药剂量及间隔，避免使用有肝、肾毒性的药物。

4. 正确选择给药途径、用量和疗程　应用抗菌药物应选择正确的给药途径、适当的剂量和疗程。给药途径不正确，感染部位不能达到有效的抗菌浓度；剂量过小，达不到治疗作用，且易产生耐药性；剂量过大，不仅造成浪费，而且易产生严重不良反应；疗程过短易复发或转为慢性病，过长则导致浪费或造成毒性反应。急性感染一般宜用药至体温正常、症状消退后 72～96 h；败血症、感染性心内膜炎、溶血性链球菌咽炎和扁桃体炎、化脓性脑膜炎、结核病、伤寒、布鲁菌病、骨髓炎、深部真菌病等需较长的疗程方能彻底治愈，并防止复发。应尽量避免局部用药，因易引起过敏反应或导致耐药菌产生。

5. 联合用药

（1）联合用药的指征　凡单一药物可有效治疗的感染，不必联合用药。仅在下列情况时可联合用药：①病原菌尚未查明及免疫缺陷者的严重感染；②单一抗菌药物不能控制的混合感染，如胸腹部严重创伤后并发的感染、胃肠穿孔所致的腹膜炎、肠球菌或链球菌引起的心内膜炎、败血症等；③单一抗菌药物不能有效控制的重症感染，如感染性心内膜炎、败血症等；④需长程治疗，但病原菌易对某些抗菌药物产生耐药性的感染，如结核病、深部真菌感染等；⑤联合用药后可降低抗菌药物的毒性，如两性霉素 B 与氟胞嘧啶联合治疗隐球菌脑膜炎时，前者的剂量可适当减少，从而减少其毒性反应。

（2）常见的用药组合及效果　根据作用性质，一般可将抗菌药物分为四类：Ⅰ类为繁殖期杀菌剂，如青霉素类、头孢菌素类等；Ⅱ类为静止期杀菌剂，如氨基糖苷类、多黏菌素类、氟喹诺酮类等；Ⅲ类为速效抑菌剂（繁殖期抑菌剂），如大环内酯类、四环素类、氯霉素等；Ⅳ类为慢效抑菌剂（静止期抑菌剂），如磺胺类等。

1）Ⅰ类+Ⅱ类：这类组合是最佳组合，可起到抗菌药物间的协同作用。前者破坏细菌细胞壁的完整性，有利于后者进入菌体内，如青霉素类药物和庆大霉素合用治疗肠球菌心内膜炎。

2）Ⅰ类+Ⅲ类：一般情况下不宜合用，因可能产生拮抗作用。如青霉素类药物与大环内酯类合用时，由于速效抑菌剂使细菌迅速处于静止状态，青霉素类药物难以充分发挥其繁殖期杀菌作用而出现拮抗效果；然而在某些特定情况下，如流行性脑膜炎单用青霉素类药物疗效不佳时加用氯霉素，可获得理想的治疗效果。

3）Ⅱ类+Ⅲ类：先用速效抑菌剂，再用静止期杀菌剂，可达到相加或协同疗效。

4）Ⅲ类+Ⅳ类：其作用可起到累加效果。

笔记栏

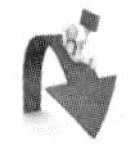

5）Ⅰ类+Ⅳ类：Ⅳ类抗菌药物对Ⅰ类抗菌药物无明显影响，有时可产生相加作用，如在治疗流行性脑膜炎时，青霉素类和磺胺类药物合用可提高疗效。

6. 严格控制预防用药　预防使用抗菌药物的目的是防止细菌可能引起的感染，但不适当的预防用药易引起病原菌耐药或继发难以控制的感染。因此，预防应用抗菌药物应有明确的指征。①预防风湿热患者链球菌感染，以防止风湿的发作，常选用苄星青霉素、普鲁卡因青霉素或红霉素。②在流行性脑脊髓膜炎发病的季节，易感人群可口服磺胺嘧啶以预防感染。③进入疟疾疫区的人群在进入前2周开始服用乙胺嘧啶以预防疟疾的发生。④风湿性心脏病、先天性心脏病及人工瓣膜置换术后患者进行口腔、上呼吸道、尿道、心脏等手术时，术前应用青霉素等药物以预防细菌性心内膜炎。⑤战伤、复合外伤、闭塞性脉管炎患者截肢术后，用青霉素类药物或阿莫西林预防气性坏疽。⑥下消化道术前及术后应用氨基糖苷类或喹诺酮类预防术后感染。⑦用红霉素等药物给新生儿滴眼，预防新生儿衣原体或淋病奈瑟菌引起的眼炎。

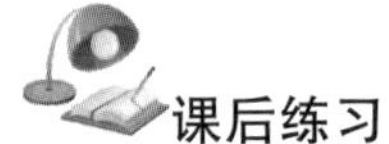

课后练习

一、单项选择题

1. 下列联合用药可产生最佳协同抗菌作用的是（　　）
   A. 繁殖期杀菌剂+速效抑菌剂　　B. 繁殖期杀菌剂+静止期杀菌剂
   C. 静止期杀菌剂+速效抑菌剂　　D. 慢效抑菌剂+繁殖期杀菌剂
   E. 静止期杀菌剂+慢效抑菌剂
2. 肾毒性较强的β-内酰胺类药物是（　　）
   A. 青霉素　　B. 苯唑西林
   C. 头孢哌酮　　D. 头孢氨苄
   E. 庆大霉素
3. 军团菌肺炎的首选药物是（　　）
   A. 青霉素　　B. 红霉素
   C. 头孢菌素　　D. 万古霉素
   E. 阿莫西林
4. 支原体肺炎的首选药物是（　　）
   A. 青霉素　　B. 红霉素
   C. 头孢菌素　　D. 万古霉素
   E. 克林霉素
5. 具有抗铜绿假单胞菌感染的β-内酰胺类药物是（　　）
   A. 头孢氨苄　　B. 青霉素G
   C. 氨苄西林　　D. 羧苄西林
   E. 双氯西林
6. 治疗量青霉素对哪种细菌无效（　　）
   A. 溶血性链球菌　　B. 大肠埃希氏菌
   C. 脑膜炎奈瑟菌　　D. 白喉棒状杆菌
   E. 破伤风杆菌
7. 临床治疗暴发型流行性脑脊髓膜炎的首选药是（　　）
   A. 头孢氨苄　　B. 磺胺嘧啶

C. 头孢他啶
D. 青霉素G+磺胺嘧啶
E. 复方新诺明

8. 对红霉素描述正确的是(　　)
A. 抗菌谱与青霉素相似且稍广
B. 对革兰氏阳性菌的作用强于青霉素
C. 不易产生耐药性
D. 为繁殖期杀菌剂
E. 为静止期杀菌剂

9. 治疗金黄色葡萄球菌所致骨髓炎的首选药是(　　)
A. 大环内酯类
B. 林可霉素
C. 万古霉素
D. 多黏菌素
E. 青霉素

10. 红霉素的主要不良反应为(　　)
A. 胃肠道反应
B. 肝毒性
C. 肾毒性
D. 神经毒性
E. 超敏反应

11. 多黏菌素常见而突出的不良反应为(　　)
A. 肝毒性
B. 超敏反应
C. 肾毒性
D. 静脉炎
E. 粒细胞减少

12. 关于氨基糖苷类抗菌特点的叙述错误的是(　　)
A. 对革兰氏阴性杆菌有强大的抗菌活性
B. 有些品种有抗结核分枝杆菌作用
C. 对革兰氏阳性杆菌有强大的抗菌活性
D. 药物间存在交叉耐药性
E. 为静止期杀菌剂

13. 有关氨基糖苷类临床药动学叙述错误的是(　　)
A. 口服仅用于治疗肠道感染
B. 治疗全身感染必须注射用药
C. 大部分以原型经肾排泄
D. 易透过血脑屏障
E. 易透过胎盘屏障

14. 对庆大霉素敏感的细菌是(　　)
A. 溶血性链球菌
B. 铜绿假单胞菌
C. 立克次体
D. 病毒
E. 结核分枝杆菌

15. 治疗鼠疫的首选药物是(　　)
A. 庆大霉素
B. 链霉素
C. 阿米卡星
D. 小诺霉素
E. 青霉素

16. 抗菌谱最广的抗生素是(　　)
A. 青霉素类
B. 大环内酯类
C. 氨基糖苷类
D. 四环素类
E. 林可霉素

17. 对结核分枝杆菌有治疗作用的药物是(　　)
A. 庆大霉素
B. 链霉素
C. 大观霉素
D. 青霉素类
E. 红霉素

笔记栏

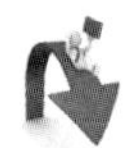

18. 孕妇和8岁以下儿童禁用(　　)

A. 青霉素类　　B. 四环素类

C. 头孢菌素类　　D. 大环内酯类

E. 林可霉素

19. 喹诺酮类药物的抗菌机制是(　　)

A. 抑制DNA回旋酶　　B. 抑制细胞壁

C. 抑制蛋白质的合成　　D. 影响叶酸代谢

E. 影响RNA的合成

20. 一老年患者因大肠埃希氏菌引起尿路感染反复发作,用复方新诺明和呋喃妥因无效,患者对青霉素类、链霉素过敏,此时宜选用(　　)

A. 氨苄西林　　B. 磺胺嘧啶

C. 庆大霉素　　D. 环丙沙星

E. 氨苄西林+庆大霉素

21. 对异烟肼叙述错误的是(　　)

A. 仅杀灭结核分枝杆菌　　B. 对组织穿透力强

C. 对各型结核病均有疗效　　D. 单用不易产生耐药性

E. 服药期间应定期检查肝功能

22. 主要用于防治和早期治疗甲型流感病毒的药物是(　　)

A. 碘苷　　B. 利巴韦林

C. 金刚烷胺　　D. 碘苷

E. 齐多夫定

23. 第一个用于抑制人类免疫缺陷病毒的药物是(　　)

A. 阿昔洛韦　　B. 碘苷

C. 利巴韦林　　D. 齐多夫定

E. 阿糖腺苷

24. 下列不属于抗病毒药的是(　　)

A. 酮康唑　　B. 金刚烷胺

C. 利巴韦林　　D. 阿昔洛韦

E. 干扰素

25. 下列药物不产生肾损害的是(　　)

A. 阿米卡星　　B. 四环素

C. 多黏菌素　　D. 头孢氨苄

E. 罗红霉素

26. 服用氟喹诺酮类药物时应注意(　　)

A. 空腹服药　　B. 服药期间避免日光直晒

C. 不宜用于儿童、孕妇及哺乳期妇女　　D. 有癫痫病史者应慎用或禁用

E. 以上全对

27. 两性霉素B的应用注意事项不包括(　　)

A. 滴注前给患者服用解热镇痛药和抗组胺药

B. 定期检测血常规、肝肾功能

C. 避光缓慢静脉注射

D. 滴注液临用前配制

E. 滴注液中加入生理量的氢化可的松或2~5 mg地塞米松

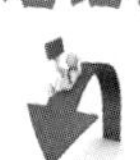

28. 目前治疗艾滋病的药物不包括(　　)
    A. 核苷反转录酶抑制剂　　B. 蛋白酶抑制剂
    C. 利巴韦林　　D. 非核苷反转录酶抑制剂
    E. 齐多夫定
29. 用异烟肼时常合用维生素 B_6 的目的是(　　)
    A. 增强疗效　　B. 减轻肝损害
    C. 延缓耐药性　　D. 防治周围神经炎
    E. 促进药物吸收
30. 艾滋病患者隐球菌性脑膜炎治疗首选(　　)
    A. 酮康唑　　B. 灰黄霉素
    C. 制霉菌素　　D. 氟康唑
    E. 两性霉素 B

二、简答题

1. 青霉素 G 为什么要现配制现用？
2. 简述氨基糖苷类抗生素的共同特点。
3. 增效联磺片中含哪些有效成分？其合用的目的是什么？
4. 简述抗结核药的应用原则。
5. 磺胺类药物为什么可损害肾？说出其防治方法。
6. 简述抗菌药物的合理应用原则。
7. 简述抗菌药物的联合应用指征。

（王　斌）

第十九章 抗恶性肿瘤药的临床应用

临床任务

熟悉抗恶性肿瘤药的分类、作用环节及细胞动力学与抗恶性肿瘤药的关系。掌握抗恶性肿瘤药共同的不良反应。了解常用抗恶性肿瘤药的临床应用及评价、不良反应及防治。熟悉抗恶性肿瘤药的应用原则。

第一节 抗恶性肿瘤药的基本知识

恶性肿瘤是一类严重危害人类健康的常见病、多发病,其病因、发病机制尚不完全清楚,防治效果不甚理想。目前主要采取化学治疗、外科手术、放射治疗、免疫治疗、基因治疗等综合治疗措施。其中化学治疗占有重要的地位,采用多药联合的治疗方案对少数肿瘤,如急性淋巴细胞白血病、绒毛膜上皮癌、睾丸癌、霍奇金病、某些儿童实体瘤等取得了较好疗效;而对急性或慢性粒细胞白血病、肺癌、乳腺癌、食管癌、胃癌、肠癌等仍未能达到满意的疗效。多数抗恶性肿瘤药选择性不高,在杀灭肿瘤细胞的同时也对生长快的正常组织有损伤,呈现一定毒性。此外,肿瘤细胞对药物产生单药或多药耐药性,也是影响恶性肿瘤治疗的重要因素之一。

恶性肿瘤的化学治疗经历了 3 个阶段:①20 世纪 40 年代发现的氮芥及其衍生物——细胞毒类药物;②20 世纪 50 年代中期开发的毒性较低的抗嘌呤类(巯嘌呤)、阿霉素等抗生素;③20 世纪 70 年代中期以来寻找的新型抗肿瘤药。化疗药物在近 20 余年来发展特别迅速。抗肿瘤药的目标由抗细胞繁殖转向多因素的免疫调节。肿瘤生物学研究的新进展,为抗恶性肿瘤药的发展提供了不少新靶点,如肿瘤耐药性逆转剂、肿瘤细胞分化诱导剂、肿瘤细胞凋亡剂、肿瘤基因治疗药物等,将会较大幅度地提高肿瘤治愈率和改善患者的生活质量。

一、抗恶性肿瘤药的作用基础

1. 细胞增殖周期　正常组织细胞是以分裂方式进行增殖的。细胞从一次分裂结

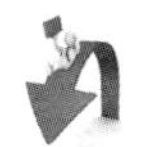

束到下一次分裂完成的时间称为细胞增殖周期。细胞增殖周期可分为四期:DNA 合成前期(G_1期)、DNA 合成期(S 期)、DNA 合成后期(G_2期)、有丝分裂期(M 期)。

肿瘤细胞群由增殖细胞群和非增殖细胞群(静止期细胞 G_0期)组成(图 19-1)。①增殖细胞群:处于细胞周期中各期细胞的生化代谢特点不同,对各类药物的敏感性也有差别。增殖期细胞呈指数方式生长,生化代谢活跃,对抗肿瘤药敏感。②非增殖细胞群:主要是静止期(G_0期)细胞,具有增殖能力,但暂时不进行分裂,生化代谢不活跃,对抗肿瘤药敏感性低。当化学治疗等因素使增殖细胞被大量杀灭时,G_0期细胞即可进入增殖周期,这是肿瘤复发的根源。

肿瘤增殖细胞群占全部肿瘤细胞群(同种组织或肿瘤)的比例称为生长比率(growth fraction,GF)。增长迅速的肿瘤 GF 值大,对化疗药物敏感,疗效也好;增长慢的肿瘤 GF 值较小,对化疗药物敏感性低,疗效较差。此外,还有一部分无增殖能力的细胞群,在肿瘤化疗中无意义。

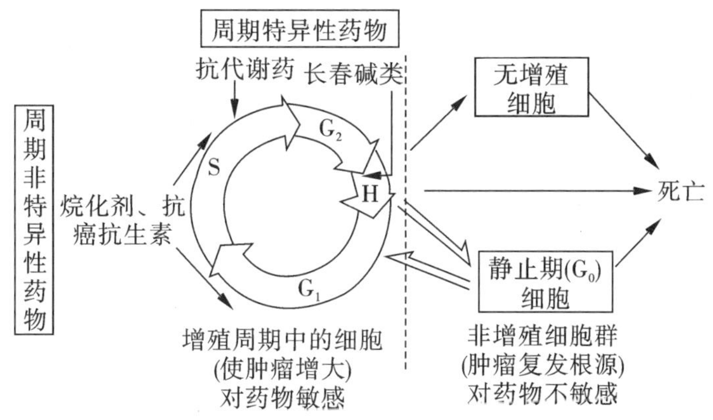

图 19-1　细胞增殖周期与抗肿瘤药作用机制

2. 药物对细胞增殖周期的影响

(1)细胞周期非特异性药物　细胞周期非特异性药物(cell cycle non-specific agent,CCNSA)是指对增殖周期中各期细胞,甚至是 G_0期细胞均有杀灭作用的药物,如烷化剂和抗肿瘤抗生素,均可作用于 G_1期、S 期、G_2期和 M 期细胞。本类药物作用较强,能迅速杀死肿瘤细胞。

(2)细胞周期特异性药物　细胞周期特异性药物(cell cycle specific agent,CCSA)是指仅对增殖周期中的某一期细胞敏感,而对 G_0期细胞不敏感的药物,如甲氨蝶呤作用于 S 期,长春新碱作用于 M 期。本类药物对肿瘤细胞的作用较弱,需要一定时间才能发挥作用。

二、抗恶性肿瘤药的分类

1. 根据药物化学结构和来源分类

(1)烷化剂　如氮芥、环磷酰胺、噻替派、白消安、卡莫司汀等。

(2)抗代谢药　如氟尿嘧啶、甲氨蝶呤、巯嘌呤、阿糖胞苷、羟基脲等。

(3)抗肿瘤抗生素　如多柔比星、博来霉素类、丝裂霉素、放线菌素 D 等。

笔记栏

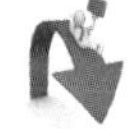

(4)抗肿瘤植物药　如长春碱、长春新碱、紫杉醇、三尖杉生物碱、羟喜树碱等。

(5)抗肿瘤激素类药　如雌激素、雄激素、肾上腺皮质激素、他莫昔芬等。

(6)其他抗肿瘤药　如顺铂、卡铂、*L*-门冬酰胺酶等。

2. 根据生化机制分类

(1)干扰核酸生物合成药　如氟尿嘧啶、甲氨蝶呤、巯嘌呤、阿糖胞苷、羟基脲等。

(2)直接破坏DNA结构及功能的药物　如环磷酰胺、丝裂霉素、顺铂、羟喜树碱、阿霉素等。

(3)干扰转录过程和阻止RNA合成的药物　如多柔比星、柔红霉素、放线菌素D等。

(4)干扰蛋白质合成与功能的药物　如长春碱类、紫杉醇、*L*-门冬酰胺酶等。

(5)改变体内激素平衡的药物　如雄激素、雌激素、肾上腺皮质激素、他莫昔芬等。

抗恶性肿瘤药的生化机制见图19-2。

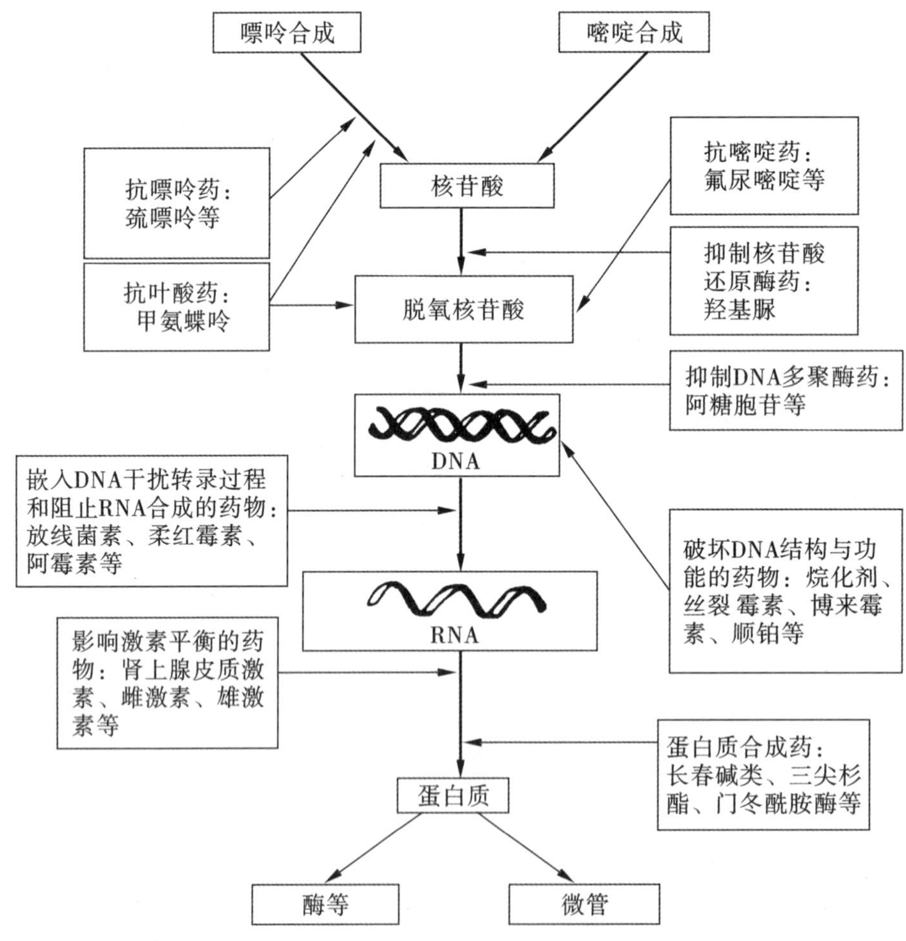

图19-2　抗恶性肿瘤药的生化机制

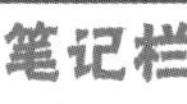

三、抗恶性肿瘤药的主要不良反应

大多数抗恶性肿瘤药的治疗指数小，选择性较低，在抑制或杀灭肿瘤细胞的同时，对正常组织细胞也有一定程度的损害，其毒性反应成为化学治疗时限制使用剂量的关键因素，同时亦影响了患者的生存质量。抗恶性肿瘤药的毒性反应分为近期毒性反应和远期毒性反应两种。前者主要发生于增殖旺盛的组织，如骨髓、消化道黏膜、淋巴组织、毛发、生殖细胞等，出现较早；后者可累及心、肝、肾、肺等重要器官，发生较晚。抗恶性肿瘤药的主要不良反应如下。

1. 消化道反应　几乎所有的抗恶性肿瘤药都可引起不同程度的食欲缺乏、恶心、呕吐、腹痛、腹泻、口腔黏膜溃疡等，严重者可引起胃肠出血，应立即停药。这些反应是药物直接刺激延髓催吐化学感受区和对胃肠道黏膜产生直接损伤的结果。

2. 抑制骨髓造血功能　大多数抗恶性肿瘤药对骨髓造血功能有抑制作用，表现为红细胞、白细胞、血小板减少或全血细胞下降，严重时还可发生再生障碍性贫血。因此，用药期间应定期检查血常规，注意观察出血和感染情况，必要时暂停用药，待骨髓造血功能恢复后重新使用。长春新碱骨髓毒性小，博来霉素、*L*-门冬酰胺酶及甾体类激素无骨髓毒性。

3. 脱发　大多数抗恶性肿瘤药都损伤毛囊上皮细胞，特别是环磷酰胺、氟尿嘧啶、甲氨蝶呤、多柔比星、博来霉素、丝裂霉素等。脱发常出现于给药 1 ~ 2 周后，1 ~ 2 个月后脱发最明显，停药后毛发可再生。

4. 肝损害　肝是抗恶性肿瘤药代谢的重要器官，环磷酰胺、长春新碱、氟尿嘧啶、多柔比星、甲氨蝶呤、阿糖胞苷，可引起肝损害，表现为肝大、黄疸、肝功能减退等。

5. 肾毒性及膀胱毒性　顺铂及大剂量甲氨蝶呤可直接损伤肾小管上皮细胞，表现为血尿素氮升高、血清肌酐升高。大剂量环磷酰胺静脉注射可引起急性出血性膀胱炎。

6. 心肌毒性　多柔比星、柔红霉素、丝裂霉素有心肌毒性，表现为心肌炎、心肌缺血、心肌损伤、心功能衰竭等。毒性发生率及程度与药物剂量累积、患者年龄及心脏疾病有关。

7. 抑制免疫功能　抗恶性肿瘤药对机体的免疫功能均有不同程度的抑制，主要是因为参与免疫功能的细胞增殖、分化较快，易受抗恶性肿瘤药的攻击。这也是接受抗肿瘤治疗的患者易发生感染的重要原因之一。

8. 致癌、致畸、致突变　多数抗恶性肿瘤药可损伤 DNA，干扰 DNA 复制，导致基因突变。基因突变发生于胚胎期细胞可致畸，以抗代谢药物最强；发生于一般组织可致癌，以烷化剂最常见。

9. 肺损害　博来霉素、甲氨蝶呤和亚硝基脲类可引起肺纤维化，表现为干咳、呼吸困难，严重时可致死。

10. 神经毒性和耳毒性　长春新碱、紫杉醇、顺铂有周围神经毒性，可引起手足麻木、腱反射消失和末梢神经感觉障碍；长春新碱有自主神经毒性，可引起直立性低血压、肠梗阻或便秘等；甲氨蝶呤鞘内注射可引起头痛和延迟性脑膜炎；顺铂有耳毒性，可致耳聋。

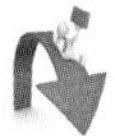
笔记栏

第二节　常用的抗恶性肿瘤药

一、烷化剂

烷化剂又称为烃化剂，化学性质活泼，具有1个或2个烷基，其烷化基团易与细胞中的DNA或蛋白质功能基团（巯基、氨基、羧基、咪唑基、磷酸基等）起烷化反应，形成交叉联结或脱嘌呤作用，阻止DNA复制，使DNA链断裂或在DNA复制时出现碱基错配，造成DNA的结构和功能破坏，导致细胞死亡。本类药物对各期细胞均有杀伤作用，属于周期非特异性药物。

环磷酰胺

环磷酰胺（cyclophosphamide，CTX，癌得星）口服吸收良好，也可静脉注射，血浆蛋白结合率为50%。本品在肝和肿瘤组织中分布浓度高，可透过血脑屏障。$t_{1/2}$为3～10 h。其大部分在肝代谢，少部分以原型经肾排泄。

环磷酰胺体外无活性，在体内经肝细胞和肿瘤细胞的代谢后方能发挥烷化作用。作用缓慢而持久，抗瘤谱较广，抗肿瘤作用强，选择性较高，还有免疫抑制作用。环磷酰胺是目前广泛应用的烷化剂，对恶性淋巴瘤疗效显著，对多发性骨髓瘤效果好，对急性淋巴细胞白血病、卵巢癌、乳腺癌、肺癌、睾丸肿瘤、神经母细胞瘤等均有一定疗效，与其他抗恶性肿瘤药联用可提高疗效；还是临床常用的免疫抑制剂，可用于多种自身免疫病的治疗和器官移植排异反应的预防。

本品常见骨髓抑制，消化道反应轻，脱发发生率较其他烷化剂高30%～60%。大剂量应用易引起出血性膀胱炎，出现尿频、尿急、血尿等症状，可能与大量代谢产物丙烯醛经泌尿道排泄有关，多饮水及同时使用美司钠可预防出血性膀胱炎的发生。

白消安

白消安（busulfan，马利兰）在体内解离后起烷化作用。小剂量可明显抑制粒细胞生成，对淋巴细胞影响小。对慢性粒细胞白血病疗效显著，对急性白血病或慢性粒细胞白血病急性病变无效。主要不良反应为消化道反应、骨髓抑制，可引起再生障碍性贫血，久用可致闭经、睾丸萎缩、肺纤维化等。

司莫司汀

司莫司汀（Semustine）为亚硝脲类抗瘤谱较广的药物，能烷化DNA，防止DNA修复，改变RNA结构，改变靶细胞的蛋白质和酶的结构和功能。本品亦为细胞周期非特异性药物，但对S早期的细胞最敏感。其主要用于治疗恶性淋巴瘤、脑瘤、黑色素瘤、肺癌等，有较好的疗效。司莫司汀对骨髓、消化道及肝肾有毒性，故肝肾功能不全者慎用。

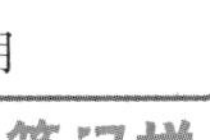
笔记栏

二、抗代谢药

抗代谢药的化学结构类似于叶酸、嘌呤碱、嘧啶碱等核酸代谢的必需物质，可通过特异性拮抗作用，干扰核酸尤其是DNA的生物合成，从而阻止肿瘤细胞的分裂增殖。抗代谢药主要作用于S期细胞，属于细胞周期特异性药物。

（一）二氢叶酸还原酶抑制剂

甲氨蝶呤

【药理作用】

甲氨蝶呤（methotrexate，MTX）化学结构与叶酸相似，对二氢叶酸还原酶有强大而持久的抑制作用，可阻止二氢叶酸转变为四氢叶酸，从而使5，10-甲酰四氢叶酸生成不足，使脱氧胸苷酸合成受阻，DNA合成障碍。本品也可阻止嘌呤核苷酸的合成，故能干扰蛋白质的合成。

【临床应用及评价】

甲氨蝶呤对儿童急性白血病疗效好；对绒毛膜上皮癌、乳腺癌、头颈部肿瘤、恶性葡萄胎有一定疗效；鞘内注射对于缓解症状较好，亦可用于预防复发给药和防止肿瘤转移。本品是抗恶性肿瘤药联合化疗方案中常用的细胞周期特异性药物。

【不良反应及防治】

骨髓抑制作用最明显，可致白细胞、血小板减少，严重时可有全血细胞减少。为减轻其骨髓毒性，可先用大剂量甲氨蝶呤，经过一定时间后再肌内注射亚叶酸钙作为救援剂，以保护骨髓正常细胞。本品常见胃肠道反应，如口腔炎、胃炎、腹泻、便血等；长期大量用药可致肝、肾损害；妊娠早期使用可致畸胎、死胎。

（二）胸苷酸合成酶抑制剂

氟尿嘧啶

氟尿嘧啶（fluorouracil）是胸苷酸合成酶抑制药。口服吸收不规则，$t_{1/2}$仅为10～20 min，故一般采用静脉持续滴注。本品分布于全身，在肝和肿瘤组织中浓度较高，易进入脑脊液中。其主要由肝代谢灭活，转变为二氧化碳和尿素，分别由呼气和尿排出。

本品在细胞内转化后才具有抗肿瘤活性，能竞争性抑制脱氧胸苷酸合成酶，阻止脱氧尿苷酸甲基化生成脱氧胸苷酸，从而影响DNA合成，可杀灭S期细胞。此外，还以伪代谢产物形式掺入RNA中干扰蛋白质的合成，故对其他各期细胞也有作用。

本品对消化系统肿瘤（食管癌、胃癌、肠癌、胰腺癌、肝癌）和乳腺癌疗效好；对绒毛膜上皮癌、恶性葡萄胎、卵巢癌、宫颈癌、膀胱癌也有效。

本品主要不良反应为胃肠道反应，严重者可致血性腹泻，应立即停药；有骨髓抑制、脱发、皮肤色素沉着，偶尔见肝、肾损害。

替加氟

替加氟（tegafur）在体内代谢为氟尿嘧啶而起作用。其药理作用与氟尿嘧啶相同，

笔记栏

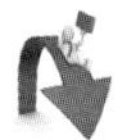

在体内能干扰、拮抗 DNA、RNA 及蛋白质的合成,体外无作用。动物实验表明其毒性只有氟尿嘧啶的 1/4 ~1/7,化疗指数为氟尿嘧啶的 2 倍。本品主要用于治疗消化系统癌症,对乳腺癌亦有效。

(三)嘌呤核苷酸互变抑制剂

巯嘌呤

巯嘌呤(mercaptopurine,6-MP)为腺嘌呤衍生物,为嘌呤核苷酸互变抑制药。其在细胞内转变成硫代肌苷酸,阻止肌苷酸转变为腺苷酸或鸟苷酸,干扰嘌呤代谢,抑制 DNA 合成。本品主要作用于 S 期细胞,在临床上主要用于治疗儿童急性淋巴细胞白血病,但因起效慢,常作为维持治疗。大剂量可用于绒毛膜上皮癌的治疗。本品有较强的免疫抑制作用,也可用于自身免疫病的治疗。常见不良反应为骨髓抑制和胃肠道反应,偶尔有肝、肾损害,少数人可出现黄疸。孕妇使用巯嘌呤可致畸胎。

(四)核苷酸还原酶抑制剂

羟基脲

羟基脲(hydroxycarbamide,HU)为核苷酸还原酶抑制药,可阻止胞苷酸还原为脱氧胞苷酸,从而抑制 DNA 合成。对 S 期细胞有选择性的杀伤作用。本品对治疗慢性粒细胞白血病有显著疗效,对黑色素瘤有暂时缓解作用。主要毒性为骨髓抑制,胃肠道反应较轻。肾功能不良者慎用。本品可致畸胎,故孕妇忌用。

(五)DNA 多聚酶抑制剂

阿糖胞苷

阿糖胞苷(cytarabine,Ara-C)为 DNA 多聚酶抑制药,在体内经脱氧胞嘧啶核苷激酶作用下磷酰化生成三磷酸阿糖胞苷,通过与三磷酸脱氧胞苷竞争,抑制 DNA 多聚酶的活性而阻止 DNA 的合成;也可掺入 DNA 和 RNA 中,干扰 DNA 复制和 RNA 的功能。本品主要作用于 S 期细胞,与常用抗恶性肿瘤药无交叉耐药性。阿糖胞苷还有强大的免疫抑制作用,对多种病毒也有抑制作用。本品在临床上用于治疗成人急性粒细胞白血病和单核细胞白血病。不良反应主要为骨髓抑制、胃肠道症状,此外还有脱发、皮疹、肝功能损害等,静脉注射可致静脉炎。

三、抗肿瘤抗生素

抗肿瘤抗生素是从微生物培养液中提取而得的具有抗肿瘤作用的代谢物,通过直接破坏 DNA 或嵌入 DNA 干扰转录,抑制细胞分裂增殖。此类药物属于细胞周期非特异性药物。

多柔比星

多柔比星(doxorubicin,adriamycin,ADM,阿霉素)口服无效,静脉给药后,肝、心、肾、肺及肿瘤组织中药物浓度较高。本品主要经胆汁排泄。多柔比星能直接嵌入 DNA 分子,破坏 DNA 的模板功能,阻止转录过程,抑制 DNA 复制和 RNA 合成。其属于细胞周期非特异性药，对S期细胞更为敏感，对免疫功能有较强的抑制作用。

本品为广谱抗恶性肿瘤药，疗效高，主要用于对常用抗恶性肿瘤药耐药的急性淋巴细胞白血病或粒细胞白血病、恶性淋巴肉瘤及多种实体瘤（如乳腺癌、肺癌、肝癌等）。

最严重的毒性反应为其代谢产物所致的心肌退行性病变和心肌间质水肿，此外，还有骨髓抑制、消化道反应、脱发、皮肤色素沉着等。

柔红霉素

柔红霉素（daunorubicin，DNR，正定霉素）抗恶性肿瘤作用和机制与多柔比星相同，主要用于治疗耐药的急性淋巴细胞白血病或急性粒细胞白血病，但缓解期短。主要不良反应同多柔比星，但心脏毒性较重。

丝裂霉素

丝裂霉素（mitomycin C，MMC，自力霉素）为直接破坏DNA的抗生素，抗瘤谱广，对多种实体瘤有效，如胃癌、乳腺癌、胰腺癌、肺癌、肝癌等，是治疗消化道癌常用药物之一。本品毒性较大，骨髓抑制作用明显、持久且恢复缓慢。其次为消化道反应，可引起肝功能损害。局部刺激性大，静脉注射给药应避免外漏，以免引起组织坏死。偶尔见心脏毒性，心脏病患者慎用。

博来霉素

博来霉素（bleomycin，BLM，争光霉素）属于直接破坏DNA的抗生素，可与癌细胞DNA结合，并能与铜或铁离子络合，使氧分子转变成氧自由基而与DNA的脱氧核糖反应，引起DNA单链断裂，阻止DNA复制，干扰细胞分裂增殖。本品为周期非特异性药物，但对G_2期细胞作用较强。其在临床上主要用于治疗鳞状上皮癌，如头颈部肿瘤、食管癌、口腔癌、阴茎癌、宫颈癌、肺鳞癌等。本品与顺铂及长春碱联合治疗睾丸癌疗效显著，也可用于淋巴瘤的联合治疗。

不良反应有发热、脱发等，以肺毒性最为严重，可引起间质性肺炎或肺纤维化，严重时可致死，长期用药应做肺部检查。老年人、肺部经过放疗及肺功能不良者应慎用。本品对骨髓抑制作用小，与其他抗恶性肿瘤药联合应用不加重骨髓抑制。

放线菌素D

放线菌素D（dactinomycin D，更生霉素）属于多肽类抗恶性肿瘤抗生素，能嵌入DNA双螺旋链的碱基对中，抑制RNA多聚酶的功能，阻碍RNA尤其是mRNA的合成，从而抑制蛋白质合成，抑制肿瘤细胞生长。本品属于细胞周期非特异性药物，但对G_1期作用较强，且可阻止G_1期向S期转变。抗瘤谱较窄，对恶性葡萄胎、霍奇金病、绒毛膜上皮癌、恶性淋巴瘤、骨骼肌肉瘤、肾母细胞瘤和神经母细胞瘤疗效较好。配合放射治疗可提高肿瘤对放射线的敏感性。不良反应以消化道反应和骨髓抑制作用较明显，少数患者出现脱发、皮炎、畸胎等。

笔记栏

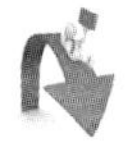

四、抗肿瘤植物药

抗肿瘤植物药是从植物中提取的主要干扰蛋白质合成的一类抗肿瘤药。

长春碱类

长春碱(vinblastine,长春花碱,VLB)及长春新碱(vincristin,VCR)为夹竹桃科长春花所含的生物碱。长春地辛(vindesine,VDS)和长春瑞滨(vinorelbine,NVB)均为长春碱的半合成衍生物。

【药理作用】

长春碱类药物可与细胞微管蛋白结合,抑制微管聚合,干扰纺锤丝的形成,使细胞有丝分裂停止于中期。此类药物属于细胞周期特异性药物,主要作用于 M 期细胞;还可干扰蛋白质合成和 RNA 多聚酶,对 G_1 期细胞也有作用。

【临床应用及评价】

长春碱主要用于治疗急性白血病、恶性淋巴瘤及绒毛膜上皮癌。长春新碱对儿童急性淋巴细胞白血病疗效好、起效快,常作为诱导缓解药与泼尼松合用。长春地辛主要用于治疗肺癌、恶性淋巴瘤、食管癌、乳腺癌、黑色素瘤、白血病等。长春瑞滨主要用于治疗乳腺癌、卵巢癌、肺癌、淋巴瘤等。

【不良反应】

长春碱毒性反应主要包括骨髓抑制,偶尔有周围神经炎、消化道反应、脱发、注射局部刺激等。长春新碱对骨髓抑制不明显,但对外周神经系统毒性较大,表现为面瘫、指(趾)麻木、肌无力等。

紫杉醇

紫杉醇(paclitaxel,taxol)是从紫杉或红豆杉植物中分离出的有效成分。紫杉特尔(taxotere)是从欧洲植物紫杉的针叶中提取并改造而成,其结构与紫杉醇相似,来源较易,水溶性高。

紫杉醇类药物是近年来受到广泛重视的抗癌新药,因为其对耐药细胞有效且作用机制独特。紫杉醇类药物能促进微管聚合,同时抑制微管的解聚,从而阻止纺锤体形成,抑制肿瘤细胞有丝分裂。此类药物对转移性卵巢癌和乳腺癌有独特的疗效,对肺癌、大肠癌、黑色素瘤、食管癌、头颈部癌、淋巴瘤、脑瘤也都有一定疗效。主要不良反应是骨髓抑制、神经毒性、心脏毒性和过敏反应。紫杉特尔不良反应相对较少。

三尖杉生物碱类

三尖杉酯碱(harringtonine)和高三尖杉酯碱(homoharringtonine)是从三尖杉属植物中提取的生物碱,可抑制蛋白质合成起始阶段,使核蛋白体分解,释放出新生肽链,还能抑制细胞的有丝分裂,属于细胞周期非特异性药。此类药物主要用于治疗急性粒细胞白血病,疗效显著;对急性单核细胞白血病也有一定疗效。主要不良反应为骨髓抑制、胃肠道反应,偶尔见心动过速、心肌损害等。

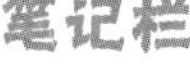

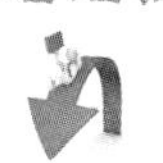

依托泊苷

依托泊苷(etoposide)是从小檗科植物鬼臼中提取的鬼臼毒素的半合成衍生物,能与微管蛋白结合,抑制微管聚合,抑制纺锤体形成,使有丝分裂停止于中期,抑制肿瘤生长;还能作用于DNA拓扑异构酶Ⅱ,使DNA双链断裂、细胞死亡。本品在临床上用于治疗肺癌、睾丸癌、恶性淋巴瘤、急性白血病、神经母细胞瘤。不良反应为骨髓抑制和胃肠道反应,大剂量应用可引起肝毒性。

羟喜树碱

羟喜树碱(hydroxycamptothecine,OPT)为DNA合成抑制药,通过抑制DNA拓扑异构酶Ⅰ活性,破坏DNA结构,妨碍DNA合成。本品属于细胞周期非特异性药物,对S期细胞有明显的抑制作用,对G_1和G_2期细胞也有影响,对G_0期细胞无作用。其在临床上主要用于治疗肝癌、胃癌、绒毛膜上皮癌、恶性葡萄胎、急性及慢性粒细胞白血病等。不良反应以胃肠道反应和骨髓抑制为主,还可导致泌尿道刺激症状。

五、激素类药

某些激素依赖性组织的癌变如乳腺癌、前列腺癌、甲状腺癌、宫颈癌、卵巢癌和睾丸癌,均与相应的激素失调有关。因此,应用某些激素或其拮抗药来调整其失调状态,从而抑制肿瘤的生长。本类药不抑制骨髓,但激素作用广泛,使用不当也会给机体带来危害。

肾上腺皮质激素

常用药有泼尼松、泼尼松龙、地塞米松等,属于细胞周期非特异性药物。本类药物能抑制淋巴组织,促使淋巴细胞溶解。其对急性淋巴细胞白血病和恶性淋巴瘤疗效较好,作用快,但不持久,易产生耐药性;也可用于慢性淋巴细胞白血病,对其他恶性肿瘤无效,而且因抑制机体免疫功能,还可能助长恶性肿瘤的扩展,仅在恶性肿瘤引起发热不退、毒血症状明显时使用,在联合给药方案中少量短期应用以改善症状。

雌激素类

己烯雌酚(diethylstilbestrol)是临床上常用于治疗恶性肿瘤的雌激素,可通过抑制下丘脑及垂体,减少促间质细胞激素的分泌,从而减少睾丸间质细胞与肾上腺皮质分泌雄激素;也可直接对抗雄激素促进前列腺癌组织生长发育的作用,故用于治疗前列腺癌。雌激素还用于治疗绝经期乳腺癌。

雄激素类

临床上常用于治疗恶性肿瘤的雄激素有甲睾酮(methyltestosterone)和丙酸睾酮(testosterone propionate)。二者通过抑制垂体前叶分泌促卵泡激素,使卵巢分泌雌激素减少,并可对抗催乳素对肿瘤细胞的促进作用,对晚期乳腺癌,尤其是骨转移者疗效较佳。

笔记栏

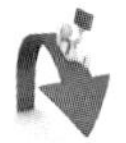

他莫昔芬

他莫昔芬(tamoxifen,TAM)为人工合成的抗雌激素药,是雌激素受体的部分激动剂,具有雌激素样作用,但能与雌二醇竞争雌激素受体,阻止染色体基因活化,抑制肿瘤细胞生长。本品主要用于治疗晚期乳腺癌和卵巢癌,对雌激素受体阳性及绝经后患者疗效较好。不良反应有胃肠道反应(如恶心、呕吐、腹泻)、月经失调症状(如颜面潮红、阴道出血、停经)等。长期用药可出现视力障碍。

六、其他抗恶性肿瘤药

顺铂

顺铂(cisplatin,DDP)为二价铂同两个氯原子和两个氨基结合成的金属络合物。口服无效,静脉注射后血浆蛋白结合率在90%以上,主要分布在肝、肾组织,主要经肾排泄。不易透过血脑屏障。

顺铂的作用类似于烷化剂,进入体内,先将所含氯解离,然后二价铂与DNA链上的碱基形成交叉联结,从而破坏DNA的结构和功能。本品对各期肿瘤细胞均有作用,属于细胞周期非特异性药物。抗瘤谱较广,对睾丸癌、卵巢癌、肺癌、头颈部肿瘤、鼻咽癌、膀胱癌、宫颈癌等均有效。

不良反应有消化道反应、骨髓抑制、周围神经炎、耳鸣、听力减退、过敏反应等,大剂量或连续用药可引起严重的肾毒性,甚至发生尿毒症。多饮水可有效预防肾毒性,肾损害患者禁用,避免与氨基糖苷类抗生素、两性霉素B或头孢噻吩等合用。

卡铂

卡铂(carboplatin)为第二代金属铂类络合物,作用机制类似于顺铂,抗恶性肿瘤活性比顺铂强,毒性较低。本品主要用于治疗睾丸癌、卵巢癌、头颈部肿瘤等。主要不良反应为骨髓抑制。

L-门冬酰胺酶

L-门冬酰胺(*L*-asparaginase)是重要的氨基酸,某些肿瘤细胞不能自己合成,需要从细胞外摄取。*L*-门冬酰胺酶可将血清门冬酰胺水解而使肿瘤细胞缺乏门冬酰胺供应,生长受到抑制。而正常细胞能合成门冬酰胺,受影响较少。本品主要用于治疗急性淋巴细胞白血病。常见不良反应有消化道反应和精神症状(如头昏、嗜睡、精神错乱等),偶尔见过敏反应,使用前应做皮试。其有致畸胎作用,故妊娠早期应禁用。

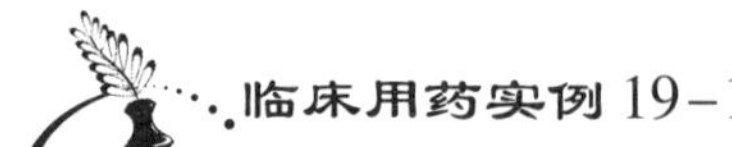

患者,女性,45岁,主诉无力、食欲缺乏,经胃镜检查,医生诊断为中期胃癌,后进行手术切除病变部位,术中发现部分淋巴结转移。医生为其开具了下列处方。

(1)卡铂,100 mg/d,静脉滴注,根据情况用药1~5 d。

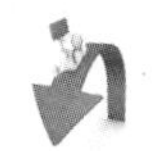

(2)丝裂霉素,第1天20 mg,第2天10 mg,静脉注射。

(3)昂丹司琼,化疗前后给予8 mg,3次/d,口服。

问题:该治疗方案是否合理?为什么?

第三节　抗恶性肿瘤药的合理应用

由于多数抗恶性肿瘤药存在选择性差、毒性大、易耐药等缺点,临床常需联合用药,以提高疗效、降低毒性、延缓耐药性的产生。联合用药的原则如下。

1. 根据细胞增殖周期选择用药　①增殖缓慢的实体瘤,G_0期细胞较多,可先用细胞周期非特异性药物杀灭增殖期及部分G_0期细胞,使瘤体缩小而促进G_0期细胞进入增殖期,再用细胞周期特异性药物将其杀灭;②对生长较快的肿瘤如急性白血病等,先使用杀灭S期或M期的细胞周期特异性药物,再用细胞周期非特异性药物杀灭其他各期细胞,待G_0期细胞进入增殖周期时,可重复上述疗程。此种按预先设计的用药程序,依次给药的方法称序贯疗法。

2. 根据抗肿瘤药的作用机制选择用药　不同作用机制的药物合用,可从多个环节杀灭肿瘤细胞、提高疗效。

3. 根据药物的毒性选择用药　采取联合用药的方法,可减少毒性的重叠、降低毒性程度。如泼尼松和博来霉素无明显抑制骨髓作用,可与有骨髓抑制作用的抗恶性肿瘤药合用,以提高疗效、减少骨髓毒性的发生;用亚叶酸钙可减轻甲氨蝶呤的骨髓毒性。

4. 根据药物的抗瘤谱选择用药　消化道腺癌宜用氟尿嘧啶,也可选用环磷酰胺、丝裂霉素等;鳞癌宜选用博来霉素、甲氨蝶呤等;慢性粒细胞白血病宜选用白消安;肉瘤则宜选用环磷酰胺、多柔比星、顺铂等。

5. 给药方法　通常采用大剂量间歇疗法,比小剂量连续给药法效果好。因前者杀灭的肿瘤细胞多,且间歇用药可诱导G_0期细胞进入增殖期,减少肿瘤复发,并有利于机体造血系统及免疫功能的恢复,减少耐药性产生。停用抗恶性肿瘤药期间,应用免疫功能调节剂,既可提高机体的免疫力,又可恢复骨髓的造血功能。

临床用药实例 19-2

患者,女性,48岁,局部晚期宫颈腺癌,医生对其采取辅助化疗,方案:紫杉醇(135 mg/m^2)+多柔比星(45 mg/m^2)+顺铂(50 mg/m^2),21 d为1个周期,共3个周期。化疗后待病情缓解,行根治性子宫切除术+盆腔和腹主动脉旁淋巴结切除术。

问题:该治疗措施是否合理?为什么?

笔记栏

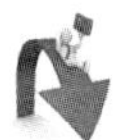

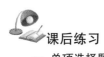

课后练习

一、单项选择题

1. 主要作用于S期的抗肿瘤药是(　　)

A. 甲氨蝶呤　　B. 长春碱

C. 放线菌素D　　D. 丝裂霉素

E. 氮芥

2. 主要作用于M期的药物是(　　)

A. 顺铂　　B. 丙酸睾酮

C. 喜树碱　　D. 长春新碱

E. 环磷酰胺

3. 对恶性淋巴瘤疗效显著的药物是(　　)

A. 白消安　　B. 环磷酰胺

C. 羟基脲　　D. 依托泊苷

E. 甲氨蝶呤

4. 具有抗肿瘤作用的抗生素是(　　)

A. 罗红霉素　　B. 红霉素

C. 柔红霉素　　D. 克拉霉素

E. 阿奇霉素

5. 对慢性粒细胞白血病疗效显著的是(　　)

A. 噻替哌　　B. 氟尿嘧啶

C. 白消安　　D. 博来霉素

E. 氮芥

6. 肿瘤增殖细胞群的增殖周期不包括(　　)

A. G_0期　　B. G_1期

C. G_2期　　D. S期

E. M期

7. 可作为甲氨蝶呤骨髓毒性救援剂是(　　)

A. 维生素C　　B. 维生素B_{12}

C. 叶酸　　D. 亚叶酸钙

E. 维生素B_1

8. 限制抗肿瘤药长期大量应用的主要不良反应是(　　)

A. 胃肠道反应　　B. 周围神经炎

C. 脱发　　D. 抑制骨髓造血功能

E. 肾毒性

9. 烷化剂中易发生膀胱出血的药物是(　　)

A. 羟基脲　　B. 环磷酰胺

C. 白消安　　D. 氮芥

E. 长春碱

10. 大剂量或连续使用顺铂可引起的严重不良反应是(　　)

A. 肾损害　　B. 消化道反应

C. 神经毒性　　D. 听力减退

E. 骨髓抑制

笔记栏

二、简答题

1. 根据作用周期可将抗恶性肿瘤药分为哪几类？
2. 抗恶性肿瘤药有哪些主要不良反应？
3. 简述抗恶性肿瘤药的合理应用原则。

（王　方）

第二十章 解毒药的临床应用

临床任务

熟悉中毒的一般处理原则。熟悉有机磷酸酯类中毒的症状，掌握解救有机磷酸酯类中毒药物的临床应用、不良反应及防治和用药注意事项。熟悉常见金属解毒药、氰化物中毒解救药的临床应用特点及不良反应的防治。了解含氟农药、灭鼠药中毒及蛇毒解毒药的临床应用和不良反应。

第一节　中毒的一般处理原则

毒物种类很多，中毒方式各异，但中毒的救治原则基本相同。

1. 清除未吸收的毒物

（1）立即终止毒物接触　吸入性毒物中毒时，尽快将患者撤离中毒现场，转移到空气新鲜的地方；由皮肤黏膜吸收中毒时，立即除去被毒物污染的衣物，清洗被污染的皮肤与黏膜；眼内污染毒物时，要尽快取出眼内毒物颗粒，并用清水冲洗至少 5 min 后滴入中和剂。

（2）催吐　主要适用于意识清醒的患者。药物催吐主要应用吐根糖浆、硫酸铜或阿扑吗啡。

（3）洗胃　水溶性毒物中毒催吐无效时，洗胃最为适宜。洗胃液应根据毒物的种类选择，常用高锰酸钾溶液、碳酸氢钠溶液、氯化钠溶液、鞣酸、药用炭混悬液等。洗胃越早、越彻底，效果越好，一般于服毒后 4 h 内洗胃有效。

（4）导泻及灌肠　对已进入肠道且可经小肠或大肠吸收的药物可进行导泻和灌肠，以减少毒物在肠道的吸收。导泻药物常选用硫酸镁和硫酸钠。巴比妥类等中枢抑制药中毒时，宜选用硫酸钠而不宜选用硫酸镁，因硫酸镁在肾功能不全时可发生排泄障碍而导致镁中毒，发生中枢神经抑制及呼吸抑制。灌肠液常用 2% 盐水、1% 肥皂水。灌肠液中加入药用炭，可促使毒物吸附后排出。

2. 加速吸收入血的毒物排泄

（1）利尿　根据血浆电解质和渗透压情况选择适当的液体快速大量静脉补液和

笔记栏
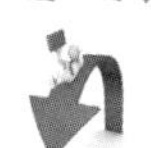

利尿。无脑水肿和肺水肿时，静脉补液 500 ~ 1 000 mL/h，同时静脉注射呋塞米 20 ~ 40 mg。利尿时应避免发生电解质紊乱，肾衰竭者不宜强化利尿。

（2）改变尿液酸碱度　对弱酸性药物，如巴比妥类、水杨酸类、异烟肼等中毒，可通过合用碳酸氢钠与利尿药，使药物离子化，从而减少在肾小管的重吸收；弱碱性毒物（苯丙胺等）中毒时，用维生素 C 或氯化铵酸化尿液可加速毒物排出。

（3）净化血液　通过血液透析、腹膜透析、血液灌注、血液滤过或血浆置换等方式，可迅速清除血液中的毒物，改善重症中毒患者的预后。

3. 中毒后的药物解救　中毒后应尽早使用解毒药。解毒药可分为非特异性解毒药和特异性解毒药两类。大多数中毒的解救均要使用非特异性解毒药，并积极使用特异性解毒药。临床常见中毒特殊治疗，如有机磷酸酯类中毒选用胆碱酯酶复活药氯解磷定和 M 受体阻断药阿托品；有机氟类中毒首选乙酰胺；氰化物中毒常用亚硝酸异戊酯、亚硝酸钠、依地酸二钴、亚甲蓝、硫代硫酸钠；阿片类镇痛药急性中毒首选纳洛酮；苯二氮䓬类药物中毒首选氟马西尼。

除此之外，还应采取对症支持治疗。对症支持治疗的目的是保护和恢复患者重要器官功能，帮助危重患者度过危险期。如保持呼吸道通畅，维持呼吸和循环功能，稳定患者生命体征。

第二节　常见解毒药物及临床应用

一、有机磷酸酯类中毒及解毒药

有机磷酸酯类包括两类：①农林业杀虫剂，如对硫磷（1605）、内吸磷（1059）、甲拌磷（3911）、马拉硫磷（4049）、乐果、敌敌畏、美曲膦酯（敌百虫）等；②战争用神经毒剂，如沙林（sarin）、梭曼（soman）、塔崩（tabun）等。这些毒物对人、畜及昆虫都有强烈的毒性。

有机磷酸酯类可通过消化道、呼吸道、皮肤、黏膜等多种途径进入机体，与胆碱酯酶结合，形成磷酰化胆碱酯酶而失去活性，导致乙酰胆碱不能被水解而堆积，激动胆碱受体，引起一系列胆碱能神经系统功能亢进的中毒症状。若不及时使用胆碱酯酶复活药，磷酰化胆碱酯酶则不容易被解离，胆碱酯酶难以复活，形成酶的“老化”现象。此时即使再用胆碱酯酶复活药，也不能使胆碱酯酶恢复活性，需等待新生的胆碱酯酶出现，才能恢复水解乙酰胆碱的能力。

有机磷酸酯类中毒的表现如下。①急性中毒：轻度中毒以 M 样症状为主，中度中毒同时出现明显的 M 样及 N 样症状，重度中毒时除 M 样和 N 样症状加重外，还有明显的中枢症状。致死的原因主要为呼吸中枢麻痹及循环衰竭。②慢性中毒：多发生在长期从事有机磷酸酯类农药生产的工人或长期密切接触有机磷酸酯类的人员中。突出表现是血浆胆碱酯酶活性持续下降，但临床症状不明显。主要症状有头痛、头晕、视物模糊、记忆力减退、思想不集中、多汗、失眠、乏力等；偶尔见肌束颤动、瞳孔缩小等。主要采取对症治疗和预防措施，如避免与有机磷酸酯类长期接触、加强劳动防护等。

笔记栏

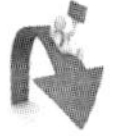

临床用药实例 20-1

患者,男性,46 岁,农民。入院前使用有机磷农药对硫磷喷洒农作物,未加防护。当晚头痛、头晕、厌食,继而呕吐、流涎、腹痛、腹泻、呼吸困难,立即被送往医院就诊。

体格检查:大汗淋漓,流涎;反复呕吐,呕吐物有特殊蒜臭气味;小便失禁;瞳孔直径为 1 ~ 2 mm,对光反射迟钝;呼吸困难,肺部听诊有湿啰音;心率快,血压正常;四肢及面部肌纤维颤动,言语不清,精神恍惚,烦躁不安,无抽搐。辅助检查:血常规正常,胆碱酯酶活性为 30%。

诊断:有机磷农药急性中毒。

问题:①对该患者应给予哪些抢救措施?②选用哪些解毒药?

有机磷酸酯类中毒的解毒药主要有 M 受体阻断药和胆碱酯酶复活药。

(一)M 受体阻断药

阿托品

【临床药动学】

阿托品(atropine)口服易吸收,1 h 血药浓度达峰值,$t_{1/2}$约为 4 h,作用可维持 3 ~ 4 h。肌内注射或静脉给药后起效及达峰时间更快,维持时间更短。本品分布于全身组织,可透过血脑屏障和胎盘屏障。80% 以上药物由肾排泄,其中 1/3 为原型药物,仅少量随乳汁和粪便排出。

【临床应用及评价】

阿托品可阻断 M 受体,迅速解除有机磷酸酯类中毒的 M 样症状,并能透过血脑屏障解除部分中枢症状,对抗呼吸中枢抑制。但其对 N 受体无阻断作用,因此不能制止骨骼肌震颤,对中晚期的呼吸肌麻痹也无效,并且不能使已失活的胆碱酯酶复活,故必须与胆碱酯酶复活药合用。

【不良反应及防治】

其不良反应根据用药目的不同而产生不同的表现。常见的不良反应有口干、心动过速、视物模糊、皮肤潮红。用量过大可致中毒,随着剂量增加,其不良反应可逐渐加重,表现为欣快、好动、谵妄、体温升高、抽搐甚至昏迷等。儿童最低致死量约为 10 mg,成人为 80 ~ 130 mg。阿托品中毒除按一般中毒处理外,常用 1% 毛果芸香碱注射液,每 5 ~ 30 min 皮下注射 0.25 ~ 0.50 mL,直至中毒症状消失,而不宜使用毒扁豆碱。

【注意事项】

本品使用原则为及早、足量、反复给药,直至达到“阿托品化”(指征为瞳孔较前散大、颜面潮红、腺体分泌减少、皮肤干燥、四肢转暖、肺部湿啰音减少或消失、有轻度躁动不安等),然后改用维持量给药。

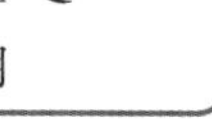

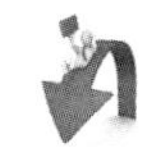

山莨菪碱

山莨菪碱(anisodamine,654-2)作用与阿托品相似或稍弱,毒性较低,不良反应少。本品可使平滑肌明显松弛,解除血管痉挛,但扩瞳和腺体抑制作用较弱,极少产生中枢兴奋症状。山莨菪碱一般不作为抢救有机磷酸酯类中毒的首选药。

(二)胆碱酯酶复活药

氯解磷定

氯解磷定(pralidoxime chloride,氯磷定)溶解度大,性质稳定,使用方便,可静脉或肌内注射,肌内注射 1~2 min 起效,尤其适用于急救。

【药理作用】

氯解磷定在体内与磷酰化胆碱酯酶结合成复合物,复合物裂解形成磷酰化氯解磷定,使胆碱酯酶游离而复活;也可直接与体内游离的有机磷酸酯类结合,形成无毒的磷酰化氯解磷定经肾排出体外。

【临床应用及评价】

氯解磷定用于解救中、重度有机磷酸酯类中毒,能迅速解除 N 样症状,消除肌束颤动;但对 M 样症状效果差,故必须与阿托品同时应用。对磷酰化胆碱酯酶已“老化”者效果不佳,故应尽早、足量、反复应用直至中毒症状消失,病情稳定 48 h 后方可停药。

【不良反应及防治】

不良反应少,静脉注射过快可出现头痛、乏力、视物模糊、眩晕、恶心、心动过速等;用量过大(>8 g/d)可抑制胆碱酯酶,导致神经-肌肉传导阻滞,加剧有机磷酸酯中毒症状,严重者出现癫痫发作、抽搐及呼吸抑制。静脉注射不宜过快。禁止与碱性药物合用。

【注意事项】

(1)中毒后要及时用药,否则磷酰化胆碱酯酶可在几分钟或几小时内“老化”,此时即使使用胆碱酯酶复活药,胆碱酯酶也难以复活。

(2)氯解磷定对不同有机磷酸酯类中毒的疗效存在差异,对内吸磷、马拉硫磷和对硫磷中毒效果好,对美曲膦酯(敌百虫)、敌敌畏中毒疗效稍差,对乐果中毒则无效。

(3)静脉注射不宜过快,在碱性溶液中易水解成有毒的氰化物,禁止与碱性药物混合使用。

碘解磷定

碘解磷定(pyralidoxime iodide)作用和临床应用与氯解磷定相似,但作用弱,不良反应多。本品在碱性溶液中易水解成有毒的氰化物,禁止与碱性药物混合使用。

双复磷

双复磷(obidoxime chloride)作用和临床应用与氯解磷定相似,能透过血脑屏障,

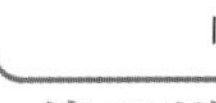
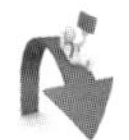
消除中枢神经系统症状的作用较强。不良反应多,剂量过大可引起神经肌肉阻滞、心律失常、胆碱酯酶抑制等。

二、金属及类金属中毒解毒药

金属(如铅、汞、铜、铬、银等)和类金属(如砷、锑、铋、磷等)以离子形式与细胞的代谢活性基团(如巯基等)相结合,导致某些酶等生物活性物质功能障碍,致使人体中毒。常用的解毒药主要有含巯基解毒药和金属螯合剂,可与金属离子结合成为可溶的、无毒的或低毒的化合物随尿液排出,从而产生解毒作用。

二巯丁二钠

二巯丁二钠(sodium dimercaptosuccinate,DMS)分子结构中含有2个活泼的巯基,与金属亲和力大,能夺取已与组织中酶系统结合的金属或类金属,使巯基酶恢复活性而解毒。本品在临床上用于治疗锑、汞、砷、铅中毒,解毒效果明显;对锑中毒的效果较二巯丙醇强10倍;对铜、钴、镍等中毒也有疗效;对肝豆状核变性(铜代谢障碍)也有明显的排铜和改善症状作用。二巯丁二钠属于竞争性解毒剂,必须早期、足量、反复用药。本品必须临用前配制。毒性较小,注射后可有口臭、头晕、头痛、恶心、全身乏力及四肢酸痛,减慢注射速度可减轻上述症状。肾功能不全者慎用。

二巯丙醇

二巯丙醇(dimercaprol)作用同二巯丁二钠,用于解救急性砷、汞中毒,慢性无机或有机砷、金、铋、锑等重金属中毒。禁用于铁、镉、硒、铀中毒的解救。本品可收缩小动脉,升高血压,加快心率,大剂量使用可损伤毛细血管,使血压下降。心、肝、肾功能不全者慎用。

依地酸钙钠

依地酸钙钠(calcium disodium edetate,解铅乐)主要用于治疗急、慢性铅中毒,也可用于铜、锰、铬、镉等中毒和放射性物质中毒。治疗铅中毒宜采用短程间歇疗法。本品可有短暂头晕、恶心、关节痛、乏力等不良反应,大剂量对肾有损害,用药期间应注意尿液检查,肾功能不全者禁用。

青霉胺

青霉胺(penicillamine)可与金属离子生成可溶性螯合物,由尿液迅速排出而解毒。青霉胺是治疗肝豆状核变性的首选药,对铅、汞、锌中毒也有效。不良反应较多,可引起头痛、乏力、恶心、腹痛、腹泻,也可引起发热、皮疹、关节痛、白细胞及血小板减少等;与青霉素有交叉过敏反应,使用前必须做青霉素的皮试,对青霉素过敏者禁用;长期使用本品者应补充维生素B_6,以免引起视神经炎。

去铁胺

去铁胺(deferoxamine)可与组织中的铁络合成无毒物质从尿中排出,并能进入肝细胞和肾小管细胞,除去铁蛋白及含铁血黄素中过量的铁离子,而对正常机体内铁离

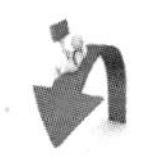

子无明显作用。本品在临床上主要用于治疗急性铁中毒。注射过快可引起面部潮红、低血压等,注射局部可出现疼痛。

三、氰化物中毒解毒药

氰化物是作用迅速的剧毒物质,分为无机氰化物和有机氰化物两类,其毒性很大程度上取决于在体内释出的氰离子(CN^-)的速度和数量。中毒机制是 CN^- 影响呼吸链,与细胞线粒体内氧化型细胞色素氧化酶的三价铁结合,形成氰化高铁细胞色素氧化酶,阻止氧化酶中的三价铁的还原,使其失去传递电子的作用,进而使组织细胞不能利用氧而形成“内窒息”。患者吸入高浓度氰化氢气体或吞服致死量的氰化钠(钾),可于 10 ~60 s 突然发出尖叫而晕厥、意识丧失、瞳孔散大、呼吸困难、发绀,出现强直性和阵发性痉挛,甚至角弓反张;并于 2 ~3 min 内呼吸停止,呈“闪电样”猝死。非猝死型患者可因中毒量的不同,分别表现为呼吸困难,并有胸闷、头痛、心悸、心率加快,皮肤黏膜呈樱桃红色。经口服中毒患者可有消化道症状,如恶心、呕吐、腹泻等,随即发生昏迷、血压下降、呼吸抑制、发绀、强直性和阵发性痉挛。如不及时抢救,患者可迅速死亡。故抢救必须争分夺秒,应在现场立即给药。

氰化物中毒的解救关键在于迅速恢复细胞色素氧化酶的活性及加速氰化物转化为无毒或低毒物质。解毒药可分为两类:高铁血红蛋白形成剂和供硫剂。

(一)高铁血红蛋白形成剂

亚硝酸钠

亚硝酸钠(sodium nitrite)能迅速将体内部分血红蛋白氧化为高铁血红蛋白,夺取已经与氧化型细胞色素氧化酶中高铁离子结合的 CN^-,形成氰化高铁血红蛋白,从而保护或恢复细胞色素氧化酶的活性,解除氰化物中毒的症状。但生成的氰化高铁血红蛋白本身还能逐渐解离出 CN^- 而使症状重现,故应同时使用硫代硫酸钠,使氰化物变为基本无毒的硫氰酸盐而从尿中排出。

本品主要用于治疗氰化物中毒,作用慢而持久,疗效较亚甲蓝好。本品静脉注射速度过快,可因血管扩张而引起恶心、呕吐、眩晕、头痛、低血压等。大剂量可引起高铁血红蛋白血症。青光眼患者慎用,妊娠期妇女禁用。

亚甲蓝

亚甲蓝(methylthioniniumehloeide,美蓝)为氧化还原剂,随其在体内浓度不同,对血红蛋白有不同的作用:①小剂量(1 ~2 mg/kg)可将高铁血红蛋白还原成血红蛋白,主要用于治疗伯氨喹、亚硝酸盐、苯胺及肠源性青紫症等引起的高铁血红蛋白血症;②大剂量(5 ~10 mg/kg)能直接将血红蛋白氧化成高铁血红蛋白,主要用于治疗氰化物中毒,但作用强度不如亚硝酸钠。亚甲蓝不宜皮下注射和肌内注射,以免引起组织坏死。大剂量静脉注射可致恶心、腹痛、出汗、眩晕、头痛等。

(二)供硫剂

硫代硫酸钠

硫代硫酸钠(sodium thiosulfate,大苏打)结构中具有活泼的硫原子,在转硫酶的作

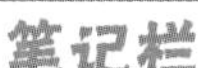
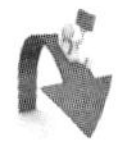

用下与体内 CN^- 结合，形成无毒、稳定的硫氰酸盐，由尿排出而解毒。本品在临床上用于治疗氰化物中毒，常与高铁血红蛋白形成剂合用以提高疗效；还可用于解救钡盐中毒及砷、汞、铋、碘盐中毒。不良反应偶尔见头晕、乏力、恶心、呕吐等。本品起效慢，常与亚硝酸钠合用以显著提高疗效，但不宜混合注射，以免血压过度下降。

四、含氟农药中毒解毒药

乙酰胺

乙酰胺(acetamide，解氟灵)是有机杀虫剂氟乙酰胺中毒的解救药，能延长氟乙酰胺中毒的潜伏期，减轻中毒症状或制止发病。乙酰胺也可用于有机氟灭鼠药(氟乙酸钠、甘氟)中毒的解救。其毒性低，使用安全。本品呈碱性，肌内注射可致局部疼痛，与普鲁卡因(20～40 mg)合用可减轻疼痛。

五、灭鼠药中毒解毒药

灭鼠药种类较多，中毒机制不尽相同，常见灭鼠药有二苯茚酮(敌鼠钠)、毒鼠磷、有机氟灭鼠药、毒鼠强等。

1. 二苯茚酮中毒解毒药　二苯茚酮化学结构与香豆素类相似，进入机体后竞争性抑制维生素 K，影响凝血因子Ⅱ、Ⅶ、Ⅸ、Ⅹ在肝的合成，从而使凝血时间及凝血酶原时间延长，并可导致毛细血管通透性增加，引起出血。对中毒者应给予大剂量维生素 K 以竞争性对抗敌鼠钠的作用，此外，可适当给予巴曲酶(立止血)帮助止血，也可使用大剂量维生素 C 及糖皮质激素以降低毛细血管通透性。

2. 毒鼠磷中毒解毒药　毒鼠磷的毒理主要是抑制胆碱酯酶活性，使突触处乙酰胆碱过量积聚，胆碱能神经节后纤维支配的效应器出现一系列改变，如平滑肌兴奋、腺体分泌增加、瞳孔缩小、骨骼肌兴奋等。

毒鼠磷是有机磷化合物，其中毒症状主要是抑制胆碱酯酶活性所致，故解救措施与有机磷酸酯类农药中毒基本相同，主要应用阿托品及胆碱酯酶复活药(如氯解磷定等)解救。

3. 有机氟灭鼠药中毒解毒药　有机氟灭鼠药包括氟乙酸钠、氟乙酰胺、甘氟等，中毒后主要表现为中枢神经系统及心脏受累。由于其毒性强，无特效解毒剂，很容易引起人、畜中毒死亡，国家已明令禁用。其中毒解救药主要用乙酰胺，对氟乙酰胺、甘氟中毒的救治效果较好，能延长氟乙酰胺中毒的潜伏期，解除氟乙酰胺中毒症状而挽救患者的生命。

4. 毒鼠强中毒解毒药　毒鼠强是毒性极强的灭鼠药，中毒机制是通过阻断脑内 γ-氨基丁酸受体，拮抗中枢抑制性递质 γ-氨基丁酸的作用，因而对中枢神经系统，尤其是脑干有兴奋作用，引起头痛、头晕、乏力、恶心、呕吐、口唇麻木、酒醉感及癫痫样大发作，发作时全身抽搐、口吐白沫、小便失禁、意识丧失等。中毒者的特异性解毒药为二巯丙磺钠。

六、蛇毒中毒解毒药

蛇毒是毒蛇所分泌的有毒物质，主要有神经毒、血液毒等。神经毒可引起肌肉瘫

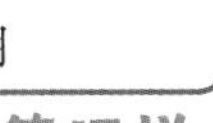

痪、呼吸肌麻痹等;血液毒可引起出血及大量失血而致休克。人被毒蛇咬伤后,蛇毒可侵入人体而引起一系列中毒症状,如不及时抢救,可因呼吸肌麻痹或休克而死亡。因此,对毒蛇咬伤必须早期、积极抢救,除进行一般处理(清创扩创、上部结扎、伤肢肿胀上缘套式封闭等)外,可选用相应抗蛇毒血清解救。

精制抗蛇毒血清

精制抗蛇毒血清(purifiedantivenin)是以蛇毒为抗原制备的抗蛇毒血清。由于毒蛇种类较多,其抗原性各异,因此抗蛇毒血清有单克隆抗体和多克隆抗体之分。国内已生产治疗蝮蛇、五步蛇、眼镜蛇、金环蛇、银环蛇、蝰蛇咬伤的6种精制抗蛇毒血清。本类药早期、足量应用,能特效、速效地中和蛇毒,治疗相应的毒蛇咬伤。常见不良反应有过敏反应,如皮疹、喉头水肿、血管神经性水肿、血清病等,应立即肌内注射氯苯那敏,必要时用地塞米松5 mg,或氢化可的松100 mg,或氢化可的松琥珀酸钠135 mg加入25%~50%葡萄糖液20~40 mL中静脉注射,亦可稀释后静脉滴注。

课后练习

单项选择题

1. 氰化物中毒的特效解救药是(　　)
   A. 二巯丙醇　　B. 硫代硫酸钠
   C. 依地酸钙钠　　D. 青霉胺
   E. 碘解磷定
2. 有机磷酸酯类中毒处理原则不包括(　　)
   A. 足量应用阿托品
   B. 及时吸氧,血压降低者使用升压药
   C. 对症治疗
   D. 若误服美曲膦酯(敌百虫)时最好用2% $NaHCO_3$洗胃
   E. 尽早使用胆碱酯酶复活药
3. 中毒的一般处理方法不包括(　　)
   A. 清除未吸收毒物　　B. 加速药物排泄
   C. 对昏迷状态的患者催吐　　D. 使用特殊解毒剂
   E. 支持对症治疗
4. 有机磷酸酯类急性中毒时不会出现的症状是(　　)
   A. 瞳孔扩大　　B. 恶心、呕吐
   C. 肌肉震颤　　D. 流涎
   E. 心率减慢
5. 以下药物中对铅中毒疗效最好的是(　　)
   A. 二巯丙醇　　B. 硫代硫酸钠
   C. 依地酸钙钠　　D. 二巯丁二钠
   E. 亚甲蓝
6. 亚硝酸钠解除氰化物中毒的机制是(　　)
   A. 直接夺取氰化细胞色素氧化酶中的CN^-
   B. 使CN^-转化为无毒物质

笔记栏

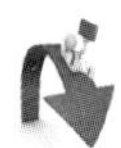

C. 间接夺取氰化细胞色素氧化酶中的 CN^-

D. 使氰化高铁血红蛋白还原

E. 间接夺取氰化细胞色素氧化酶中的氧离子

7. 以下哪个药物不是金属解毒剂（　　）

A. 二巯丙醇　　B. 硫代硫酸钠

C. 依地酸钙钠　　D. 青霉胺

E. 碘解磷定

（胡清茹）

第二十一章 五官科及皮肤科用药

临床任务

了解眼科常用抗感染药物，熟悉抗青光眼药、扩瞳药及其他眼科用药。熟悉耳鼻喉科及口腔科常用药物的药理作用、临床应用、不良反应及注意事项。了解皮肤科常用抗感染药物；掌握外用肾上腺皮质激素的药理作用、临床应用、不良反应及注意事项；了解维A酸类药、角质促成剂和角质溶解药、止痛及止痒药、局部刺激药及其他皮肤科常用药物。

第一节 眼科用药

眼科的治疗一般以局部用药为主，因为全身用药时大多数药物不易透过血眼屏障，故眼内的药物浓度不能达到有效水平，而局部给药作用直接，能及时、有效地控制眼部疾病。眼科局部用药包括滴眼剂和眼膏剂，使用滴眼剂时，应用手指按压内眦部，以防药液分流降低眼内药量或药液经鼻泪管流入鼻腔、口腔，引起不适或吸收中毒，一般每次1～2滴，然后嘱咐患者闭眼1～2 min，并转动眼球使药液均匀；涂眼药膏时，应先将管口药膏挤出少许，然后再挤入眼睑内，药膏涂入后可轻轻按摩2～3 min以增加疗效，如果患者眼内分泌物过多，应先把分泌物清洗干净，否则影响疗效。滴眼剂宜在白天多次滴眼，而眼膏剂则宜在晚间临睡前应用。在同一时期内，用药种类宜少，尽量减少不合理的联合用药，一般急性疾病每30 min或每2 h 1次，慢性病3～4次/d。

一、眼科抗感染药

眼科感染的常见致病细菌为金黄色葡萄球菌、链球菌、结膜炎嗜血杆菌、淋病奈瑟菌、铜绿假单胞菌等。真菌感染的发病率近年来有明显增高趋势，其他感染病原尚有沙眼衣原体、单纯疱疹病毒、结核分枝杆菌和螺旋体等。

治疗眼科感染应根据感染的类型选择相应的抗菌药物，并注意其剂型、浓度、使用次数等。细菌感染常局部应用磺胺醋酰钠、氯霉素、红霉素、庆大霉素、妥布霉素、氧氟

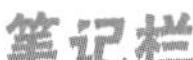
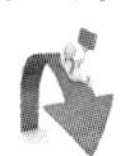

沙星、环丙沙星、利福平等；沙眼衣原体感染可选用红霉素、利福平、磺胺醋酰、环丙沙星等；单纯疱疹病毒性角膜炎宜选用利巴韦林、阿昔洛韦、羟苄唑等；真菌感染可选用氟康唑、特比萘芬、联苯苄唑等。

二、抗青光眼药

青光眼是以眼内压升高、损害视神经为主要特征的眼科常见病，可分为闭角型和开角型两种。治疗青光眼常局部应用M受体激动药、抗胆碱酯酶药、β受体阻断剂、α受体激动药等，并可辅以口服碳酸酐酶抑制剂。M受体激动药及抗胆碱酯酶药可收缩虹膜括约肌，使前房角间隙扩大，促进房水回流而使眼内压下降，如毛果芸香碱、毒扁豆碱等；β受体阻断剂可减少房水的生成而降低眼内压，如噻吗洛尔、卡替洛尔等；α受体激动药可收缩血管，减少房水的生成，使眼内压下降，如去氧肾上腺素、地匹福林、溴莫尼定等；碳酸酐酶抑制剂也是通过抑制房水的产生而降低眼内压，如乙酰唑胺、双氯非那胺等。临床上以慢性开角型青光眼为最常见，治疗时以β受体阻断剂为主，而急性开角型青光眼主要选择M受体激动药（表21-1）。

表21-1　抗青光眼药

药名	药理作用	临床应用及评价	不良反应及注意事项
毛果芸香碱（pilocarpine，匹鲁卡品）	M受体激动药，可直接兴奋虹膜括约肌和睫状肌，产生缩瞳、降低眼内压和调节痉挛的作用	对闭角型青光眼效果较好，亦可用于开角型青光眼	点眼时应压迫内眦部，以免吸收中毒
噻吗洛尔（timolol）	β受体阻断剂，减少房水生成而降低眼内压。不缩小瞳孔，不引起睫状肌痉挛，不会出现明显的视物模糊或夜盲等不适感	对原发性开角型青光眼具有良好的降低眼内压疗效	支气管哮喘、窦性心动过缓、房室传导阻滞、心力衰竭及过敏患者禁用
卡替洛尔（carteolol）	长效β受体阻断剂，降眼内压作用持续时间较长	用于治疗开角型青光眼及其他高眼压症	部分患者有暂时性眼烧灼、刺痛、流泪等症状
倍他洛尔（betaxolol）	心脏选择性$β_1$受体阻断剂，可通过减少房水生成起到降眼内压作用	用于治疗慢性开角型青光眼、高眼压症	偶尔引起暂时性局部不适感、视物模糊、异物感、畏光、流泪、发痒等症状
溴莫尼定（brimonidine）	α受体激动剂，既可减少房水的生成，又可增加房水的排出，从而降低眼内压，起效迅速，作用强	用于不宜使用β受体阻断剂的开角型青光眼，或与β受体阻断剂合用以增强疗效	孕妇、哺乳期妇女、儿童及过敏者禁用，驾驶员和机械操作者慎用

续表 21-1

药名	药理作用	临床应用及评价	不良反应及注意事项
地匹福林（dipivefrine，肾上腺素异戊酯）	α 受体激动药，易于渗入前房，减少房水生成而降低眼内压。效价高，副作用较肾上腺素弱	治疗慢性开角型青光眼及其他高眼压症	常有刺痛感、畏光、目眩等不适。禁用于闭角型青光眼
乙酰唑胺（acetazolamide，醋唑磺胺）	碳酸酐酶抑制剂，利尿作用弱。抑制眼睫状体细胞中的碳酸酐酶，使房水生成减少而降低眼内压	治疗各型青光眼	长期服药可致低血钾和代谢性酸中毒，肾及肾上腺皮质功能不全、肝硬化患者禁用
双氯非那胺（diclofenamide，眼压平）	碳酸酐酶抑制剂，其作用较缓慢、强且持久，但不能增加房水的排出	治疗各型青光眼，尤其适用于对乙酰唑胺耐药的患者	不良反应与乙酰唑胺相似，但较轻
布林佐胺（brinzolamide，派立明）	碳酸酐酶抑制剂，通过减少房水分泌而降低眼内压	主要用于高眼压症、开角型青光眼	可有局部反应，如视物模糊、眼部不适、异物感、眼部充血
曲伏前列素（travoprost，苏为坦）	本品可增加葡萄膜巩膜通路房水外流而降低眼内压	主要用于高眼压症、开角型青光眼	可有局部反应，如眼部充血、视力下降、眼部不适、异物感、疼痛、畏光、流泪等

三、扩瞳药

临床常用扩瞳药见表 21-2。

表 21-2　扩瞳药

药名	药理作用	临床应用及评价	不良反应及注意事项
阿托品（atropine）	典型的 M 受体阻断药，对眼可产生扩瞳、升高眼内压、调节麻痹作用	用于虹膜睫状体炎、角膜炎、验光前扩瞳	常有口干、视近物模糊、心率加快、瞳孔扩大、皮肤潮红、体温升高等副作用。青光眼患者禁用，前列腺肥大及老年患者慎用
后马托品（homatropine）	人工合成的抗胆碱药，比阿托品效力快而弱，持续时间短	用于散瞳，眼科检查和验光	不良反应与阿托品相似
托吡卡胺（tropicamide，托品酰胺）	抗胆碱药，与阿托品类似，具有起效快、作用强、维持时间短的优点	用于散瞳，检查眼底、验光的首选药	不良反应与阿托品相似

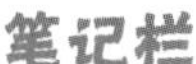

笔记栏
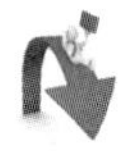

续表 21-2

药名	药理作用	临床应用及评价	不良反应及注意事项
去氧肾上腺素（phenylephrine）	选择性 α_1 受体激动药，散瞳作用快而短，无调节麻痹作用	散瞳，检查眼底及验光；鉴别闭角型或开角型青光眼（后者用本品后眼压不升高）	高血压、动脉硬化、糖尿病、甲状腺功能亢进患者慎用。出现过敏症状、眼内压升高等情况时应停用

四、其他眼科用药

其他眼科用药见表 21-3。

表 21-3　其他眼科用药

药名	药理作用	临床应用及评价	不良反应及用药注意事项
卡他林（catalin，白内停）	可竞争性抑制引起白内障的醌类物质，预防晶状体混浊，控制或延缓白内障的形成过程	治疗初期白内障	极少数患者可有轻微眼部刺痛
色甘酸钠（sodium cromoglicate）	能稳定肥大细胞膜，抑制肥大细胞脱颗粒释放过敏介质，从而阻止过敏反应的发生	过敏性结膜炎	可有暂时轻微刺激症状。妊娠 3 个月以内的妇女禁用
非尼拉敏（pheniramine，那素达）	本品为血管收缩剂和组胺受体阻断剂，可使皮肤黏膜血管收缩，从而减轻局部反应	用于各种原因引起的眼部充血和瘙痒，各种眼部过敏和炎症	偶尔见局部反应，如眼部刺痛、眼干等
氟甲松龙（fluorometholone）	本品为糖皮质激素类药，外用抗炎作用是氢化可的松的 40 倍，能迅速进入角膜，控制眼部多种炎症	用于眼前部组织的炎症	不良反应同其他糖皮质激素类药，但较轻
普罗碘铵（prolonium iodide）	促进眼病理性混浊物吸收	用于视网膜脉络膜炎、玻璃体混浊或积血等	久用可引起碘中毒，碘过敏者禁用

临床用药实例 21-1

患者，男性，56 岁。近来出现不明原因的视力下降，遂来医院就诊。医生为了扩瞳检查眼底，给患者眼部滴用了 1% 阿托品滴眼液，当天晚上，患者感觉眼痛、头痛，并有恶心、呕吐等症状。去医院检查后诊断为急性闭角型青光眼急性发作期，立即住院，控制眼压后进行青光眼手术。

问题：①该患者青光眼发作的原因是什么？②临床工作中应如何预防青光眼发作？

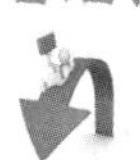

第二节 耳鼻咽喉科及口腔科用药

一、耳部疾病用药

耳部疾病用药主要包括滴耳液、洗耳液、中成药等。滴耳液、洗耳液多为抗微生物药。正常外耳道的 pH 值为弱酸性，有炎症时则变为碱性，因此，耳局部用药要求：①pH 值为弱酸性；②有吸水、收敛作用，从而保持外耳道干燥。用药时应注意：①用药前彻底清洁外耳道；②用药前最好做细菌培养及药敏试验；③鼓膜穿孔患者避免应用耳毒性药物；④慎用粉剂药物喷入；⑤一般一次滴入量为 5 ~ 10 滴。耳部疾病常用药物见表 21-4。

表 21-4 耳部疾病常用药物

药名	药理作用	临床应用及评价	不良反应及注意事项
过氧化氢（hydrogen peroxide，双氧水）	有清洁、消毒、除臭作用	急、慢性化脓性中耳炎及外耳道炎	高浓度可灼伤皮肤黏膜
硼酸酒精（boric acid alcohol）	能使蛋白质变性而产生杀菌作用。滴入后有短暂刺痛感	急、慢性化脓性中耳炎及急性外耳道炎	对本品所含成分过敏者禁用
酚甘油（phenol and glycerin otic）	杀菌、止痛和消肿	外耳道炎、急性中耳炎鼓膜未穿孔时	本品对皮肤黏膜有腐蚀性，浓度不宜超过 2%；对本品所含成分过敏及鼓膜穿孔流脓患者禁用

二、鼻部疾病用药

鼻部疾病用药主要包括滴鼻液、鼻喷雾剂、鼻科专用中草药等。鼻部用药以不损伤鼻黏膜生理功能和吸收后不致引起全身不良反应，并能达到治疗目的为原则，要求：①pH 值为 5.5 ~ 7.0；②为等渗液体；③滴鼻时注意正确的体位和方法。鼻部疾病常用药物见表 21-5。

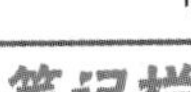
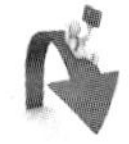

表 21-5　鼻部疾病常用药物

药名	药理作用	临床应用及评价	不良反应及注意事项
麻黄碱(ephedrine)	激动α受体,收缩鼻黏膜血管,减轻局部炎症,改善鼻通气,促进鼻窦引流	急、慢性鼻炎,鼻窦炎,过敏性鼻炎	易产生耐受性,不宜长期滴用
赛洛唑林	直接作用于鼻黏膜血管上的α受体,收缩血管,缓解黏膜充血肿胀。起效迅速,作用持久,副作用少而轻	急、慢性鼻炎,鼻窦炎,过敏性鼻炎	连续应用不应超过 7 d。过敏者、孕妇及 2 岁以下儿童禁用。冠心病、高血压、甲状腺功能亢进、糖尿病患者慎用
萘甲唑啉(naphazoline,鼻眼净、滴鼻净)	拟肾上腺素药,作用较麻黄碱强	用于感冒鼻塞、鼻炎、鼻黏膜充血	应用注意事项同赛洛唑啉,滴药过多或误服者可中毒
左卡巴斯汀(levocabastine,立复汀)	强效的高度选择性 H_1 受体拮抗药,起效快、作用强而持久,对黏膜刺激性小	过敏性鼻炎	少数患者有局部刺激、轻度头痛、嗜睡、口干等不适
酮替酚(ketotifen)	兼有很强的抗组胺作用和抑制过敏介质释放作用	过敏性鼻炎	鼻内有刺激感并有轻度头痛。对本品有过敏史者禁用
复方薄荷樟脑滴鼻剂(camphorae in naristillae menthae compositae)	润滑鼻腔黏膜、刺激神经末梢、促进黏膜分泌及除臭	萎缩性鼻炎、干燥性鼻炎、鼻硬结病	其他鼻病患者及对本品过敏者禁用
藿胆丸(huodan pill)	改善鼻腔通气,减少鼻分泌物	急、慢性鼻窦炎	服药期间应忌烟酒、辛辣、鱼腥食物;不宜同时服用滋补性中药;对本品过敏者禁用

三、咽喉及口腔疾病用药

咽喉及口腔疾病用药主要包括含漱液、喉症片、液体喷雾剂、中成药等。一般局部应用无显著不良反应。咽喉及口腔疾病常用药物见表 21-6。

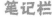
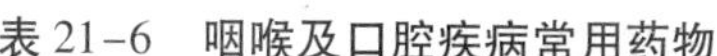

表 21-6　咽喉及口腔疾病常用药物

药名	药理作用	临床应用及评价	不良反应及注意事项
地喹氯铵（dequalinium chloride，利林）	能吸附于细菌的细胞壁，改变其通透性，使菌体内物质外漏，从而发挥杀菌作用	治疗急、慢性咽炎，扁桃腺炎，牙龈炎	对本品过敏者禁用
甲硝唑（metronidazole，灭滴灵）	对厌氧菌均有较强的抗菌作用	用于口腔厌氧菌感染所致的牙龈炎、口腔溃疡	常见消化道反应，包括恶心、呕吐、食欲缺乏等
度米芬（domiphen，杜灭芬）	为阳离子表面活性剂，对革兰氏阳性菌、革兰氏阴性菌有较强的杀灭作用	急、慢性咽炎，扁桃腺炎	偶尔见过敏反应，对本品过敏者禁用
西地碘（cydiodini，华素片）	在唾液的作用下，迅速释放出碘分子，使蛋白质变性，杀灭口咽部常见致病菌	治疗慢性咽喉炎、白假丝酵母菌感染性口炎、口腔溃疡、慢性牙龈炎、牙周炎等	个别病情较重患者含药后可出现一过性刺激，但不影响疗效
溶菌酶（lysozyme，球蛋白 G）	为黏多糖溶解酶，可溶解断裂革兰氏阳性菌细胞壁上的多糖类物质，杀死细菌	治疗急、慢性咽喉炎及口腔溃疡等黏膜疾病	偶尔见恶心、呕吐、皮疹、瘙痒、关节痛等过敏反应

第三节　皮肤科用药

皮肤科常用药物分为内用药和外用药两类。内用药包括抗感染药、抗组胺药、激素类药、维生素类药、免疫抑制剂、免疫增强剂等；外用药在皮肤病的治疗中占有非常重要的地位，除了外用抗感染药、激素类药、角质促成剂和溶解药外，还有止痛及止痒药、局部刺激药等，多数消毒防腐药在皮肤科也被广泛应用。在使用外用药时，要掌握各种药物的药理作用、适应证，合理选择剂型和浓度，注意不良反应。

一、皮肤科常用抗感染药

引起皮肤感染常见的原因有细菌、病毒、真菌、寄生虫等，临床上有相应的抗菌药物、抗病毒药、抗真菌药及抗寄生虫药等治疗药。部分药物已在相关章节讲述，这里不再一一赘述。

莫匹罗星（mucirocin，百多邦）

【药理作用】

莫匹罗星（mucirocin，百多邦）为外用抗生素，其抗菌作用机制是终止细胞蛋白质合成。本品对哺乳类动物毒性很小。其对需氧革兰氏阳性球菌有很强的抗菌活性，尤其是对葡萄球菌、链球菌高度敏感；对某些革兰氏阴性菌（如流感嗜血杆菌、淋病奈瑟

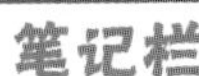

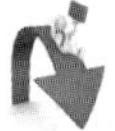

菌等)有一定的抗菌作用;对多种耐药菌有效,与其他抗生素无交叉耐药性;但对多数革兰氏阴性菌、厌氧菌和真菌无抑制作用。外用可透入皮肤,但吸收极少。

【临床应用及评价】

莫匹罗星主要用于治疗敏感菌引起的皮肤软组织的感染,如脓疱疮、疖病、毛囊炎等原发性皮肤感染,也可用于湿疹、溃疡及外伤合并感染等继发性皮肤感染。

【不良反应及注意事项】

偶尔见局部烧灼感、刺痛感、瘙痒等,一般不必停药。中、重度肾损害者及孕妇慎用。过敏者禁用。不宜于眼内或鼻内使用,如误入眼内应用水冲洗。

过氧苯甲酰

过氧苯甲酰(benzoyl peroxide,痤疮平)为强氧化剂,极易分解,遇有机物分解出新生态氧而发挥杀菌作用;有角质溶解作用,并有干燥和脱屑作用;能有效地抑制痤疮丙酸杆菌的生长;能刺激表皮增生和形成肉芽组织。本品用于治疗压疮和痤疮,轻、中度痤疮可单用,重度痤疮必须与抗生素、维 A 酸制剂或硫黄、水杨酸制剂合用。用药后可能有短暂的刺痛或灼烧感,特别是对颈部及口周皮肤有刺激性,还会出现血管扩张,使用 1 ~2 周后可能出现皮肤过度干燥及脱皮现象;可漂白头发和有色纤维。本品仅限外用,避免接触眼睛和黏膜。孕妇、哺乳期妇女、儿童及过敏者慎用。

联苯苄唑

联苯苄唑(bifonazole)对大多数致病真菌有抑制作用,对葡萄球菌、链球菌也有抗菌作用。本品用于治疗各种皮肤真菌病,如体癣、股癣、手足癣、花斑癣、阴囊癣等。个别患者可出现局部刺激症状,感觉瘙痒、灼热,出现红斑、脱皮、皲裂等,过敏者禁用。

环吡酮胺

环吡酮胺(ciclopirox olamine,环吡司胺)为外用广谱抗真菌药,具有毒性低、渗透力强等特点,不仅能渗透表皮,还能进入深层皮脂腺、毛囊,甚至可渗透入足底角质层,因此对皮肤角质层中的真菌有高效。本品对皮肤癣菌、白假丝酵母菌、新型隐球菌、酵母菌、霉菌等具有较强的抑菌或杀菌作用;对各种放线菌、某些细菌及支原体、衣原体、滴虫等也有一定抑制作用。其在临床上用于治疗发癣、手足癣、甲癣、体癣、股癣、花斑癣及阴道白假丝酵母菌感染。少数人有轻度瘙痒、烧灼感,个别患者发生接触性皮炎。本品不可用于眼部,不得内服;有过敏史者禁用;孕妇、哺乳期妇女及 10 岁以下儿童慎用。

特比萘芬

特比萘芬(terbinafine)为广谱抗真菌药,低浓度即可抑制或杀灭皮肤癣菌、酵母菌等。本品对各种浅部真菌病疗效较好,在临床上用于治疗各种浅部真菌病,对头癣、手足癣、体癣、股癣、花斑癣疗效最好;对白假丝酵母菌感染、曲霉病疗效也较好。耐受性较好。偶尔见局部刺激、红斑、烧灼感和干燥、皮疹、荨麻疹等。

笔记栏

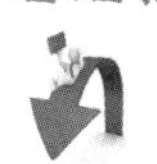

升华硫

升华硫(sulfer sublimatum,硫黄)与表皮细胞或某些微生物接触后生成多硫化合物。本品具有杀灭细菌、真菌和疥螨的作用,能去除油脂、止痒,并有角质促成和角质溶解作用;用于治疗疥疮、痤疮、银屑病、癣菌感染、脂溢性皮炎、慢性湿疹、酒糟鼻等。全身反应少,少数患者可引起接触性皮炎。避免接触口、眼及其他黏膜;与汞制剂共用可引起化学反应,释放出有臭味的硫化氢,对皮肤有刺激性,且能形成色素,使皮肤变黑。

克罗米通

克罗米通(crotamiton,优力肤)作用于疥螨的神经系统,使其麻痹而死亡,尚有轻微的局麻作用而止痒。本品用于治疗疥疮及皮肤瘙痒症。其可引起接触性皮炎。避免克罗米通接触眼睛和黏膜;不能大面积用于婴幼儿皮肤;过敏者、皮肤急性炎症或糜烂处禁用。

二、角质促成剂及角质溶解药

鱼石脂

鱼石脂(ichthammol,依克度)具有温和的消炎防腐作用,对皮肤有轻微的刺激;还有角质促成和收缩局部血管的作用。本品用于治疗疖肿、淋巴结肿胀、丹毒、慢性皮疹、湿疹、酒渣鼻、痤疮等,亦用于外耳道炎症。其可引起轻度局部刺激症状,具有强烈的特异性臭味。忌与酸、碱、碘化物、铁和铅盐配伍。

水杨酸

水杨酸(salicylic acid,柳酸)为溶解和软化角质药,浓度不同作用各异,1%~3%溶液有角化促成和止痒作用;5%~10%溶液具有角质溶解和抗真菌作用;25%溶液具有腐蚀作用,可脱除肥厚的胼胝(俗称膙子、老茧)。本品用于治疗脂溢性皮炎、浅部真菌病、疣、鸡眼、胼胝及局部角质增生。其可引起接触性皮炎,避免接触眼睛或其他部位黏膜;可经皮肤吸收,排出缓慢,故不宜长期使用;糖尿病、四肢周围血管疾病患者及婴幼儿慎用。

尿素

尿素(urea)外用可使角蛋白溶解变性,增加蛋白质的水合作用,使角质软化和溶解,皮肤柔软,防止干裂。本品用于治疗皮肤角化症、手足皲裂、鱼鳞病等。局部如有灼烧感、瘙痒、红肿等,应停止用药并洗净皮肤。避免尿素接触眼睛。过敏者禁用。

三、肾上腺皮质激素类药

糖皮质激素类药为皮肤科常用药,局部应用可产生抗炎、抗过敏作用,对抗表皮的增生,降低增生性皮肤细胞增殖和角质鳞屑的形成,促使皮肤变薄;并能增强人体对有

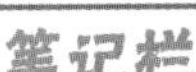

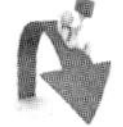

害物质的抵抗力，但应用时必须注意以下几点。①合理用药：本类药物抗炎而不抗菌，并有免疫抑制作用，合并细菌感染时应合用足量、有效的抗菌药物，以免感染加重或扩散；过敏性皮肤病应合用抗过敏药以增强疗效。②选择剂型和用量：应根据不同疾病及病情选择合适的剂型和浓度，用药应节俭，初治时涂一层薄膜，病情控制后减至最小维持量。③严防滥用：即使是外用也可造成皮肤萎缩，可出现毛细血管扩张、痤疮、毛囊炎等，最常见于皮肤高吸收区（如颜面、颈部、腋窝、会阴等处），老年患者尤应注意。同时应注意禁忌证，如结核病、病毒感染者（水痘等）禁用，孕妇及哺乳期妇女慎用。吸收过多可产生全身不良反应如水肿、高血压、低钾血症等。

皮肤科常用肾上腺皮质激素类药见表21-7。

表21-7　皮肤科常用肾上腺皮质激素类药

药名	药理作用	临床应用及评价	不良反应及注意事项
氢化可的松（hydrocortisone）	低效外用糖皮质激素，其副作用较轻，为本类外用制剂的一线药物	用于过敏性和自身免疫性炎症性疾病。如瘙痒症、神经性皮炎、接触性皮炎、脂溢性皮炎、慢性湿疹等	可有烧灼感，皮肤刺激感；不宜长期大面积使用；孕妇、哺乳期妇女慎用
糠酸莫米松（mometasone furoate，艾洛松）	中效外用糖皮质激素，其特点是作用强度增加而副作用并不成比例增加，作用持续时间长，每天仅需使用1次	治疗神经性皮炎、湿疹、异位性皮炎、银屑病等引起的皮肤炎症和皮肤瘙痒	不良反应较少，长期使用可出现皮肤萎缩、多毛及色素减退等
氟西奈德（fluocinolone acetonide，肤轻松）	中效外用糖皮质激素，其治疗作用和副作用均大于氢化可的松	适用于湿疹（特别是婴儿湿疹）、神经性皮炎、皮肤瘙痒、接触性皮炎、银屑病等	长期使用可引起皮肤萎缩、毛细血管扩张及激素依赖性皮炎
哈西奈德（halcinonide，哈西缩松）	强效外用糖皮质激素，其特点为抗炎作用强、局部应用不易引起全身性副作用	对银屑病和湿疹性皮炎疗效突出，疗程短	可有局部烧灼感、刺痛、暂时性瘙痒，不宜长期大面积使用
氯倍他索（clobetasol propionate）	强效外用糖皮质激素，其抗炎作用约为氢化可的松的112倍，能有效地渗透入皮肤角质层	短期小范围应用，治疗本类其他外用制剂无效的银屑病、慢性湿疹、扁平苔藓等	可有局部烧灼感、瘙痒等局部反应，不宜长期大面积使用
卤米松（halometasone）	强效局部用糖皮质激素类药，活性强、作用快。经皮肤吸收量极低，长期应用对肾上腺皮质功能抑制作用小，患者耐受性较好	治疗急、慢性湿疹性疾病，脂溢性皮炎，接触性皮炎，普通银屑病等，对白癜风疗效较好	可有烧灼感、皮肤刺激感，长期使用可出现皮肤萎缩、毛细血管扩张、毛发增生、色素沉着等
倍氯米松（beclomethasone）	强效外用肾上腺皮质激素类药，无全身性不良反应	治疗过敏性及炎症性皮肤病和相关疾病，如湿疹、过敏性皮炎、接触性皮炎、神经性皮炎、扁平苔藓、瘙痒、银屑病等	长期用药可出现皮肤萎缩、毛细血管扩张。不宜长期大面积使用

笔记栏

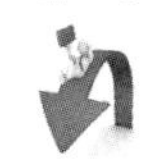

四、止痛、止痒药

苯佐卡因

苯佐卡因(benzocaine)为皮肤科用局麻药,麻痹感觉神经末梢,阻断神经冲动的发生,使感觉暂时消失而产生止痛、止痒作用。本品较普鲁卡因弱,外用可缓慢吸收,作用持久,不易引起中毒,可直接用于皮肤创面和溃疡面;还可用于创伤、烧伤、皮肤擦伤或皮肤溃疡。苯佐卡因可有局部或全身性过敏反应。

达克罗宁

达克罗宁(dyclonine,达克隆)能阻断各种神经冲动或刺激的传导,对皮肤有止痛、止痒及杀菌作用。其穿透力强,可通过皮肤黏膜吸收,作用迅速而持久,强度和维持时间与普鲁卡因近似,毒性小,与其他局麻药无交叉过敏反应。本品用于烧伤、擦伤、昆虫咬伤、痔疮、皮肤溃疡、压疮、痒疹等的止痛及止痒。

五、局部刺激药

薄荷脑

薄荷脑(menthol)能选择性地刺激人体皮肤或黏膜的冷觉感受器,产生冷觉反射和冷感,引起皮肤黏膜血管收缩。外用可消炎止痛、止痒、促进血液循环、减轻水肿,治疗头痛、眩晕、蚊虫叮咬;内服可祛风、健胃、缓解局部炎症及治疗感冒;滴鼻可用于鼻塞;吸入或喷雾可治疗咽喉炎。多配成复方制剂,如薄荷喉片、清凉油、薄荷通、无极膏等。成人的致死量约为2 g,婴幼儿慎用滴鼻剂和油膏。

樟脑

樟脑(camphor)可刺激皮肤冷觉感受器而有清凉感;用力涂擦局部可使皮肤发红,增进局部血液循环,并有微弱的局部麻醉作用,可镇痛、止痒并消除炎症。多配成各种复方制剂使用,如樟脑水或樟脑酯剂,局部涂擦,用于治疗冻疮、皮肤瘙痒、秃发、脂溢性皮炎、关节痛、肌肉疼痛、神经痛、头痛等。偶尔可引起接触性皮炎,应避免接触眼睛和其他黏膜,皮肤有破损处不宜外用。孕妇慎用,婴儿禁用。

六、维A酸类

维A酸类药物包括天然的维生素A(视黄醇)及人工合成的维A酸、异维A酸、阿维A酯(依曲替酯)、维胺酯、阿达帕林等。维生素A在体内能氧化为视黄醛,后者是参与形成视觉的重要物质,维生素A还是维持上皮组织正常功能状态所必需的物质,但由于安全范围小,不适于长期用药;人工合成的维A酸类药物对视觉的影响不及维生素A,对上皮细胞的增殖和发育作用却强于维生素A,对难治性皮肤病有较满意的疗效。

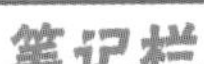
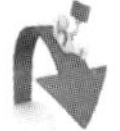

维A酸

【药理作用】

维A酸(tretinoin,维甲酸)是体内维生素A的代谢中间产物,可增加表皮细胞更替,使角质层易于脱落,去除已有粉刺,抑制新生粉刺;并可促使皮下结缔组织新生,促进损害皮肤的修复。

【临床应用及评价】

1. 痤疮　维A酸单用可治疗轻、中度痤疮,重度痤疮则需与抗生素或过氧苯甲酰合用。治疗后可暂时加重病情,需坚持治疗,一般疗程需6周以上。停药后部分患者可复发。

2. 银屑病(牛皮癣)　维A酸治疗银屑病有效但不能根治,停药后常复发。临床常联用外用糖皮质激素,配合内服药物,或结合紫外线疗法以增强疗效。

3. 角化性皮肤病　维A酸可治疗鱼鳞病、毛发红糠疹、扁平苔藓、掌跖角化病等。

【不良反应及防治】

维A酸内服可有头痛、头晕、恶心、呕吐、厌食、口干、脱发等症状;避免用于皮肤较薄部位,以免发生红斑、肿胀、疼痛、脱屑等。宜睡前外用,避免阳光照射,晒伤者禁用。本品有致畸作用,孕妇禁用,儿童慎用。服药期间勿同服维生素A。

异维A酸

异维A酸(isotretinoin,13-顺维A酸)为维A酸的异构体,口服吸收迅速,具有抑制皮脂腺上皮的异常角化、减少皮脂腺的分泌、抑制痤疮丙酸杆菌的生长及抗炎作用。本品对严重痤疮有较好疗效,对酒糟鼻、革兰氏阴性菌毛囊炎、角化异常性皮肤病也有不同程度的治疗效果,但对银屑病无效。其不良反应与维A酸相似但较轻,还可引起血脂异常,使血清三酰甘油水平升高。

维胺酯

维胺酯(retinamidoester)是国内创制的维A酸类衍生物之一,具有促进上皮细胞分化的作用,并能提高细胞免疫功能,毒副作用较维A酸小。其对寻常性痤疮、颜面播散性粟粒狼疮、鱼鳞病和角化异常性疾病都有一定疗效。

阿达帕林

阿达帕林(adapalene,达芙文)为类视黄醇化合物,作用于痤疮中细胞介导的炎症反应,可以改善痤疮患者的炎性皮损,同时调节毛囊上皮细胞的分化,溶解粉刺,减少粉刺的形成。本品适用于成人及青少年的寻常型痤疮,疗效强于其他维A酸类药物。外用可有红斑、烧灼感等皮肤刺激症状,多出现于用药1~2周内,减少用药次数或暂时停药可以减轻。孕妇禁用。本品不能与其他维A酸类药物同时使用。

依曲替酯

依曲替酯(etretinate,银屑灵)可促进表皮细胞增生分化及角质溶解,主要用于顽

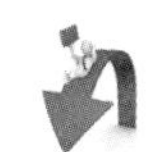

固性银屑病及严重角化异常病的治疗，比维 A 酸疗效好。本品毒性低，有致畸性并在体内长期滞留，患者服药期间和停药后至少 1 年不宜妊娠。

七、抗组胺药

皮肤瘙痒是皮肤科一个最常见的症状，组胺与瘙痒具有密切的关系。因此，几乎所有变态反应、免疫反应及炎症反应介导的皮肤病均可以单独或者合并使用抗组胺药。临床常用的抗组胺药有氯苯那敏、异丙嗪、阿司咪唑、特非那定、氯雷他定、西替利嗪等。

八、其他皮肤科用药

其他皮肤科用药见表 21-8。

表 21-8 其他皮肤科用药

药名	临床应用及评价	不良反应及注意事项
甲氧沙林（methoxsalen solution，甲氧补骨脂素）	一种色素形成剂，可显著增强皮肤对长波紫外线照射的敏感度。当紫外线照射时，能在白斑部位集结紫外线，加速黑色素的生成。常配合紫外线照射治疗银屑病、白癜风及其他色素减退斑	口服有胃肠道反应，与牛奶同服可减轻；口服后光照时间长或外用时可引起红斑、水疱、皮疹，应立即停药，待皮疹消退后再用；个别患者有头晕、头痛、皮肤瘙痒等不良反应，并可影响骨髓造血系统；肝肾功能不全者、糖尿病患者及孕妇慎用
十一烯酸（undecylenic acid）	能抑制真菌的繁殖，用于治疗头癣、股癣、足癣等皮肤真菌感染及真菌性阴道炎。对脚癣的疗效最好	仅限外用，当浓度过大时对组织有刺激性，可引起接触性皮炎
麝香草酚（thymol）	具有消毒抗菌作用，可杀灭细菌、真菌、寄生虫，毒性小。用于治疗湿疹、尿布疹、皮肤真菌感染、冻疮、痤疮及皮肤寄生虫感染	对组织有一定的刺激性，遇蛋白质后抗菌作用减弱
松馏油（pix pini）	有溶解角质、止痒、消炎、收敛及促进吸收等作用。用于治疗慢性皮炎、湿疹、脂溢性皮炎、银屑病等	对皮肤有局部刺激作用，不能用于有炎症或破损皮肤
酞丁安（ftibamzone，增光素）	抗病毒和抗衣原体药。对单纯疱疹病毒及水痘带状疱疹病毒有较强的抑制作用，对尖锐湿疣也有满意疗效，还能抑制沙眼衣原体。用于治疗带状疱疹、尖锐湿疣、扁平疣	少数病例有瘙痒、刺激反应，可以耐受。搽剂勿入口内、眼内；育龄妇女慎用，孕妇禁用
鞣酸（acidum tannicum）	收敛剂，能沉淀蛋白质，减少渗出，保护黏膜，减轻局部疼痛，防止细菌感染。用于治疗烫伤、压疮、湿疹、痔疮及新生儿尿布疹等	不宜大面积或长期使用，因可由创面吸收而产生剧烈的肝毒性，严重时造成肝坏死。与重金属及蛋白质有配伍禁忌

笔记栏

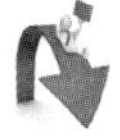

续表 21-8

药名	临床应用及评价	不良反应及注意事项
氧化锌(zincoxide)	收敛药,临床常与炉甘石等配制成复方炉甘石洗剂。对皮肤有抗菌、滋润和保护作用,并有干燥的功能。用于治疗急性皮炎、湿疹、痱子及皮肤溃疡等	外用未见不良反应。易潮解,应密闭保存
依沙丫啶(ethacridine,利凡诺)	外用消毒防腐剂。对革兰氏阳性菌及少数革兰氏阴性菌有较强的杀灭作用,对球菌尤其是链球菌的抗菌作用较强。用于各种创伤,渗出、糜烂的感染性皮肤病及伤口冲洗	刺激性小,一般治疗浓度对组织无损害

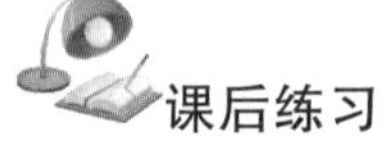

课后练习

一、单项选择题

1. 关于眼科用药,下列哪项是错误的(　　)
   A. 以局部用药为主　　B. 以全身用药为主
   C. 使用滴眼剂时,应用手指按压内眦部位
   D. 如患者眼内分泌物过多,应先将分泌物清洗干净
   E. 同一时期内,应尽量减少用药种类
2. 下列哪项不是治疗青光眼的药物(　　)
   A. 毛果芸香碱　　B. 噻吗洛尔
   C. 地匹福林　　D. 乙酰唑胺
   E. 阿托品
3. 关于耳部用药的要求,下列哪项错误(　　)
   A. pH 值为弱碱性　　B. 有吸水、收敛作用
   C. 用药前清洗外耳道　　D. 用药前最好做细菌培养及药敏试验
   E. 一般一次滴入量为 5~10 滴
4. 下列哪种药物不能用于治疗真菌感染(　　)
   A. 莫匹罗星　　B. 升华硫
   C. 环吡酮胺　　D. 联苯苄唑
   E. 特比萘芬
5. 维 A 酸的不良反应不包括(　　)
   A. 头痛　　B. 光敏作用
   C. 致畸作用　　D. 骨和关节变化
   E. 骨髓抑制

二、简答题

1. 如何正确使用眼科局部用药?不同类型的眼科感染分别选择哪些药物?
2. 治疗青光眼的药物有哪些?
3. 耳、鼻部用药有何要求?常用的耳、鼻及咽喉疾病用药有哪些?
4. 皮肤科专用抗感染药有哪些?

笔记栏

5. 肾上腺皮质激素类药有哪些外用制剂？用药时必须注意些什么？

6. 维 A 酸类药物有哪些？维 A 酸有何药理作用、临床应用及不良反应？

（李　玲　刘亚敏）

第二十二章 药品基本知识

临床任务

正确认识药品的特殊性。运用剂型的相关知识,合理选择剂型和制剂。了解我国药品命名的基本原则,正确应用药品的通用名。理解建立国家基本药物制度的意义及内涵。理解处方药和非处方药分类管理的意义,能够区分处方药与非处方药。学会恰当地选择药物的剂型及给药途径。了解影响药品稳定性的因素,能够正确保管不同类别的药品。

药品是指用于预防、治疗、诊断人的疾病,有目的地调节人体生理功能并规定有适应证、用法和用量的化学物质,包括中药材、中药饮片、中成药、化学原料药及其制剂、抗生素、生化药品、放射性药品、血清疫苗、血液制品和诊断药品等。本章介绍有关药品的基本知识。

第一节　药品命名原则及药品名称的种类

药品名称的规范和统一是合理用药的基本保证。同药异名、异药同名、一药多名会造成不必要的混乱和用药差错,最终影响安全用药。为了使药品名称统一和规范,世界卫生组织制定了国际非专利名称(international nonproprietary name for pharmaceutical substances,INN),我国政府也十分重视,统一和规范了我国的药品名称。

1. 我国药品命名原则　此原则适用于除中药以外的各类药品及其制剂。

(1)药品名称应科学、明确、简短,不用代号、政治性名词及易混同或夸大疗效的名称,一般以 3 ~ 4 个字为宜,同类药物应尽量采用已确定的词干命名,使之体现系统性。

(2)药品命名包括中文名、汉语拼音名、英文名三种,避免采用可能给患者以暗示的有关解剖学、生理学、病理学或治疗学的药品名称。药品的英文名应尽量采用世界卫生组织拟定的国际非专利名称。中文名尽量与英文名相对应,采用音译、意译或两者合译命名,一般以音译为主。

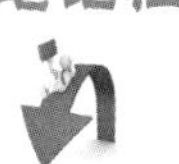

(3)沿用已久的药名如无原则上的不合理,一般不轻易变动。如必须改动,应列出曾用名。

2. 我国药品命名的基本方式

(1)音译、意译或两者合译命名　如音译命名,音节少者可全部音译,如可待因、尼可刹米、尼莫地平;音节较多者可采用简缩命名,如阿米替林;意译或音、意结合命名,在音译发生障碍如音节过多等情况下,可采用此法命名,如氯丙嗪、头孢羟氨苄。

(2)化学命名或采用通俗名　如对氨基水杨酸钠、亚硫酸钠、过氧苯甲酰等。

(3)以来源或功能命名　如尿激酶、阿片、毒毛花苷 K、青蒿素、白喉抗毒素等。

3. 我国药名使用的主要依据　中华人民共和国国家药典委员会编写的《中国药品通用名称》及国家药品标准规定的药名是我国药名使用的主要依据。它是以世界卫生组织推荐使用的国际非专利名称为依据,结合我国具体情况而制定的。

4. 药品名称的种类

(1)通用名　我国国家药典委员会按照“中国药品命名原则”制定的药品名称称为中国药品通用名(Chinese approved drug names,CADN);《中华人民共和国药典》或药品标准采用的通用名为法定名称。通用名的特点是具有通用性,不论何处生产的同种药品都可使用该药品的通用名。通用名不可以用作商标注册。药品的商品名不能用作通用名。

(2)商品名　也称为专用名、商标名,是厂商为药品流通所起的专用名称,有专利性,其他厂商的同一制品不可使用此名称,商品名通过注册即成为注册药名。如法莫替丁片,由上海信谊药厂有限公司生产的称为“信法丁”,其他厂商生产的法莫替丁片就不可再用此商品名。由于不同厂商所生产的同一药品可能存在着质量差异,商品名有助于对不同产品进行区分。但是也存在着商品名泛滥的问题。针对“一药多名”现象,2006 年 3 月 15 日国家食品药品监督管理局颁布了《关于进一步规范药品名称管理的通知》,要求从 2006 年 6 月 1 日起,只有新注册药品才能使用商品名,通知中明确规定,除新的化学结构、新的活性成分的药物,以及特有化合物专利的药品外,其他品种一律不得使用商品名,生产企业生产的同一药品,成分相同但剂型或规格不同的,应当使用同一商品名。

同时,国家食品药品监督管理局还颁布了《药品说明书和标签管理规定》,对已经批准的商品名的使用进行了更明确的规定:药品包装上的通用名必须显著标示,单字面积必须是商品名的 2 倍,在横版标签上,通用名必须在上 1/3 范围内显著位置标出(竖版为右 1/3 范围内),字体颜色应当使用黑色或者白色。

(3)国际非专利名称　国际非专利名称是每一种在市场上销售的原料药或活性成分的唯一名称,目前已被世界各国广泛采用,也称为通用名。它是新药开发者在新药申请时向政府主管部门提出的正式名称,不能取得专利及行政保护,是任何该产品的生产者都可使用的名称,也是文献、教材、资料中及药品说明书中标明有效成分的名称。据统计,现有国际非专利名称 7 000 多个,且每年以 100 ~ 150 个的速度增加。

笔记栏

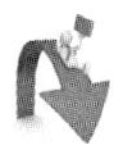

临床用药实例 22-1

(1)头孢曲松钠、头孢三嗪噻肟、头孢泰克松、菌必治、头孢三嗪、罗氏芬为同一药品的不同名称。

(2)奥美拉唑、洛赛克、渥米哌唑、奥克、彼司克、亚砜咪唑、艾斯特、福尔丁、安胃哌唑为同一药品的不同名称。

(3)头孢噻肟钠、头孢氨噻肟、头孢克拉瑞、凯福隆、赛福隆为同一药品的不同名称。

问题:①上述三种药品中哪一个为通用名?哪些是商品名?②通用名可以作为商标注册吗?

第二节　国家基本药物、处方药与非处方药

一、国家基本药物

1. 国家基本药物的概念　“基本药物”的概念是世界卫生组织 20 世纪 70 年代提出的,指的是能够满足基本医疗卫生需求,剂型适宜、保证供应、基层能够配备、国民能够公平获得的药品。我国建立国家基本药物制度,是党中央、国务院为维护人民群众健康,保障公众基本用药权益而确立的一项重要的医药卫生政策,是国家药品政策的核心和药品供应保障体系的基础。其主要内容包括合理确定基本药物品种,完善基本药物的生产、供应、使用、定价、报销等政策,保障群众基本用药。

2. 国家基本药物制度的建设　基本药物制度是政府为满足人民群众的重点卫生保健需要,合理利用有限的医药卫生资源,保障人民群众用药安全、有效、合理而推行的国家药物政策。

我国通过精选药物品种、招标生产、贴补流通、确立国家基本药物制度的法律地位,建立国家药品价格补偿机制等手段构建国家基本药物制度。具体方法如下:①国家按照安全、有效、必需、价廉的原则,制定基本药物目录;②政府招标组织国家基本药物的生产、采购和配送,较大幅度降低人民群众基本用药的负担,逐步规范同种药品的名称和价格,保证基本用药;③整顿药品生产、流通秩序,积极促进药品生产、流通的规模化和现代化,严格企业和药品准入,加强质量监管,确保药品安全、有效;④推进国家的合理用药,克服滥用药品导致医药费用开支增加的现象。

3. 实施国家基本药物制度的意义　实施国家基本药物制度是深化医药卫生体制改革近期五项重点工作之一。建立国家基本药物制度,保证基本药物足量供应和合理使用,有利于保障群众基本用药权益,转变“以药养医”机制,也有利于促进药品生产流通企业资源优化整合,对于实现人人享有基本医疗卫生服务,维护人民健康,体现社

笔记栏
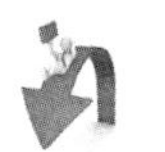

会公平,减轻群众用药负担,推动卫生事业发展的目标具有十分重要的意义。

二、处方药与非处方药

《中华人民共和国药品管理法》规定了"国家对药品实行处方药与非处方药的分类管理制度",这也是国际上通用的药品管理模式。该制度的实施有利于保证人民用药安全,有利于推动医疗保险制度的改革,有利于提高人民自我保健意识,有利于合理利用卫生资源、提高我国医药研究水平,有利于医药行业与国际接轨。

(一)处方药

处方药是指必须凭医生处方才能从药房或药店得到,并需在医生监控或指导下使用的药物,国际通用的处方药的英文缩写是 Rx。处方药一般包括:国际管制的特殊药品(麻醉药品、精神药品、医疗用毒性药品和放射性药品);新上市的药品(对其活性、不良反应还有待进一步观察);毒性较大的药品(抗恶性肿瘤药等);借助于医生实验分析等诊断手段来确诊疾病的用药;专属性强、病情严重而又需要医护人员监督指导使用的药品(如治疗心血管疾病的药品等);非肠道给药的制剂(主要是粉针剂及其他各类注射剂)。处方药可以在国务院卫生行政部门和药品监督管理部门共同指定的医学、药学专业刊物上介绍,但不得在大众传播媒介发布广告宣传。

(二)非处方药

非处方药是指不必凭执业医师或执业助理医师的处方,消费者可以自行判断、购买和使用的药品。国际通用的非处方药的英文缩写是 OTC,即"可在柜台上购买的药物"(over the counter)。在非处方药的包装上,必须印有国家指定的非处方药专有标志"OTC"。

1. 非处方药的特点

(1)使用安全　药品的毒性在公认的安全范围内,其效用/风险比值大;药品不含成瘾的药物成分,使用后不易引起机体对药品的依赖性;一般不会产生"三致"作用;滥用、误用的潜在可能性小;药品作用不掩盖其他疾病;不易诱发细菌耐药性。

(2)疗效确切　非处方药针对性强、适应证明确,患者可做出自我诊断、自我治疗。

(3)质量稳定　物理、化学性质稳定,不需要特殊的保存条件,有效期内在一般条件下储存不会变质。

(4)标签通俗易懂　包装标签的说明简明、科学,一般公众能理解药品标签的忠告性内容。

(5)应用方便　主要应用口服、外用、吸入剂型,剂量明确,便于患者自行掌握使用。

2. 非处方药的分类　根据药品的安全性,我国的非处方药分为甲、乙两类。"甲类目录"由国家统一制定,各地不得调整,其标识为红色椭圆形底阴文;"乙类目录"由国家制定,各地(省级)可适当调整,其标识为绿色椭圆形底阴文。

3. 非处方药的遴选原则　应用安全、疗效确切、质量稳定、使用方便。

4. 非处方药的品种　非处方药主要有维生素类、滋补剂、微量元素补充剂、感冒咳嗽药、支气管扩张剂、抗酸剂、消胀剂、轻泻剂、口服止痛药、外用镇痛药和麻醉剂、足部保健制剂、口腔清洁用品及其他外用药等。

笔记栏

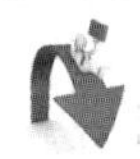

5. 非处方药的使用注意事项

(1)注意区分处方药与非处方药的适应证与剂型　①同一药物作为处方药与非处方药的适应证不同,如布洛芬治疗类风湿关节炎时为处方药,治疗头痛、牙痛、发热等时为非处方药;②同一药物作为处方药与非处方药的剂型不同,如氢化可的松作为处方药时为片剂、注射剂,而作为非处方药时仅限于软膏剂。

(2)无病用药有害无益　这是非处方药应用的重要原则。

(3)病愈为止,防止滥用　疾病痊愈再多服几个疗程或多服几天,会降低用药的安全性。

(4)区分说明书中"慎用""忌用""禁用"的含义　购买非处方药时做到看清"二号一标"(批准文号、生产批号、注册商标);看"有效期";仔细阅读说明书。要求"慎用"的药物应用时小心谨慎、注意观察,有不良反应时停止用药;"忌用"指用药可能产生明显不良反应,要避免使用,最好不用;"禁用"指用药后会产生严重不良反应甚至中毒,绝对禁止使用,没有任何选择余地。

(5)按疗程购药　如作为非处方药的胃肠解痉药疗程为 1 d,解热药疗程为 3 d。

(6)小儿用药要审慎　避免过量使用和重复给药,尤其是复方制剂中含有同一成分的多药合用。多种抗感冒药的复方制剂,如美扑伪麻口服液、氨酚伪麻片、复方氨酚烷胺胶囊等均含有对乙酰氨基酚,服用剂量过大会导致肝、肾损害,甚至引起死亡。

(7)其他　注意非处方药的相互作用、不良反应、储存与保管。对用药过程中出现的疑问及用药后症状未缓解的情况应及时向医师或药师咨询。

处方药和非处方药不是药品的本质属性,而是管理上的界定。处方药和非处方药是可以互相转化的。无论是处方药还是非处方药,都是经过国家药品监督管理部门批准,其安全性和有效性都是有保障的。

(三)处方药与非处方药的区别

处方药与非处方药的主要区别见表 22-1。

表 22-1　处方药与非处方药的主要区别

项目	处方药	非处方药
疾病诊断者	医师	患者自我诊断
疾病类型	病情较重	病情轻微或慢性病的维持治疗
取药凭据	医师处方	不需要医师处方
取药地点	医院调剂室、药店	医院调剂室、药店、超市
用药天数	一般较长	较短
给药途径	多,根据病情和医嘱执行	少,口服或外用为主
宣传对象	医师	消费者
广告范围	专业性医药报刊	大众传播媒介
专有标示	无	有
安全稳定	较低	较高
方便性	较差	较好

笔记栏

临床用药实例 22-2

临床常用的含对乙酰氨基酚成分的复方制剂有酚咖片、伪麻片、双分伪麻胶囊、美息伪麻片、美扑伪麻片、复方氨酚烷胺胶囊、复方氨酚葡锌片、美扑伪麻口服液、氨酚伪麻片、氨酚伪麻胶囊、酚明伪麻片、氨咖愈敏溶液、氨酚伪麻那敏片、氨酚伪麻那敏溶液、氨酚美伪滴剂、氨酚美等。

一患者感冒，有发热、流涕、打喷嚏、鼻塞、头痛、肌肉疼痛等症状。服用了双扑伪麻片。

问题：①该患者还可以加用上述任意一种药物吗？②应如何指导患者及家属合理选择药物？

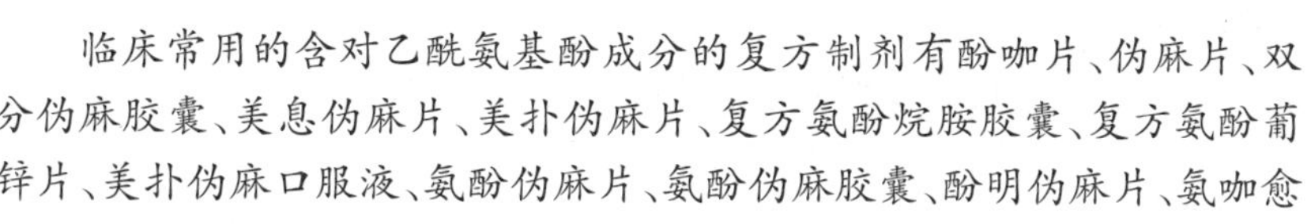

第三节　剂　型

任何一种原料药的粉末或结晶是不能直接供患者使用的，必须制备成具有一定形状和性质的剂型才能应用于人体，制成剂型既能充分发挥药物的疗效，又便于使用、保存和运输，并避免可能带来的毒性反应。药物剂型即指为适应治疗或预防的需要而制备的不同给药形式，如片剂、注射剂、胶囊剂就是常用的剂型。药物自身的结构和性质决定药物的疗效固然是主要的，但剂型反过来对药物疗效的发挥也起着重要的影响。根据药物的使用目的和药物的不同性质，可制备适宜的剂型。

临床用药实例 22-3

（1）口服泼尼松龙滴丸（5 mg/丸）与片剂（10 mg/片），在人体内血药浓度曲线相比，前者峰值为 118.34 ng/mL，峰时为 1.32 h；后者峰值为 60.86 ng/mL，峰时为 3.77 h。

（2）口服螺内酯片剂（400 mg/片）与胶囊剂（100 mg/粒），前者的血药浓度反而低于后者。

问题：①同一药物制成不同剂型，吸收速度和吸收量上有很大差异，说明了什么？②临床药物应用时应注意哪些问题？

一、剂型的分类

1.按给药途径分类

（1）经胃肠道给药剂型　口服用的片剂、胶囊剂、丸剂、滴丸剂、散剂、颗粒剂、溶液剂、乳剂、混悬剂等均是经胃肠道给药剂型。其给药方法比较简单。容易受胃肠道

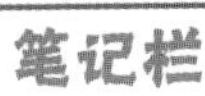

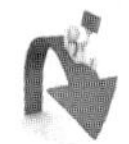

中的酸或酶破坏的药物一般不宜采用这类剂型。口腔黏膜吸收的剂型不属于胃肠道给药剂型。

(2)非经胃肠道给药剂型　该剂型是指除口服给药途径以外的所有其他剂型,这些剂型可在给药部位起局部作用或被吸收后发挥全身作用。其可分为以下几种:①注射给药剂型,如注射剂,包括供静脉、肌内、皮下、皮内、腔内注射等多种注射途径的剂型;②呼吸道给药剂型,如喷雾剂、气雾剂、粉雾剂等;③皮肤给药剂型,如外用溶液剂、洗剂、搽剂、软膏剂、硬膏剂、糊剂、贴剂等;④黏膜给药剂型,如滴眼剂、滴鼻剂、眼膏剂、含漱剂、舌下片剂、贴片、贴膜剂等;⑤腔道给药剂型,如栓剂、气雾剂、泡腾片、滴剂、滴丸剂等,用于直肠、阴道、尿道、鼻腔、耳道等。

2. 按形态分类

(1)液体剂型　如芳香水剂、溶液剂、输液剂、水针剂、合剂、洗剂、搽剂等。

(2)气体剂型　如气雾剂、喷雾剂、吸入剂等。

(3)固体剂型　如胶囊剂、散剂、丸剂、片剂、栓剂、膜剂、粉针剂等。

(4)半固体剂型　如乳膏剂、糊剂、凝胶剂等。

3. 按分散系统分类

(1)溶液型　药物分散在适宜分散介质中形成的均匀分散体系,药物以小分子或离子状态(粒径小于1 nm)存在,也称为低分子溶液,如芳香水剂、溶液剂、注射剂、糖浆剂、甘油剂、醑剂等。

(2)胶体溶液型　高分子药物(粒径在1～100 nm)分散在分散介质中所形成的均匀分散体系,也称为高分子溶液或亲水胶体溶液,如胶浆剂、火棉胶剂、涂膜剂等;固体药物以微细粒子(胶粒)(粒径在1～100 nm)状态分散在水中形成的非均匀状态液体分散体系称为疏水胶体溶液。

(3)乳剂型　互不相溶或极微溶解的两相液体,一相以微小液滴(粒径在0.1～10.0 μm)分散在另一相中所形成的相对稳定的非均匀分散体系,如口服乳剂、静脉注射乳剂、部分搽剂等。

(4)混悬型　固体药物以微粒状态(粒径在0.5～10.0 μm)分散在分散介质中所形成的非均匀分散体系,如混悬剂、部分注射剂、合剂、洗剂等。

(5)气体分散型　液体或固体药物以微粒状态分散在气体分散介质中所形成的分散体系,如气雾剂、粉雾剂等。

(6)微粒分散型　这类剂型通常是药物以不同大小微粒呈液体或固体状态分散,如微球制剂、微囊制剂、纳米囊制剂等。

(7)固体分散型　这类剂型是固体药物以聚集体状态存在的分散体系,如片剂、散剂、颗粒剂、胶囊剂、丸剂等。

4. 按药物传递系统分类　药物传递系统是指通过药物剂型,使药物达到指定部位,以一定速度释放,并在特定的部位或器官中分布、代谢和排泄以达到预期的疗效,并可防止或减轻不良反应的给药系统。药物传递系统以适宜的剂型和给药方式,期望用最小的剂量达到最好的治疗效果,可分为如下几类。

(1)靶向给药系统　亦称靶向制剂,是指借助载体、配体或抗体将药物通过局部给药、胃肠道或全身血液循环而选择性地浓集于靶组织、靶器官、靶细胞或细胞内结构的制剂。靶向给药系统能够使药物浓集于病灶部位,不仅有效地提高药物的治疗效

笔记栏
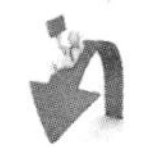

果，而且可以减少毒性反应，这对恶性肿瘤、炎症等局部疾病的治疗具有重要意义。已上市的有两性霉素 B、多柔比星、柔红霉素等药物的靶向制剂。

（2）经皮给药系统　经皮给药系统是指在皮肤表面给药，使药物经皮肤吸收进入血液循环而产生治疗或预防作用的新剂型，又称为贴剂或贴片。经皮给药具有比较安全、无首关效应及胃肠灭活等特点，但起效较慢，如硝酸甘油、可乐定、芬太尼、雌二醇、东莨菪碱等透皮给药制剂。

（3）自调式释药系统　许多疾病（哮喘、溃疡等）的发生具有节律性，可根据生物节律的变化调整给药。自调式释药系统是一种依赖于生物体信息反馈，自动调节药物释放量的给药系统。如对于胰岛素依赖性的糖尿病患者来说，根据血糖浓度的变化控制胰岛素释放的药物传递系统的研究备受关注。

（4）黏膜给药系统　黏膜存在于人体各腔道内，其作为药物全身性吸收的给药途径日益受到重视，特别是口腔、鼻腔和肺部黏膜给药途径，对避免胃肠灭活、胃肠刺激及首过效应具有重要意义。如降钙素、布地奈德、丙酸倍氯米松的鼻喷雾剂等。

二、剂型与药效的关系

适宜的药物剂型可以发挥出良好的药效，剂型与药效的关系如下。

1. 剂型与药物的作用速度　同一药物的剂型不同，其作用的快慢、强度、持续时间也不同。注射剂、吸入气雾剂等起效快，常用于急救，属于速效剂型。丸剂、缓释制剂、植入剂等作用缓慢，属于长效制剂。

2. 剂型与药物的作用性质　多数药物改变剂型后其作用性质不变，但有些药物能改变作用性质，如 1% 依沙吖啶（利凡诺）注射液用于中期引产，而 0.1%～0.2% 溶液局部涂抹则有杀菌作用。

3. 剂型与药物的副作用　如吲哚美辛（消炎痛）片剂每日剂量为 200～300 mg，其消炎镇痛作用较好，但副作用较大，如头痛、失眠、呕吐、耳鸣、胃出血等，且与服用剂量呈正比；制成胶囊剂给药，每日剂量 75 mg 就能得到较好的治疗效果，副作用很少；制成栓剂给药，可避免药物直接作用于胃肠黏膜引起的胃肠道反应，对长期使用者较为安全。

4. 某些剂型的靶向作用　脂质体、微球、微囊等含微粒结构的静脉注射剂，进入血液循环系统后被网状内皮系统的巨噬细胞吞噬并浓集于肝、脾等器官，起到靶向作用。

三、剂型与给药途径的关系

临床用药实例 22-4

氨茶碱用于治疗支气管哮喘时可引起心律失常、胃肠道反应等不良反应。其制剂有注射剂、片剂、缓释及控释制剂等，其中注射剂为速效，片剂的起效时间中等，二者的副作用较大。缓释及控释制剂可逐渐或恒速地释放药物，减少了服药次数，使哮喘患者免于夜间服药，降低了毒副作用，但不适用于哮喘持续状态或急性支气管痉挛发作的患者。

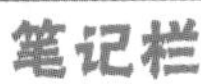
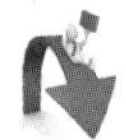

问题：①急性哮喘发作选择哪种制剂？②适用于反复发作的慢性哮喘、夜间哮喘治疗，且安全、有效、服用方便的制剂是什么？③从经济角度考虑，应选择哪种制剂？

正确的给药途径是保证药品发挥治疗作用的关键之一。可以根据不同的疾病及疾病的不同时期选用不同剂型的药物。不同的给药途径有不同的适用剂型，如皮内、皮下、肌内、静脉、动脉、中心静脉等途径用药选择注射剂；眼结膜给药以滴眼剂、眼膏剂最为方便；直肠给药应选择栓剂、灌肠剂；口服给药可以选择多种剂型，如溶液剂、片剂、胶囊剂、乳剂、混悬剂等。总之，药物剂型必须与给药途径相适应，同时考虑药物的性质，如硝酸甘油一般舌下含服，胰岛素多采用皮下注射。同一给药途径可根据病情选择不同剂型，如皮肤病急性期局部有红肿、疱疹、糜烂时，多选用溶液剂湿敷；亚急性期可酌情选用糊剂、散剂和洗剂；慢性期皮损增厚，呈苔藓样变时多选用乳膏和油膏剂。

剂型不同，给药途径不同，可产生不同疗效；规格不同，也会影响患者用药的依从性，如药片太小或太大，不利于患者分掰或吞咽；药物在制成剂型中要增添辅助分子和载体材料、同一剂型有不同的制备工艺和技术、不同厂家生产的同一种制剂及同一厂家生产的不同批号的制剂都可能存在质量差异，这些因素同样会影响药物的疗效。因此，应根据药物的性质、不同的治疗目的选择合理的剂型及给药方式。

第四节　药品的正确使用

一、口服药品的应用

口服是临床最常用的给药途径，是较安全、方便、经济的用药方法。口服给药的效果除受剂型等因素的影响外，还与服药次数、服药时间、服药方法等因素有关。

1. 服药次数　口服给药的服药次数主要取决于药物的 $t_{1/2}$。长期服用药物时要避免引起药物的蓄积中毒。如甲硝唑的 $t_{1/2}$ 为 6.0～11.5 h，3 次/d；美西律的 $t_{1/2}$ 是 10～20 h，2 次/d。缓释和控释制剂的服药次数比普通制剂至少减少 1～2 次，如维拉帕米片口服 3 次/d，缓释片 1～2 次/d。

2. 服药时间　服药时间与药物疗效关系密切，必须适当掌握，才能起到良好的治疗效果。根据药物的作用特点，结合人体生命节律，服药时间可选取空腹服、饭前服、饭后服或睡前服等。

(1)清晨空腹服　宜在此时服药的有氢化可的松、泼尼松等肾上腺皮质激素，长效降压药依那普利、贝那普利，盐类泻药硫酸镁等。

(2)饭前服　抗消化性溃疡药复方氢氧化铝(胃舒平)，止泻药碱式碳酸铋(次碳酸铋)，抗生素类头孢拉定、头孢克洛，降血糖药格列吡嗪、格列本脲，抗肠道感染药呋喃唑酮，治疗胃肠绞痛药阿托品，促进胃动力药多潘立酮、西沙比利等，均宜于饭前 30～60 min 服用。

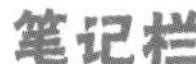
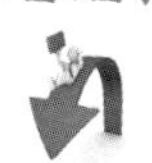

(3)饭后服　大部分药物应在饭后 10 ~ 30 min 服用，尤其是对胃肠道有刺激的药物，如阿司匹林、吲哚美辛、硫酸亚铁等。

(4)睡前服　平喘药沙丁胺醇、氨茶碱，镇静催眠药艾司唑仑、地西泮、苯巴比妥，调血脂药洛伐他汀、辛伐他汀，缓泻药酚酞、比沙可啶等，均应睡前 15 ~ 30 min 服用。

3. 不可嚼碎服用的药品

(1)多酶片　多酶片含胃蛋白酶、胰酶、淀粉酶等，其中胰酶为肠溶片心，嚼碎服用时不但可让胰酶在胃内提前失活，还会产生不良反应，如引起口腔溃疡、胃溃疡等。

(2)苯佐那酯糖衣片、苯丙哌林片　二者有较强的局部麻醉作用，嚼碎服用会产生口腔、舌及咽部麻木感。

(3)控释制剂、缓释制剂　与普通制剂相比，控释制剂、缓释制剂每一单个制品的药量高于普通制剂，具有特殊的渗透膜、骨架、渗透泵等结构，若嚼碎后服用，将破坏上述特殊结构，导致释药系统失效，失去控制或延缓药品释放的价值。

(4)肠溶制剂　肠溶衣的作用是避免药物在胃内被破坏，或减少药物对胃肠的刺激作用，或使药物在肠道发挥作用。嚼碎服用将失去上述作用。

(5)胶囊制剂　胶囊囊材的作用是增加药物稳定性，掩盖不良或不适味道，减轻对消化道的刺激，产生缓释或控释作用，改变药物的物理、化学性质等，嚼碎服用将失去制剂意义。

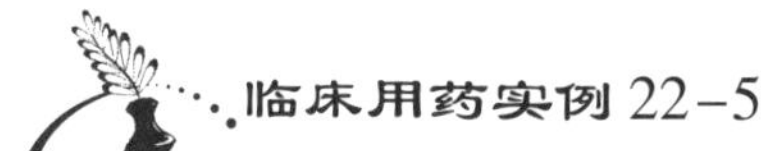

(1)一患者服用阿司匹林肠溶片时，将其分割服用，结果因片心药物的提前释放而损伤胃黏膜，导致胃出血。

(2)服用硫酸吗啡控释片可使疼痛大大减轻，一患者将 1 粒药片分成 2 份，1 次服用半粒，结果出现血压下降、呼吸抑制等吗啡中毒症状。

问题：①肠溶制剂服用后在体内哪个部位才能被释放出来？应该如何服用？②缓释制剂、控释制剂的缓释膜或控释骨架在制剂中起什么作用？破坏其制剂结构会导致什么后果？

4. 需要嚼碎服用的药品　有些药品必须嚼碎服用，其目的是为了使药物能够尽快释放，加快对药物的吸收，或为了增加药物与病灶的接触面积，更好、更快地发挥疗效。服用时宜注意：①在口腔内的咀嚼时间宜充分；②咀嚼后可用少量温开水送服；③用于中和胃酸时，宜在餐后 1 ~ 2 h 服用。

需要嚼碎服用的药品有以下几种：①制剂本身为嚼碎服用药品，如西咪替丁咀嚼片、铝碳酸镁咀嚼片等；②胃黏膜保护剂，如复方氢氧化铝片、复方铝酸铋片等嚼碎服用，可在胃中尽快扩散，中和胃酸或附着在胃黏膜上，起到抗溃疡作用；③酵母片、乳酶生嚼碎后服用利于在消化道的吸收，增加其助消化作用；④复方甘草片、异丙肾上腺素(喘息定)，嚼碎后含服可覆盖在咽喉部黏膜上，减轻局部炎症。

5. 不宜用热水送服的药物　①助消化药，如胃蛋白酶合剂、胰蛋白酶、多酶片、酵母片等。②维生素类，如维生素 C、维生素 B_1、维生素 B_2 受热易被破坏失效。

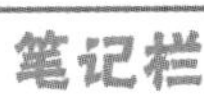
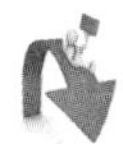

6. 服用时宜多饮水的药物　①抗感染药：服用磺胺类药物，多饮水可防止尿中形成结晶性沉淀；多饮水可加速氨基糖苷类抗生素的排泄，减轻肾毒性。②抗痛风药：服用丙磺舒、别嘌醇时，多饮水可防止尿酸结石的形成。③利胆药：多饮水可防止熊脱氧胆酸引起的胆汁过度分泌和腹泻。

7. 不正确的服药方法　服药时不能干咽或用茶水、咖啡、牛奶、碳酸饮料、酒等送服。

(1)无水服药　很容易将药片粘在食管上，引起黏膜损伤。

(2)饮茶(咖啡)服药　茶水和咖啡中含有咖啡因、儿茶酚、茶碱、鞣酸等化学物质。咖啡因和茶碱兴奋中枢、加快心率，且与抗心律失常药产生拮抗作用；鞣酸很容易与硫酸亚铁、阿托品、洋地黄、地高辛、苯巴比妥、地西泮、利福平、阿司匹林等药物发生反应，从而影响药效。

(3)饮牛奶服药　牛奶中含有大量钙和镁，可削弱抗生素的药效，如使喹诺酮、头孢拉定、头孢克洛、四环素类抗生素等吸收减少；但灰黄霉素、罗红霉素与牛奶同服吸收良好。

(4)饮酒服药　药物与酒同服可使有毒物质在肝内蓄积，造成肝损害。药物与酒同服不但可降低疗效，还会增加不良反应的发生率。如与别嘌呤醇、苯妥英钠同服可降低疗效；与甲硝唑、头孢曲松、头孢哌酮、头孢噻肟等同服可增加毒性；乙醇可增强镇静药、催眠药、抗抑郁药、抗精神病药对中枢神经的抑制作用，出现嗜睡、昏迷；服用阿司匹林时饮酒，可增加发生胃溃疡或出血的危险；服用降血糖药苯乙双胍、格列喹酮、甲苯磺丁脲时饮酒可降低血糖水平，同时加重对中枢神经的抑制，严重者可致死。

8. 同服食物及吸烟对药物的影响

(1)食醋　①与碱性药(碳酸氢钠、氢氧化铝、红霉素)及中性药同服，可发生中和反应，使药物失效；②不宜与磺胺类药物同服，可能出现尿闭和血尿；③食醋会增加氨基糖苷类抗生素的毒性；④服用抗痛风药时，可增加药物对胃肠的刺激且不利于尿酸的排泄。

(2)脂肪或蛋白质　①口服灰黄霉素、脂溶性维生素时，可适当食用脂肪，有利于促进药物的吸收，增进疗效；②服用肾上腺皮质激素治疗类风湿关节炎时，宜吃高蛋白食物；③服用异烟肼时不宜吃鱼；④口服左旋多巴治疗震颤麻痹时，宜少吃高蛋白食物。

(3)吸烟　在服用麻醉药、镇痛药、镇静催眠药和解热镇痛药期间，吸烟可降低药物疗效，增加毒性作用。

服药时还应注意：一般采取坐位或站位，用温开水 200 ~ 300 mL 送服，服药后不要立即仰卧，最好活动 5 min 左右，利用药物的自身重力作用使其快速通过食管，以免药物在食管内滞留，延缓药物的作用及损伤食管黏膜；如果服药时感觉药物堵塞在食管中且情况严重，应立刻入院检查。

二、外用药品的应用

外用药物在临床治疗中应用相当普遍，使用得当可使病情很快好转，反之，则可延误甚至加重病情。应用时应明确诊断、对症用药、掌握正确的用药方法。外用药应储存于阴凉干燥处，若有变色、变形、产生异常沉淀时不可再用。常用剂型的使用方法如下。

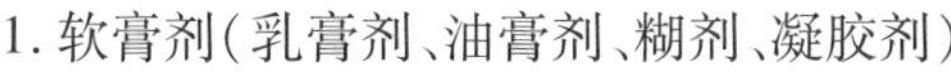

笔记栏

1. 软膏剂(乳膏剂、油膏剂、糊剂、凝胶剂)

(1)使用前将手及患处皮肤清洗干净。

(2)有破损、溃烂、渗出的部位一般不要涂敷油膏剂、乳膏剂,因可使炎症加剧、渗出增加,选择糊剂、溶液剂湿敷等方法可获得显著的疗效。对急性无渗出性糜烂、干燥脱屑性皮肤病,则宜用油膏、乳膏剂;脂溢性皮肤病宜选用凝胶剂。

(3)涂敷时轻轻将药涂于皮肤表面,不要用力搓揉(治疗皮肤干燥时,为促进血液循环则可稍加按摩)。涂敷部位有烧灼或瘙痒、发红、肿胀、出疹等反应时,应立即停药,并将局部药物洗净。

(4)可在医师指导下用塑料膜、胶布包裹皮肤,可显著地提高角质层的含水量,增加药物的吸收,提高疗效。但须注意药物的刺激性,并保持透气性。

(5)不宜涂敷于口腔、眼结膜等黏膜处。

(6)挤出或倒出过多的药物应丢弃,不可再放回容器内以免污染剩余的药品。

2. 含漱剂　含漱剂多为水溶液,使用时宜注意:因多为消毒防腐药,含漱时数分钟后吐出,不宜吞咽;幼儿及恶心、呕吐者不宜含漱;按说明书的要求稀释溶液;含漱后不宜马上饮水和进食,以保持口腔内药物浓度。

3. 滴眼剂、眼膏剂

(1)药品要保持无菌状态,点眼前后要将手彻底洗净,以免发生交叉感染。戴隐形眼镜者,先将眼镜取出。

(2)滴眼剂的正确使用方法是将药液从眼角侧滴入结膜囊内,1 ~2 滴/次,滴药时应距眼睑 2 ~3 cm,勿使滴管口触及眼睑或睫毛,以免污染。滴后轻轻闭眼 1 ~2 min。用手指轻轻按压眼内眦,以防药液分流降低眼内药物浓度或药液经鼻泪管流入口腔而引起不适。

(3)滴眼剂不宜多次打开使用,如药液出现混浊或变色时,切勿再用。

(4)同时使用两种以上药物时,滴眼液和眼膏剂应分别间隔 5 min、10 min。顺序为先药水后药膏。

(5)白天宜用滴眼剂滴眼,反复多次,临睡前应用眼膏剂涂敷,这样附着于眼结膜时间长,利于保持夜间的局部药物浓度。

4. 滴耳剂　滴耳剂主要用于耳道感染或疾病。耳聋或耳道不通者不宜应用滴耳剂,耳膜穿孔者也不要使用滴耳剂。正确的方法:将滴耳剂用手捂热以使其接近体温,头部微偏向一侧,患耳朝上,将耳垂轻轻拉向后上方使耳道变直后滴入,2 次/d 或参阅药品说明书。滴耳后用少许药棉塞住耳道。休息 5 min 更换另一侧。注意观察滴耳后是否有刺痛或烧灼感。连续用药 3 d 症状无缓解应停止用药,并向医师或药师咨询。

5. 滴鼻剂　滴鼻前先呼气,滴鼻时应头向后仰,对准鼻孔,瓶壁不要接触到鼻黏膜,适当吸气,使药液尽量达到较深部位,滴入 2 ~3 滴/次,3 ~4 次/d。滴后保持仰位 1 min。如滴鼻液流入口腔,应将其吐出。含剧毒药的滴鼻剂不得过量,以免引起中毒。

6. 喷鼻剂　喷鼻剂是专供鼻腔外用的气雾剂,其包装带有阀门,使用时挤压阀门,药液以雾状喷射出来。喷鼻前先呼气,头部稍向前倾斜,保持坐位。用力振摇气雾剂并将尖端塞入一个鼻孔,同时用手堵住另一个鼻孔并闭上嘴。挤压气雾剂的阀门喷药,同时慢慢地用鼻子吸气,喷入 1 ~2 揿/次,3 ~4 次/d。喷药后将头尽力向前倾,

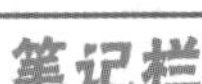
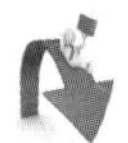

10 s后坐直,使药液流入咽部,用嘴呼吸。用毕可用凉开水冲洗喷头。

7. 栓剂　栓剂因施用腔道的不同,分为直肠栓、阴道栓和尿道栓,后者现已很少应用;成人用栓重一般为2 g,儿童用为1 g;直肠栓剂如需吸收后发挥全身性作用,应塞入腔道2 cm左右,发挥局部治疗作用时应塞入腔道6 cm左右。

(1)阴道栓剂的正确使用　①洗净双手,除去栓剂外封物,用清水或水溶性润滑剂涂在栓剂的尖端部;②患者仰卧,置入栓剂后合拢双腿,保持仰卧姿势约20 min;③在给药后1 ~2 h内尽量不排尿,以免影响药效;④应于入睡前给药,以便药物充分吸收,并可防止药栓遇热溶解后外流;⑤月经期停用,有过敏史者慎用。

(2)直肠栓剂的正确使用　①应用栓剂前要检查硬度或将其冰冻后使用;②剥去栓剂外裹的铝箔或聚乙烯膜;③患者取侧卧位,小腿伸直,大腿向前屈曲,贴着腹部,儿童可趴伏在大人的腿上;④放松肛门,把栓剂的尖端插入肛门,并用手指缓缓推进,合拢双腿并保持侧卧姿势15 min,以防栓剂被压出;⑤用药前先排便,用药后1 ~2 h内尽量不解大便(刺激性泻药除外);⑥用药后可在肛门外塞一点脱脂棉或纸巾,以防基质熔化漏出而污染衣被。

8. 透皮贴剂　透皮吸收后发挥全身性治疗作用。使用透皮贴剂时宜注意:用前将所要贴敷部位的皮肤清洗干净,并稍稍晾干;从包装内取出贴片,揭去附着的薄膜,但不要触及含药部位;贴于皮肤上,轻轻按压使之边缘与皮肤贴紧。皮肤有破损、溃烂、渗出、红肿的部位不要贴敷。不要贴在皮肤的皱褶处、四肢下端或紧身衣服底下。每日更换一次或遵医嘱。

9. 其他剂型

(1)膜剂　包括口服、外用和控释膜剂,适用于口服、舌下、眼结膜囊、口腔、阴道、体内植入、皮肤和黏膜创伤、烧伤或炎症表面等。

(2)气雾剂　使用气雾剂时,宜按下列步骤进行:①咽下口腔内的食物,尽量将痰液咳出;②用前将气雾剂摇匀;③将双唇紧贴近喷嘴,头稍微后倾,缓缓呼气,尽量让肺部的气体排尽;④于深呼吸的同时揿压气雾剂阀门,使舌头向下,注意揿压的次数,不可随意更改;⑤屏住呼吸10 ~15 s后用鼻子呼气;⑥用温水清洗口腔或用淡盐水漱口,喷雾后及时擦洗喷嘴。

(3)缓释、控释制剂　服用缓释、控释制剂的药片或胶囊时,需要注意:①服药前一定要阅读说明书或请示医师,各缓释、控释型口服药的特性可能不同,有些药用的是商品名,未标明“缓释”或“控释”字样,若在其外文药名中带有SR(sustained-release)、ER(extended-release)时,则属于缓释剂型;②除另有规定外,一般应整片或整丸吞服,严禁嚼碎和击碎分次服用;③缓释、控释制剂每日仅用1 ~2次,宜在清晨起床后或睡前服用。

三、注射药品的应用

注射给药起效快,生物利用度高,尤其适用于急救和重症的治疗。一旦用药不当,造成的后果也十分严重。

1. 肌内注射

(1)影响药物吸收的因素　①剂型因素:药物从注射剂中的释放速率是药物吸收的限速因素,各种注射剂中药物的释放速率排序为水溶液>水混悬液>水包油乳剂>油

包水乳剂>油混悬液。如普鲁卡因青霉素注射液为混悬液，起效时间比青霉素钾(钠)盐显著延长。②注射部位：肌内注射的部位也影响药物的疗效，一般吸收速度的快慢排序为三角肌>大腿外侧肌>臀大肌；局部热敷、运动也可使血流加快而促进药物的吸收。

2. 注意问题　①局部刺激性强的药物不宜肌内注射，如氯化钠、氨茶碱等。②$t_{1/2}$短的药物吸收快、排泄快，每日需要用药的次数就要多些，如青霉素G(钾盐或钠盐)肌内注射，需3～4 h给药1次。有些药物吸收慢、排泄慢，在体内保持有效浓度的时间长，用药的次数和间隔时间可长些，如普鲁卡因青霉素G，每日肌内注射1次。如果用药次数过频繁，会引起累积中毒。

3. 静脉滴注速度的控制　静脉滴注时药液的滴速决定单位时间内的用药量，患者不宜随意自行调整滴速。

(1)患严重心、肺疾病和肾功能不良者尽量不要静脉滴注，以免加重心肺的负担。非用不可时应谨慎，使药液呈小滴，滴速要慢，同时密切观察心、肺、肾功能。儿童及老年人也必须缓慢滴注。

(2)因腹泻、呕吐、出血、烧伤等引起人体严重脱水而出现休克者，静脉滴注的速度要快。如有必要甚至可在手、足同时滴注(多通道输液)，以尽快增加血容量，促使病情好转。

(3)不同药物的滴速也不一样，如高渗氯化钠注射液、含钾药、升压药的滴速宜慢；注射易产生严重反应的药物时滴速要慢，如氨茶碱注射液；而治疗脑出血等所致颅内压增高时，滴速应快，如20%甘露醇注射液250 mL，一般要求在15～30 min内滴毕。

(4)治疗脑血栓常用药的渗透压较高，成人以40～60滴/min的滴速较安全。最佳滴速应由医护人员根据用药者的年龄、病情和药物特点来控制。

临床用药实例22-6

阿昔洛韦说明书中明确提示：仅供静脉滴注，每次滴注时间要求在1 h以上。静脉滴注时宜缓慢，否则阿昔洛韦会因其在肾小管中的浓度过高而结晶沉淀，导致血肌酐及血尿素氮升高而引起肾衰竭。典型病例如下。

患者，男性，34岁，因生殖器疱疹给予阿昔洛韦0.25 g加入0.9%氯化钠溶液250 mL中静脉滴注，20 min滴完。患者自诉站起时突觉两侧腰部剧烈疼痛，呈刀割样，遂平卧休息10 min后稍好转。当晚因疼痛而无法入睡。次日就诊于医院，实验室检查：血尿素氮12.44 mmol/L，血肌酐392 μmol/L，尿蛋白(++)，隐血(-)，B型超声无异常。期间腰痛感呈晨轻暮重，无缓解。转至上一级医院查血尿素氮12.90 mmol/L，血肌酐470 μmol/L，尿蛋白(+)。诊断为药物性急性肾衰竭。

问题：该病例给我们哪些警示？

笔记栏

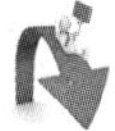

第五节 药品的保管

药品应按其性质及剂型特点，严格按照药品说明书规定的储存条件和要求进行储藏保管。如果保管不当或储存条件不好，往往会使药品变质失效，甚至产生有毒物质。这样不仅造成财产损失，更严重的是可能危及患者的健康和生命。

药品外观质量是否合格应依据药品质量标准、药剂学、药物分析相关知识及药品说明书进行判断；药品的内在质量需要药品检验机构依据药品质量标准检验后确定，一旦判定药品变质，应按照假药处理，严禁使用。

一、影响药品稳定性的因素

在保管药品的过程中，影响药品质量的因素主要有环境因素、人为因素、药品因素等。

1. 环境因素　影响药品质量的环境因素主要有以下几个方面。

(1)日光　日光中的紫外线对药品变化起催化作用，能加速药品的氧化、分解等。对光敏感的药品有硝普钠注射液、氯丙嗪、硝苯地平等。

(2)空气　对药品质量影响较大的是空气中的氧气和二氧化碳，氧气易使某些药品发生氧化作用而变质，如维生素 C、肾上腺素等。二氧化碳被药品吸收，可发生碳酸化而使药品变质，如氧化锌、氨茶碱等。

(3)湿度　易吸湿的药品(如胃蛋白酶、阿司匹林等)在湿度太大时易潮解、液化或变质、霉败。如湿度太小，也容易使某些药品风化，风化后的药品化学性质一般并未改变，但在使用时难以掌握剂量。特别是剧毒药品，可能因超过用量而造成事故。易风化的药品有硫酸阿托品、磷酸可待因、咖啡因等。

(4)温度　温度对药品的质量影响很大，尤其生物制品、抗生素类对温度的要求更高。温度过高或过低都能使药品变质，药品在储存时要根据其不同性质选择适宜的温度。

温度过高对药品的影响：①药品挥发，如挥发油等；②药品氧化、水解、分解加速等，如抗生素类等；③剂型破坏，如糖衣片溶化粘连，胶囊剂、栓剂变形，乳剂分层等。

温度过低又易引起冻结、加速聚合或析出沉淀，例如：①生物制品置于室温下易失效，发生冻结则又会失去活性，如胰岛素注射液应冷藏；②过饱和的溶液久置冷处可析出结晶而不再溶解，如葡萄糖酸钙注射液等；③注射液及水溶液在 0 ℃以下可发生冻结而致容器破裂。

(5)时间　有些药品因其性质或效价不稳定，有“有效期”规定，即便储存条件适宜，时间过久，外观看不出变化，但效价也会逐渐降低或消失，如抗生素类、生物制品等。

(6)其他　电离辐射、激光、共存物、药品的酸碱性等对药品的质量亦有影响。

2. 人为因素　人员是药品保管和养护的重要因素，对药品质量的优劣起着决定性的作用。包括：①人员设置；②药品质量监督管理情况，如规章制度建立、实施及监督管理状况；③药品保管养护技能及对药品质量的重视程度、责任心、身体条件、精神状态等。

笔记栏

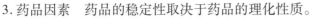

3. 药品因素　药品的稳定性取决于药品的理化性质。

(1)化学变化　化学结构不同的药品理化性质不一样,稳定性也有很大差别。药品降解的主要途径:①水解,属于这类降解药品的主要有酯类(包括内酯)、酰胺类,如硝酸甘油、阿司匹林、氯霉素、青霉素类、头孢菌素类、巴比妥类、洋地黄毒苷等;②氧化,许多具有酚类(如肾上腺素、吗啡等)、烯醇类(维生素C)、芳胺类(如磺胺嘧啶钠)、吡唑酮类(如氨基比林、安乃近)、噻嗪类(如氯丙嗪、异丙嗪)结构的药品较易氧化;③异构化,如肾上腺素、四环素类抗生素、利血平等发生异构化后其效应降低。

(2)物理变化　药品的形态、颜色、气味、熔点、溶解度、吸湿性、风化性、挥发性等物理性状的改变导致药品稳定性下降。

(3)生物学变化　由于微生物的滋生,引起药品长霉、发酵、腐败或分解。如葡萄糖、胃蛋白酶及某些生物制剂等易滋生霉菌,造成发霉变质。

二、药品的外观检查

药品的外观检查最简便的方法是通过人的视觉、触觉、嗅觉等感官对药品的外观性状进行检查。检查时将包装容器打开,对药品的剂型、颜色、味道、气味、形态、重量、粒度等情况进行重点检查。如片剂应形状一致、色泽均匀、片面光滑,无毛糙、起孔现象,无附着细粉、颗粒,无杂质、污垢,包衣颜色均一,无色斑,且厚度均匀,表面光洁。片剂的硬度应适中,无磨损、粉化、破碎及过硬现象,其气味、味感正常,符合该药品的物理性状。片剂若变色,出现花斑、发霉、松散、表面粗糙、凹凸不平、潮解等,或有结晶析出,说明已变质。有些注射用药是无色透明的,若变为浅黄色或乳白色,或有沉淀、杂质,或出现霉变、脱片,产生白点、白块,析出结晶等说明药品已变质。丸剂若出现发霉、粘连、变色、松散,也表明已变质。

三、药品的保管方法及有效期

临床上不得使用过期变质的药品,所以根据药品的性状对其进行正确的保管和养护,同样是保证合理用药的重要工作之一。

(一)一般药品的保管方法

1. 易受光线影响而变质的药品

(1)药品种类　①生物制品;②维生素类;③平喘药;④肾上腺皮质激素;⑤抗结核药;⑥止血药;⑦抗休克药;⑧利尿药;⑨镇痛药;⑩外用消毒防腐药、滴眼剂等。

(2)保管方法　需要避光保存,防止紫外线照射。

2. 易受湿度影响而变质的药品

(1)药品种类　①维生素;②助消化药;③抗贫血药;④电解质及微量元素;⑤镇咳、平喘药;⑥解热镇痛药;⑦消毒防腐药;⑧含水溶性基质的栓剂。

(2)保管方法　①容器选用玻璃瓶,并用软木塞塞紧、蜡封,外加螺旋盖盖紧,置于阴凉干燥处;②控制药库内的湿度,如设置除湿机、排风扇、使用吸湿剂等。

3. 易受温度影响而变质的药品

(1)药品种类　①需在阴凉处贮存的常用药品,如头孢拉定、硝苯地平片、门冬氨酸钾镁注射剂及口服液、羟甲香豆素片及胶囊、羟乙基淀粉(706代血浆)等;②需在凉

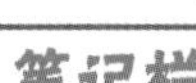

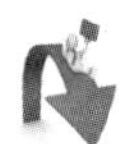

暗处贮存的常用药品，如透明质酸酶、三磷酸腺苷注射液、溶菌酶片等；③需在冷处储存的药品，如胰岛素、精制破伤风抗毒素、促肝细胞生长素等；④不宜冷冻的药品，如胰岛素、胎盘球蛋白、脂肪乳、甘露醇、氨基酸注射液等。

（2）保管方法　一般药品储存于室温（10～30 ℃）即可；阴凉处是指不超过20 ℃；凉暗处是指遮光并且温度不超过 20 ℃；冷处是指 2～10 ℃。一般情况下多数药品储藏温度在 2 ℃以上时，温度越低，对保管越有利。

（二）易燃、易爆、危险品的保管方法

1. 药品种类　①易爆炸品，如硝酸甘油、戊四醇酯等；②自燃及遇火燃烧品，如硫黄等；③易于挥发和燃烧的液体，如乙醇、松节油等；④剧毒药品，氰化物（钾、钠）、亚砷酸及其盐类、可溶性钡制剂等；⑤腐蚀性药品，如盐酸、冰醋酸、苯酚、氢氧化钾、氨水等。

2. 保管方法　①储存于危险品库内；②分类堆放；③应严禁烟火，不准进行明火操作，并应有消防安全设备；④包装和封口必须坚实、牢固、密封，并应经常检查是否完整无损，如有渗漏，必须立即进行安全处理；⑤如少量危险品必须与其他药品同库短期储存时，亦应保持一定的安全距离，隔离存放；⑥氧化剂保管应防高热、日晒，与酸类、还原剂隔离，防止冲击、摩擦；⑦易燃品、自燃品应与热隔绝，并远离火源，存放于避光阴凉处。

（三）药品的有效期

药品的有效期是指药品在一定的储存条件下能够保持质量的期限。药品有效期一般在包装标签上注明。药品过期不能使用。有些稳定性差的药品，若保管不好容易变质，变质的药品在有效期内也不可再用。

国家食品药品监督管理局公布的《药品说明书和标签管理规定》指出：药品标签中的有效期应当按照年、月、日的顺序标注，年份用 4 位数字表示，月、日用 2 位数表示。其具体标注格式为“有效期至××××年××月”或者“有效期至××××年××月××日”；也可以用数字和其他符号表示为“有效期至××××.××.”或者“有效期至××××/××/××”等。

有效期的表示方法有 3 种：①直接标明有效期，如某药标明的有效期为 2015 年 6 月，即表示该药可使用到 2015 年 6 月 30 日；②标明有效年限，如药品标明有效期为 2 年，根据药品批号 20150612 推算该药可用至 2017 年 6 月 11 日；③直接标明失效期，国外进口药品有采用 EXP Date 或 Use before 标明失效期，如某药标明 EXP Date：June 2017，即表示该药可使用到 2017 年 5 月 31 日。

有效期药品的储存特别要控制好温度和湿度，严格按照规定的储存条件进行保管，以防止或延缓药品变质。

笔记栏

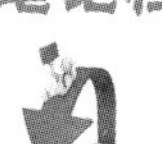

课后练习

一、名词解释

1. 药品 2. 国家基本药物 3. 处方药 4. 非处方药 5. 剂型 6. 药品有效期

二、单项选择题

1. 世界卫生组织推荐使用的国际非专利名称的英文缩写是(　　)
   A. NNI　　B. IN
   C. INN　　D. MIN
   E. IMM
2. 非处方药的特点不包括(　　)
   A. 使用安全　　B. 价格合理
   C. 质量稳定　　D. 疗效确切
   E. 应用方便
3. 药品服用时间,“睡前”一般是指睡前(　　)
   A. 10 ~ 15 min　　B. 20 ~ 25 min
   C. 15 ~ 30 min　　D. 30 ~ 45 min
   E. 45 ~ 60 min
4. 不需要凭医师处方使用的药品是(　　)
   A. 医院自配制剂　　B. OTC
   C. 处方药　　D. 麻醉药品
   E. 精神药品
5. 处方中的药品名称不可采用(　　)
   A.《中华人民共和国药典》收载的名称
   B. 通用名
   C. 国家药典委员会颁发的《中国药品通用名称》收载的名称
   D. 自创的代号或缩写
   E. 商品名
6. 实施处方药与非处方药分类管理的根本目的是(　　)
   A. 便于药品保管养护
   B. 有利于国家药品管理
   C. 保障人民群众用药安全、有效、使用方便
   D. 做到“安全有效、慎重从严、结合国情、中西药并重”地使用药品
   E. 提高人民就医质量
7. 甲类非处方药标识为(　　)
   A. 白底红字　　B. 红底白字
   C. 白底绿字　　D. 绿底白字
   E. 蓝底白字

（胡清茹）

第二十三章

处方知识

临床任务

正确理解处方的意义；熟悉处方的内容、不同科别处方的颜色；掌握最新的《处方管理办法》的执行要点，严格执行处方制度；明确处方权、调方权及规范处方的书写要求；了解药品的处方调配原则，认真执行特殊药品的管理办法。

第一节　处方基本知识

一、处方的定义、意义与分类

1.处方的定义　处方是指由注册执业医师或执业助理医师（以下简称医师）在诊疗活动中为患者开具的，由取得药学专业技术职务任职资格的技术人员（以下简称药师）审核、调配、核对，并作为患者用药凭证的医疗文书，包括医疗机构病区用药医嘱单。处方是处方开具者、处方调配者和患者用药之间的重要书面文件。

2.处方的意义　处方具有法律上、技术上和经济上的意义。

（1）法律性　因开具处方或调配处方所造成的医疗差错或事故，医师和药师分别负有相应的法律责任。医师具有诊断权和开具处方权，但无调配处方权；药师具有审核、调配处方权，但无诊断权和开具处方权。

（2）技术性　医师对患者做出明确的诊断后，写明药品名称、配制方法、剂量、规格、用法用量等，为安全有效用药起到技术指导作用。药师应对处方进行审核，并按医师处方准确、快捷地调配，将药品发给患者。

（3）经济性　处方是药品消耗及药品经济收入结账的凭证和原始依据，也是患者在治疗疾病，包括门诊、急诊、住院全过程中用药报销的真实凭证。

3.处方的分类　实际工作中，处方有以下几种类型。

（1）法定处方　即国家药品标准如《中华人民共和国药典》、国家食品药品监督管理局颁布标准收载的处方。它具有法律约束力，在制备或医师开写法定制剂时，必须

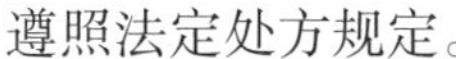

遵照法定处方规定。

(2)医师处方　医师对患者进行诊断后,对特定患者的特定疾病而开写给药师的有关药品名称及制剂、给药量、给药方式、给药时间、制备等的书面凭证。

(3)协定处方　通常是由医院药学部门或某一地区根据日常需要,与医师协商制订的处方。协定处方适用于大量配制与储备,便于控制药品种类与质量,提高工作效率。每个医院的协定处方仅限于在本单位使用。

二、处方组成

1. 处方内容

(1)前记　包括医疗机构名称、费别、患者姓名、性别、年龄、门诊或住院病历号、科别或病区、床位号、临床诊断、开具日期等,并可添加特殊要求的项目。

麻醉药品和第一类精神药品处方还应当包括患者身份证号、代办人姓名及身份证号。

(2)正文　以 Rp 或 R 标示,分列药品名称、剂型、规格、数量、用法用量。处方正文是处方的核心部分,是患者用药的依据。

(3)后记　包括医师签名(签章)、药品金额、药师签名(签章)等项目。

2. 处方颜色　①普通处方的印刷用纸为白色。②急诊处方印刷用纸为淡黄色,右上角标注“急诊”。③儿科处方印刷用纸为淡绿色,右上角标注“儿科”。④麻醉药品和第一类精神药品处方印刷用纸为淡红色,右上角标注“麻”“精一”。⑤第二类精神药品处方印刷用纸为白色,右上角标注“精二”。

第二节　处方制度执行要点

一、处方权与调方权

1. 处方权

(1)经注册的执业医师在执业地点取得相应的处方权。

(2)经注册的执业助理医师在乡、镇、村的医疗机构独立从事一般的执业活动,可以在注册的执业地点取得相应的处方权。

(3)医师应当在注册的医疗机构签名留样或者专用签章备案后,方可开具处方。

(4)进修医师由接收进修的医疗机构对其胜任本专业工作的实际情况进行认定后授予相应的处方权;实习医师在医师指导下可开具处方,其处方必须经医师签名方可生效。

(5)医疗机构应当按照有关规定,对本机构执业医师和药师进行麻醉药品和精神药品使用知识和规范化管理的培训。执业医师经考核合格后取得麻醉药品和第一类精神药品的处方权,药师经考核合格后取得麻醉药品和第一类精神药品调剂资格。

笔记栏

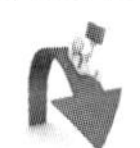

2. 调方权

(1)取得药学专业技术职务任职资格的人员方可从事处方调剂工作。

(2)药师在执业的医疗机构取得处方调剂资格。药师签名或者专用签章式样应当在本机构留样备查。

(3)具有药师以上专业技术职务任职资格的人员负责处方审核、评估、核对、发药及安全用药指导;药士从事处方调配工作。

二、处方书写规则

处方书写应当符合下列规则。

(1)处方记载的患者一般项目应清晰、完整,并与病历记载相一致。

(2)每张处方只限一名患者的用药。

(3)处方字迹应当清楚,不得涂改。如有修改,必须在修改处签名及注明修改日期。

(4)处方一律用规范的中文或英文名称书写。医疗、预防、保健机构或医师、药师不得自行编制药品缩写名或用代号。书写药品名称、剂量、规格、用法、用量要准确规范,不得使用“遵医嘱”“自用”等含糊不清的字句。

(5)年龄必须写实足年龄,婴幼儿写日龄、月龄。必要时,婴幼儿要注明体重。西药、中成药、中药饮片要分别开具处方。

(6)西药、中成药处方,每一种药品另起一行。每张处方不得超过5种药品。

(7)中药饮片处方的书写,可按君、臣、佐、使的顺序排列;药物调剂、煎煮的特殊要求注明在药品之后上方,并加括号,如布包、先煎、后下等;对药物的产地、炮制有特殊要求,应在药名之前写出。

(8)用量。一般应按照药品说明书中的常用剂量使用,特殊情况需超剂量使用时,应注明原因并再次签名。

(9)为便于药师审核处方,医师开具处方时,除特殊情况外必须注明临床诊断。

(10)开具处方后的空白处应画一斜线,以示处方完毕。

(11)处方医师的签名式样和专用签章必须与在药学部门留样备查的式样相一致,不得任意改动,否则应重新登记留样备案。

(12)药品名称以《中华人民共和国药典》收载或药典委员会公布的《中国药品通用名称》或经国家批准的专利药品名为准。如无收载,可采用通用名或商品名。药名简写或缩写必须为国内通用写法。

(13)中成药和医院制剂品名的书写应当与正式批准的名称一致。

(14)药品剂量与数量一律用阿拉伯数字书写。剂量应当使用公制单位:重量以克(g)、毫克(mg)、微克(μg)、纳克(ng)为单位;容量以升(L)、毫升(mL)为单位;国际单位以单位(U)计算。片剂、丸剂、胶囊剂、冲剂分别以片、丸、粒、袋为单位;软膏及霜剂以支、盒为单位;溶液剂、气雾剂、注射剂以支、瓶为单位,应注明含量;饮片以剂或付为单位。

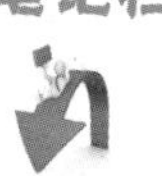

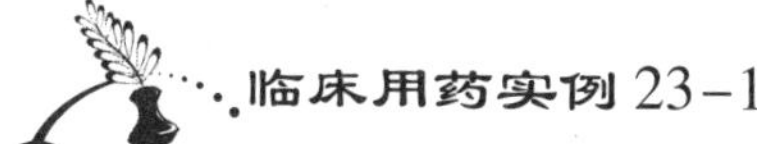

患者,女性,60 岁。3 d 前出现乏力、发热,服用抗感冒药后无好转,1 d 前原有症状加重,出现咳嗽、咳痰。医生诊断为急性上呼吸道感染,为其开具了下列处方。

(1)阿莫西林胶囊　0.25 g×42 粒。

用法:0.5 g/次,3 次/d,口服。

(2)红霉素肠溶片　0.125 g×56 片。

用法:0.25 g/次,4 次/d,口服。

问题:此处方是否合理? 为什么?

三、处方限量

1. 常规处方　常规处方用量一般不得超过 7 d 用量;急诊处方一般不得超过 3 d 用量;某些慢性病、老年病或特殊情况,处方用量可适当延长,但医师应当注明理由。

医疗用毒性药品、放射性药品的处方用量应当严格按照国家有关规定执行。

2. 麻醉药品和精神药品的处方　这类处方用量应当严格执行国家有关规定。

(1)为门(急)诊患者开具的麻醉药品注射剂,每张处方为 1 次常用量;控释、缓释制剂,每张处方不得超过 7 d 用量;其他剂型,每张处方不得超过 3 d 用量。

(2)第一类精神药品注射剂,每张处方为 1 次常用量;控释、缓释制剂,每张处方不得超过 7 d 用量;其他剂型,每张处方不得超过 3 d 用量。哌甲酯用于治疗儿童多动症时,每张处方不得超过 15 d 常用量。

(3)第二类精神药品,一般每张处方不得超过 7 d 用量;慢性病或某些特殊情况的患者,处方用量可以适当延长,医师应当注明理由。

(4)为门(急)诊癌症疼痛患者和中、重度慢性疼痛患者开具的麻醉药品及第一类精神药品注射剂,每张处方不得超过 3 d 常用量;控释、缓释制剂,每张处方不得超过 15 d 常用量;其他剂型,每张处方不得超过 7 d 常用量。

(5)为住院患者开具的麻醉药品和第一类精神药品处方应当逐日开具,每张处方为 1 d 常用量。

(6)对于需要特别加强管制的麻醉药品,盐酸二氢埃托啡处方为 1 次常用量,仅限于二级以上医院内使用;盐酸哌替啶处方为 1 次常用量,仅限于医疗机构内使用。

(7)医疗机构应当要求长期使用麻醉药品和第一类精神药品的门(急)诊癌症患者和中、重度慢性疼痛患者,每 3 个月复诊或者随诊 1 次。

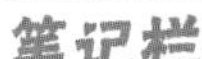

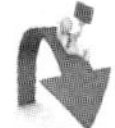

临床用药实例 23-2

某门诊医生为一位十二指肠溃疡患者开具了下列处方。

雷尼替丁胶囊　0.15 g×30 粒。

用法:0.3 g/次,3 次/d,口服。

问题:此处方是否符合处方管理制度?为什么?

四、处方调配

1. 处方调配程序　①认真审核处方:药师应当认真逐项检查处方前记、正文和后记书写是否清晰、完整,并确认处方的合法性。②准确调配药品。③正确书写药袋或粘贴标签,注明患者姓名和药品名称、用法、用量。④向患者交付药品时,按照药品说明书或者处方用法,进行用药交代与指导,包括每种药品的用法、用量、注意事项等。

2. 处方调配注意事项　①严格遵守调配原则。②注意处方内容书写是否完整、规范。③了解患者是否对药品有过敏反应。④处方用药与临床诊断的相符性。⑤注意剂量、正确使用方法;选用剂型与给药途径的合理性;是否有重复给药现象;是否有潜在临床意义的药物相互作用和配伍禁忌及其他用药不适宜情况。⑥药师调剂处方时必须做到“四查十对”,查处方,对科别、姓名、年龄;查药品,对药名、剂型、规格、数量;查配伍禁忌,对药品性状、用法用量;查用药合理性,对临床诊断。

五、特殊药品的管理

特殊药品是麻醉药品、精神药品、医疗用毒性药品和放射性药品的总称。应依据《中华人民共和国药品管理法》等法律、法规的规定,对麻醉药品、精神药品、医疗用毒性药品、放射性药品实行严格的特殊管理。

临床用药实例 23-3

患者,男性,31 岁。因工作紧张、心理压力大,出现烦躁、失眠,医生给予阿普唑仑片 0.4 mg/d,睡前口服,连用 7 d,并嘱药物服完后复诊。7 d 后该患者贪图方便,到某药店购买上述药物自我药疗,药师违反规定,满足了该患者的要求。患者服药后因感到疗效不满意,擅自将药量逐渐增至 2 mg,服药 2 周后患者晚餐时饮白酒 200 mL,并于入睡前服用该药 2 mg,至第二天中午仍未苏醒,被家人唤醒后言语不清、站立不稳,遂送至医院就诊。

问题:①该药师违反了什么规定?②为什么患者会出现上述不良反应?

六、处方保存与销毁

处方必须按规定妥善保管,以备查阅。每日处方应按普通药品处方、精神药品处方、麻醉药品处方等分类装订,并加封面集中保存。①普通处方、急诊处方、儿科处方保存期限为1年。②医疗用毒性药品、第二类精神药品处方保存期限为2年。③麻醉药品和第一类精神药品处方保存期限为3年。

处方保存期满后,经医疗、预防、保健机构或药品零售企业主要负责人批准、登记备案,方可销毁。

第三节　处方差错的防范与处理

预防处方差错事故的发生、降低医疗事故的发生率、避免给患者带来严重后果是处方管理的重要内容。

1. 差错事故的种类

(1)管理制度不健全、监督管理不当　配方工作混乱,药品贮藏不当,配发过期、失效、生霉变质的药品。

(2)医师错误　医师由于不了解药品品名、剂量、规格、配伍变化、用法等书写错误。

(3)调配错误　药师错误调配药品品种、规格、剂量及用法错误,给患者发错药物,违反处方管理制度发药等。

(4)标签错误　配方人员在药袋、瓶签等容器上标示时写错姓名、药品品名、规格、用法用量。

(5)其他　如工作不负责任,脱离岗位,延误急、重症患者抢救时机等行为。

2. 预防差错事故的措施

(1)加强思想教育,完善规章制度　医师和调剂人员应树立全心全意为患者服务的思想,牢固树立"安全第一"的观念,完善并严格执行规章制度,包括考勤制度、值班制度、处方制度、查对制度、处方点评制度、差错登记制度、药品储存管理制度、卫生制度等。

(2)遵守法规,加大管理力度　①应当加强对处方开具、调剂和保管的管理,对处方实施动态监测及超常预警,登记并通报不合理处方,对不合理用药及时予以干预;②医疗机构应当对出现超常处方3次以上且无正当理由的医师提出警告,限制其处方权;限制处方权后,仍连续2次以上出现超常处方且无正当理由的,取消其处方权;③被责令暂停执业,考核不合格;被注销、吊销执业证书,不按照规定开具处方而造成严重后果,以开具处方牟取私利等行为人,应取消其处方权。

(3)促进专业学习　采取有力措施,加强和促进有关人员的专业学习,并定期考核,提高人员的专业素质、业务水平,避免医疗差错事故的发生。

(4)总结经验及教训　组织全体人员认真总结经验、吸取教训,及时整改,按照岗位责任,层层把关,最大限度地杜绝和减少差错事故的发生。

笔记栏

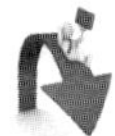

课后练习

一、名词解释

1. 处方

2. 医师处方

二、单项选择题

1. 关于处方制度执行要点,错误的说法是(　　)

A. 患者的病情及用药必须得到处方医师和配方药师的尊重和保密

B. 年龄项要写实际年龄

C. 开具处方的空白处要画一斜线,以示处方完毕

D. 处方不得涂改,否则药师须在涂改处重新签字

E. 药品名称应明确、科学、简短

2. 一般门诊处方应开(　　)

A. 1 ~ 3 d 用量　　B. 3 ~ 7 d 用量

C. 1 周用量　　D. 2 周用量

E. 1 个月用量

3. 急诊处方为(　　)

A. 淡黄色　　B. 白色

C. 粉红色　　D. 绿色

E. 蓝色

4. 关于药师的处方权限,下列说法不正确的是(　　)

A. 发药人员必须是药学专业院校毕业并取得相应技术职务任职资格的

B. 凡处方不合格,药师有权拒绝调配

C. 若发现剂量有误,可将其修改后配发

D. 发药人必须由药师以上专业技术人员担任

E. 药师在执业的医疗机构取得处方调剂资格

5. 法定处方为(　　)

A. 是医院药剂科与临床医师根据日常医疗用药的需要,共同协商制订的处方

B. 是医师为患者诊断、治疗和预防用药所开具的处方

C. 主要指《中华人民共和国药典》、国家食品药品监督管理局颁布收载的处方

D. 该类处方仅限于在本单位使用

E. 长期应用的单方

(胡清茹)

附　录

处方常用拉丁文缩写及中文含义

分类	拉丁文缩写	中文含义	拉丁文缩写	中文含义
剂量单位	kg	千克	g	克
	mg	毫克	μg	微克
	L	升	mL	毫升
给药途径	ih	皮下注射	im	肌内注射
	iv	静脉注射	ivgtt	静脉滴注
给药次数及时间	ac	饭前	pc	饭后
	am	上午,午前	pm	下午
	bid	一日 2 次	tid	一日 3 次
	qh	每小时 1 次	q4h	每 4 h 1 次
	q6h	每 6 h 1 次	q8h	每 8 h 1 次
	q12h	每 12 h 1 次	qid	一日 4 次
	qd	每日 1 次	qn	每晚 1 次
	qod	隔日 1 次	prn	需要时
	st	立即		
药物剂型	Aq	水剂	Caps	胶囊剂
	Co	复方制剂	Pil	丸剂
	Pulv	散剂	Inj	注射剂
	Liq	溶液剂	Tab	片剂
	Syr	糖浆剂	Ung	软膏剂
其他	OD	右眼	OL	左眼
	OU	双眼	Rp	取、拿
	Sig	标记用法	Amp	安瓿

临床用药实例参考答案

实例 2-1：普萘洛尔是 β 受体阻断药，长期应用可导致机体对体内的递质去甲肾上腺素的敏感性和反应性增强。因此，长期应用 β 受体阻断药时，突然停药可致血压升高、心动过速、心绞痛发作甚至心肌梗死等反跳现象。故停药前 10～14 d 宜逐渐减量，缓慢停药。

实例 3-1：泰诺的主要成分为对乙酰氨基酚、伪麻黄碱、右美沙芬、氯苯那敏；快克的主要成分为对乙酰氨基酚、金刚烷胺、氯苯那敏、咖啡因。本案例中，患者同时使用了两种抗感冒药，而两种药物中都含有对乙酰氨基酚，导致了对乙酰氨基酚过量，其代谢产物对肝具有毒性，从而导致肝坏死。据统计，目前国内含对乙酰氨基酚的复方制剂多达 30 余种，使用广泛，应引起注意。

实例 3-2：复方新诺明属于磺胺类药物，磺胺类药物为抑菌剂，其抗菌机制是与对氨苯甲酸竞争二氢叶酸合成酶，从而干扰细菌叶酸合成，但其对二氢叶酸合成酶的抑制作用远不如对氨苯甲酸强。因此，临床上常采取首剂加倍的方法使其在 1 个 $t_{1/2}$（大约 12 h）内达到稳态血药浓度，以增强其竞争实力。若不采取首剂加倍，则需 4～5 个 $t_{1/2}$（约 60 h）才能达到稳态血药浓度。

实例 4-1：此案例说明普萘洛尔可有降低血糖的不良反应。普萘洛尔是非选择性 β 受体阻断剂，对血糖代谢的作用是双向性的，个别患者可产生低血糖或高血糖，患者应用普萘洛尔出现急性低血糖反应，可能与甲状腺激素使糖的氧化利用加快，而普萘洛尔可抑制胰高血糖素的释放，减少糖原分解，使血糖迅速下降有关。

实例 4-2：本病例的肌痛、血清肌酸激酶高至正常值 10 倍，是辛伐他汀导致的横纹肌溶解。一旦发现，应立刻停药，加用辅酶 Q_{10} 等药物治疗，患者肌痛可逐渐减轻，各项血清酶指标可逐渐恢复正常。

实例 4-3：此病例是长期大量应用三唑仑而产生的药物依赖性，停药后出现了戒断综合征。防治措施：使用三唑仑等苯二氮䓬类镇静催眠药时，要注意本类药物的依赖性，注重康复期的治疗和用药指导，采用短期、交替、间断、小剂量给药原则；警惕患者是否具有生物易感性和成瘾人格，防止自行滥用。一旦发现依赖性表现，应正规进行戒断症状治疗，常用“替代疗法”（在原用药剂量的基础上，加用三环类抗抑郁药或 5-羟色胺再摄取抑制剂，戒断症状消失时，开始减原来致依赖药物，每 2～3 d 减药 1 次，2 周左右减完，然后再减三环类或 5-羟色胺再摄取抑制剂，并辅以心理治疗）。

实例 5-1：①根据临床症状，如恶心、疲乏无力、肝区疼痛、肝大及某些肝酶活性的升高，提示肝功能受到损害。异烟肼与利福平联合应用，虽然加强了抗结核效果，但同

笔记栏

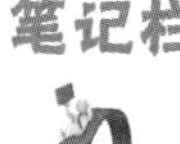

时提高了肝毒性发生率。老年人、儿童、有肝病病史者、酗酒者合用异烟肼、利福平等药物更易发生肝毒性。用药期间应定期检查肝功能，注意观察肝损害的表现，严重肝病及胆道阻塞者禁用。②利福平可通过诱导肝微粒体酶，加速口服降血糖药、皮质激素、口服抗凝血药、女性激素、强心苷类、普萘洛尔等药物在肝的代谢，使其疗效降低。因此，本病例中同时应用格列齐特未能有效控制血糖。

实例5-2：丙米嗪等三环类抗抑郁药抑制去甲肾上腺素的再摄取，使突触间隙去甲肾上腺素含量增加，若再与去甲肾上腺素、肾上腺素等收缩血管药合用，就可引起严重的高血压。

实例6-1：本病有儿童易感之特点，因儿童组织代谢旺盛，对异物刺激反应强烈，且易患感染性疾病，接受肌内注射机会多；且年龄越小，肌内注射的次数越多，则症状出现得越早，挛缩的程度也越重。原因是苯甲醇作青霉素溶媒肌内注射，由于二者结合成大分子颗粒，不能被组织完全吸收，反复多次注射后引起局部化学性炎症，形成纤维瘢痕挛缩而致本病。

实例6-2：老年人心血管系统调节功能及维持水、电解质平衡的内环境稳定功能减弱。本案例中患者单用硝苯地平降压，用药量已用至最大量，而降压效果并不是十分满意，而且患者出现心率快、双下肢水肿也与硝苯地平有关。调整用药后美托洛尔与氢氯噻嗪、氯化钾合用疗效增强，不良反应降低。不仅血压得到较好控制，而且心率快、水肿症状得以缓解。但老年人对β受体激动药或阻断药个体差异性大，要因人而异，用药要注意剂量和疗程。

实例6-3：这是20世纪最大的药害事件，又称为沙利度胺（反应停）事件。科学家们经过调查发现，造成畸形的罪魁祸首是缓解孕妇早期妊娠反应的药物——沙利度胺。该药上市前动物实验未测到致死量，也未观察到药物对小白鼠有致畸作用，人们就认为此药是安全的。但用于孕妇后产生了震惊世界的不良反应，研究证实沙利度胺为一种强致畸药物，特别是妊娠早期的毒性大。该事件警示我们：孕妇用药一定要慎重，要严格掌握用药适应证，尽可能选择已明确对乳儿安全无不良影响的药物。

实例6-4：非选择性β受体阻断药可引起血钾升高，肾功能正常时，因肾排钾的代偿作用，引起致命性高钾血症极为少见，但肾功能不全时，发生高血钾症的可能性增高，甚至发生致命性高钾血症。美托洛尔为选择性β_1受体阻断药，对慢性肾功能不全患者无升高血钾的副作用。本案例提示：肾功能不全患者尽量避免使用非选择性β受体阻断药，宜用选择性β_1受体阻断药，应避免升高血钾的因素，严密监控血钾水平。

实例7-1：该方案合理。苯妥英钠对细胞膜有稳定作用，是治疗癫痫大发作的首选药。注意口腔卫生、防止牙龈炎、经常按摩齿龈可减轻反应。

实例8-1：因氯丙嗪阻断α受体，可引起血管扩张，使血压下降而出现直立性低血压，应嘱患者卧床1～2 h。轻度低血压患者一般坐下或躺下后不久即可恢复；严重时，应立即平卧，采取头低脚高位（抬高脚位约30°），同时实施抢救，静脉滴注去甲肾上腺素等。

实例8-2：患者服用抗精神病药物后可出现锥体外系反应，该患者的表现是较轻微的帕金森症状，有的还表现为急性肌张力障碍、静坐不能，停药后可恢复，也可用中枢抗胆碱药苯海索（安坦）治疗。若长期大剂量使用氯丙嗪等锥体外系反应强的药物，还可出现不可逆的迟发性运动障碍，因此应尽量避免长期大剂量用药，并选择舒必

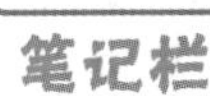

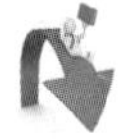

利、氯氮平等锥体外系反应轻的药物。

实例 9-1：芬太尼对阿片受体具有选择性的高亲和力，其止痛作用为相同剂量吗啡的 80～100 倍，由于其分子量小、脂溶性好、刺激性小，适于做成透皮给药制剂，是目前唯一可透皮给药的阿片类药物。患者的呼吸抑制在吸氧、静脉注射阿片类拮抗剂纳洛酮后解除，证明确实是芬太尼贴剂过量引起。老年患者由于存在不同程度的器官功能退化，芬太尼的清除率降低，$t_{1/2}$延长，用药从低剂量开始，因此，该患者应使用 4.2 mg/贴的贴剂，而不是 8.4 mg/贴的贴剂。一旦发现芬太尼透皮贴剂过量，应立即取下贴剂，并针对呼吸抑制进行处理，严重者可静脉注射阿片类拮抗剂纳洛酮，必要时持续静脉滴注，因为即使取下贴剂，芬太尼仍不断地从真皮吸收进入血液循环。

实例 10-1：不合理。虽然阿司匹林与泼尼松均有退热作用，但合用后，二者能竞争性与血浆蛋白结合，使游离型药物增加，而且两药均有促进胃酸分泌、增强胃蛋白酶活性的作用，更易诱发溃疡，引起胃肠出血。另外，泼尼松有中枢兴奋作用，不宜用于癫痫患者。

实例 10-2：注意长期使用糖皮质激素患者抵抗力低，易引起继发感染，同时注意采取低盐、低糖、高蛋白饮食及补充钾、钙和维生素 D。用药期间应定期测量血压、体重，检查尿糖、血糖、血钾等。

实例 10-3：引起骨折的原因是长期应用泼尼松。泼尼松为甾体类抗炎药，长期应用会引起骨质疏松，导致骨折，老年人更易发生。

实例 11-1：此处方属于不合理用药。理由：①呋塞米具有耳毒性，庆大霉素也有耳毒性，两药禁止配伍，否则会引起严重的听力障碍；②庆大霉素可损害肾功能，老年人慎用，肾功能不全者禁用。

实例 11-2：此给药方案不合理。由于甘露醇可增加血容量，加重心脏负担，慢性心功能不全（心力衰竭）患者应禁止使用。

实例 12-1：最好选用卡托普利。理由：硝苯地平为钙通道阻滞药，降压疗效好，长期应用可逆转心室重构，但可引起反射性心率加快，该患者心率较快，故不宜用本药；氢氯噻嗪可引起高血糖症，普萘洛尔可使糖尿病患者对低血糖的敏感性降低，均应慎用；可乐定为中枢性抗高血压药，不良反应较多，长期应用可加重心脏负担，也不是理想的药物；卡托普利抑制血管紧张素转化酶，降压疗效好，长期用药可明显逆转心室重构，不引起心率加快，可用于糖尿病患者。血压的控制目标为<140/90 mmHg，理想血压应<120/80 mmHg。糖尿病患者达标血压为<130/80 mmHg。

实例 12-2：不合理。理由：①本处方中地高辛有强心作用，氢氯噻嗪可减少血容量，两药合用后可增强抗慢性心功能不全作用，但氢氯噻嗪为排钾利尿药，低钾时易使地高辛发生心脏毒性；②泼尼松有水钠潴留作用，可加重心力衰竭症状，同时也有排钾作用。故本处方应去掉泼尼松，加用氯化钾。另外，地高辛应采用每日维持量，0.25～0.5 mg/次，1 次/d 即可，氢氯噻嗪也应采取小剂量间歇疗法，以期达到最大治疗效应、最小不良反应的治疗目标。

实例 12-3：①氨茶碱有强心作用，静脉注射剂量过大或速度过快可引起心率过快，因此应缓慢推注（不少于 10 min），剂量不宜过大；②医生加用普萘洛尔的本意是纠正心动过速，但没有考虑到普萘洛尔阻断 β_2受体，可收缩支气管平滑肌，支气管哮喘患者禁用；③支气管哮喘合并心动过速若为室上性，可推荐使用维拉帕米，若为室性心动过速，可用胺碘酮、利多卡因等。

实例 12-4：该处方合理。其原因参见该节正文及表 12-5。

实例 12-5：此处方合理。理由：该患者总胆固醇水平明显高于正常参考值，而三酰甘油值未达到高三酰甘油血症确诊值。洛伐他汀为 3-羟基-3-甲基戊二酸单酰辅酶 A 还原酶抑制药，主要降低总胆固醇和低密度脂蛋白，考来烯胺为胆汁酸结合树脂，可使 3-羟基-3-甲基戊二酸单酰辅酶 A 还原酶活性增加，与他汀类合用可明显降低总胆固醇水平，增强抗动脉粥样硬化作用；硝酸异山梨酯舌下含化吸收率较高，可扩张血管，增加冠状动脉的供血量，改善冠心病患者的缺氧症状。

实例 12-6：肾上腺素是抢救过敏性休克的首选药，原因参见正文中肾上腺素的药理作用。

实例 13-1：此处方合理。麻黄碱具有平喘作用，但因兴奋中枢，可引起失眠等副作用。与苯海拉明合用，因其抗组胺作用可增强麻黄碱的平喘效果，同时可抑制中枢，对抗麻黄碱的中枢兴奋症状，故二者合用疗效增强，不良反应降低。

实例 14-1：此处方合理。布地奈德为抗炎性平喘药，适用于哮喘急性发作及其他平喘药物无效的重症患者。克仑特罗为疗效可靠的 β_2 受体激动药，与糖皮质激素有协同作用，选择雾化吸入可减少全身不良反应，且疗效满意。必嗽平有祛痰、镇咳作用，可以帮助畅通呼吸道，缓解哮喘，三药合用疗效增强。

实例 15-1：该用药方案合理。该患者十二指肠球部溃疡合并幽门螺杆菌阳性，所用药物兰索拉唑抑制胃酸分泌，枸橼酸铋钾可保护胃黏膜，且二者均有抗幽门螺杆菌作用；合用抗菌药物阿莫西林及克拉霉素可根除幽门螺杆菌。该方案符合消化性溃疡的治疗原则。

实例 16-1：①宜选用铁制剂治疗。②食物中的还原物质（如稀盐酸、维生素 C、半胱氨酸、果糖等）有助于铁制剂吸收；四环素类、考来烯胺、考来替泊、鞣酸蛋白、抗酸药三硅酸镁和碳酸氢钠、浓茶、高磷及高钙食物等则减少铁制剂的吸收。

实例 16-2：肝素对已形成的血栓无效，但其强大的抗凝作用可预防血栓的进一步形成，因患者处于高凝状态，应用肝素可防止新的血栓形成或防止已形成的血栓扩大；尿激酶有溶栓作用，可溶解血栓；华法林可预防血栓形成，但起效较慢，用药 5 d 左右起效后即可停用肝素。用药期间应测定凝血酶原时间，观察患者是否有出血迹象，肝素过量引起的出血用鱼精蛋白解救，华法林过量引起的出血用维生素 K 拮抗。

实例 17-1：此处方不合理。理由：患者为 2 型糖尿病（肥胖型），格列齐特属于磺酰脲类口服降血糖药，虽然可以治疗 2 型糖尿病，但对中年发病的 2 型糖尿病患者，尤其是肥胖型，选用双胍类（如二甲双胍）效果较好。

实例 17-2：此处方合理。理由：①丙硫氧嘧啶抑制甲状腺激素的合成，还可抑制甲状腺素转变为三碘甲腺原氨酸；②普萘洛尔抑制心脏的 β 受体，改善患者的心悸症状，降低机体代谢率；③地西泮具有抗焦虑和镇静催眠作用，可缓解患者紧张情绪和改善睡眠。因硫脲类药物用药后可使甲状腺腺体充血、肿胀，增加手术难度，故用药前 2 周还需加服大剂量碘剂（常用复方碘溶液），可使腺体缩小变韧、血管减少，以利于手术。

实例 18-1：头孢菌素类药物和乙醇联用时可抑制肝中的乙醛脱氢酶，使乙醇在体内的氧化产物乙醛不能继续氧化分解，导致体内乙醛蓄积而产生类似于醉酒的反应，

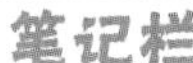

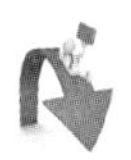

也称为双硫仑样反应。易引起双硫仑样反应的药物还有硝基咪唑类、呋喃唑酮等。因此用药期间及治疗结束后 72 h 内应避免摄入含乙醇的饮品、药物或食物，如藿香正气水、国公酒、酒心巧克力等。

实例 18-2：应选择林可霉素或克林霉素。因本类药物在骨组织中浓度较高，且对金黄色葡萄球菌包括耐药金黄色葡萄球菌有良好的抗菌作用，静脉滴注给药即可到达病灶区域。

实例 18-3：阿米卡星和林可霉素都有神经肌肉阻断和呼吸抑制作用，联合应用产生协同的毒性作用，用于重症肌无力的患者，常会加重肌无力症状，出现呼吸肌软弱无力，甚至危及生命。因此，阿米卡星和林可霉素慎用于重症肌无力及以肌无力为特征的其他疾病患者。

实例 18-4：此处方不合理。①青霉素的 β-内酰胺环可使庆大霉素部分失活，从而使庆大霉素的疗效显著降低。氨基糖苷类抗生素（如链霉素、庆大霉素、卡那霉素等）与青霉素、羧苄西林、氨苄西林等在体外混合时，均产生类似结果。②青霉素 G 钠在近中性（pH 值为 6 ~7）的水溶液中较稳定，若 pH 值<5 或 pH 值>8，则极易分解而失活，10% 葡萄糖注射液的 pH 值为 3.2 ~5.5，且葡萄糖是一种具有还原性的糖，能使 β-内酰胺类（青霉素 G 钠）分解。因此，临床用药时可将庆大霉素肌内注射，青霉素 G 用生理盐水稀释后静脉滴注。

实例 18-5：本病例是喹诺酮类药物引起的光敏性皮炎，表现为日照部位出现瘙痒性红斑、皮肤瘙痒和血管神经性水肿，严重者出现皮肤糜烂、脱落，停药后可恢复。洛美沙星、氟罗沙星、司帕沙星光敏性皮炎发生率高。因此，应用该类药物期间应避免阳光直射，户外活动时应采取相应的防晒措施。

实例 18-6：①应选择哌拉西林；②因为磺胺甲噁唑+甲氧苄啶、头孢氨苄（第一代头孢菌素）对铜绿假单胞菌无效，庆大霉素、多黏菌素 E 虽然有效，但均有明显的肾损伤作用，本病例患者肾功能不全，故不宜使用；③对铜绿假单胞菌有效的抗菌药物：抗铜绿假单胞菌广谱青霉素类，如阿洛西林、哌拉西林、美洛西林等，其中以哌拉西林最为常用；第三、四代头孢菌素，如头孢他啶、头孢哌酮、头孢吡肟等作用较强；其他 β-内酰胺类药物，如亚胺培南、氨曲南等；氨基糖苷类，如庆大霉素、阿米卡星、奈替米星、妥布霉素等；氟喹酮类，如氧氟沙星、环丙沙星、氟罗沙星等。

实例 18-7：①因异烟肼与维生素 B_6结构相似，两者竞争同一酶系，妨碍维生素 B_6的利用，促进维生素 B_6的排泄，造成维生素 B_6缺乏，引起外周神经炎，同时中枢抑制性神经递质 γ-氨基丁酸生成减少，引起中枢兴奋症状。同服维生素 B_6可减轻神经系统毒性。精神病、癫痫病患者慎用。②抗结核药联合用药可以增强疗效，降低毒性，延缓耐药性，并可以杀灭耐药菌株，提高治愈率，降低复发率。

实例 19-1：此处方合理。理由：①患者为中期胃癌伴淋巴结转移，应手术治疗配合药物治疗；②卡铂和丝裂霉素胃癌有一定疗效；③对肿瘤的化疗、放疗可刺激胃肠道嗜铬细胞释放出 5-羟色胺，引起患者严重的恶心、呕吐。昂丹司琼选择性阻断5-羟色胺 3 受体，阻止神经冲动到达呕吐中枢和延髓催吐化学感受区，可明显对抗抗肿瘤药引起的呕吐反应。

实例 19-2：本方案是 2008 年 12 月第 12 届国际妇科肿瘤学会推荐的宫颈癌治疗方案。①宫颈癌是妇科三大恶性肿瘤之一，在发展中国家其发病率高于子宫内膜癌和

卵巢癌而位居首位。局部晚期宫颈腺癌易复发，预后差，仅采取化疗或手术治疗效果均不理想。本案采取先化疗后手术治疗的方式较为合理。②紫杉醇类是近年来受到广泛重视的抗癌新药，它能阻止纺锤体形成，抑制肿瘤细胞有丝分裂，而且对耐药细胞有效，不良反应相对较少。多柔比星能直接嵌入 DNA 分子，破坏 DNA 的模板功能，阻止转录过程，抑制 DNA 复制和 RNA 合成。顺铂作用类似烷化剂，其二价铂与 DNA 链上的碱基形成交叉联结，从而破坏 DNA 的结构和功能。三药分别通过不同作用机制发挥抗肿瘤作用，联合用药作用增强，毒副作用可以耐受。

实例 20-1：临床有机磷农药急性中毒抢救措施如下。①一般处理：清除毒物+支持疗法，如清洗皮肤，忌用热水；洗胃灌肠宜用温生理盐水或2%碳酸氢钠溶液；吸氧、抗感染等对症处理。②特效治疗：M 受体阻断药（如阿托品等）和胆碱酯酶复活药（如氯解磷定）。用药注意事项：①阿托品应及早、反复、足量应用，达阿托品化（颜面潮红、兴奋、脉速、瞳孔轻度扩大等）；②及早加用氯解磷定，反复用药；③根据病情调整剂量。

实例 21-1：阿托品可阻断瞳孔括约肌上的 M 受体，使瞳孔散大，便于检查眼底，但在散瞳的同时升高眼内压，导致青光眼发作。因此，在选用阿托品之前需要了解患者有无青光眼家族史及青光眼病史，检查眼部有无可能发生青光眼的结构因素，必要时测量眼内压后再滴用。

实例 22-1：上述三种药物的通用名分别为头孢曲松钠、奥美拉唑和头孢噻肟钠；其余均为商品名。根据《中华人民共和国商标法》第八条规定，药品通用名不得作为商标注册；根据《药品广告审查标准》第十二条规定，通用名是药品广告中必须进行宣传的内容。

实例 22-2：该患者不可以加用上述任意一种药物，因为上述药物在临床上不能合用，它们都含有对乙酰氨基酚，合用则导致药效相加，造成肝、肾损害等较为严重的后果。医师（药师）应指导患者及家属选择非处方药时，一定要仔细察看药物的成分，避免重复用药。

实例 22-3：泼尼松龙滴丸和螺内酯胶囊剂都比它们的片剂生物利用度高，说明剂型本身对药物疗效的发挥起着重要的影响作用，药物的化学结构不是决定药物疗效的唯一因素。临床应用时要根据患者病情和用药的目的，不同剂型的特点，各剂型对药物的作用速度和作用强度的影响，选择合适剂型，以便得到预期的疗效。

实例 22-4：①选择氨茶碱注射剂；②选择氨茶碱缓释、控释制剂；③选择氨茶碱片剂。

实例 22-5：①药物制剂包肠衣的目的是避免药物在胃内遭到胃酸、胃酶的破坏而降解，同时避免药物对胃部造成损害等。肠溶制剂服用后在胃部不崩解，进入小肠后肠衣层开始溶解、崩解，释放出药物；阿司匹林的酸性容易损伤胃黏膜，故其肠衣层不能破坏，应整片吞服。②控释、缓释制剂的控释膜或控释骨架在制剂中的作用是控制或延缓药物进入体循环的速度；破坏其制剂结构会导致药物出现突释或不均匀释放的结果，造成吸收量和吸收速度的改变，引起毒性反应的增加，甚至出现严重后果。

实例 22-6：警示我们要严格按药品说明书要求的给药浓度、速度、间隔时间等给药，不能图快、图省事。同时还需掌握用药指征，尤其是静脉用药指征，高危特殊人群应慎用或在监测下使用；有药物配伍禁忌的避免使用。

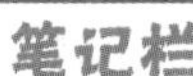

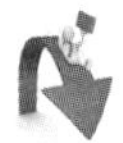

实例 23-1:此处方不合理。阿莫西林属于半合成青霉素类,抑制细菌细胞壁的合成,主要对繁殖期的细菌有强大的杀灭作用;而红霉素能抑制细菌的蛋白质的合成,为快速抑菌药。二者联用时抗菌作用受到拮抗而减弱,因而两者不能同服。

实例 23-2:不符合。雷尼替丁胶囊 1 次口服可维持 12 h,不必 3 次/d 给药,临床使用也不能随意加大剂量。本药剂量 0.15 g/次即可,剂量过大非但不能增加疗效,反而会增加不良反应,如头晕、过敏性哮喘、脱发、肝功能损害、血小板减少等。

实例 23-3:药店药师违反了我国《麻醉药品、精神药品处方管理规定》第十一条规定:第二类精神药品的处方,每次不超过 7 d 用量,且有资格销售此类药品的药店药师应严格按医生处方配药。阿普唑仑片为第二类精神药品,药师未见处方即售予患者药物,明显违反了上述规定。该病例出现不良反应的原因为患者在饮酒的同时超量服用药物,乙醇与中枢抑制药产生了协同作用。

“课后练习”单项选择题参考答案

第二章 1. C 2. D 3. A 4. A 5. D 6. B
第三章 1. A 2. B 3. D 4. B 5. B 6. A 7. A 8. D
第四章 1. C 2. E 3. E 4. C 5. D 6. D 7. C 8. D 9. D 10. E
第五章 1. C 2. B 3. A 4. E 5. E 6. E 7. B 8. A 9. C 10. C 11. E 12. B 13. D 14. B 15. B
第六章 1. C 2. D 3. B 4. A 5. B 6. A 7. B 8. B 9. B 10. D
第七章 1. B 2. B 3. A 4. E 5. C
第八章 1. B 2. B 3. D 4. B 5. C 6. D
第九章 1. C 2. B 3. B 4. D 5. D 6. A 7. C 8. B
第十章 1. D 2. C 3. C 4. A 5. D 6. B
第十一章 1. A 2. C 3. A 4. D 5. B 6. D 7. C 8. B 9. A
第十二章 1. A 2. D 3. D 4. E 5. E 6. B 7. C 8. A 9. C 10. B 11. A 12. D 13. D 14. A 15. D 16. B 17. C 18. E 19. B 20. D 21. B 22. C 23. B 24. C 25. D 26. A 27. E 28. C 29. D 30. B
第十三章 1. B 2. A
第十四章 1. C 2. A 3. B 4. B 5. C 6. C
第十五章 1. A 2. C 3. B 4. D 5. B 6. C 7. E 8. D 9. C 10. D
第十六章 1. A 2. C 3. C 4. B 5. D
第十七章 1. A 2. C 3. A 4. D
第十八章 1. B 2. D 3. B 4. B 5. D 6. B 7. D 8. A 9. B 10. A 11. C 12. C 13. D 14. B 15. B 16. D 17. B 18. B 19. A 20. D 21. D 22. C 23. D 24. A 25. E 26. E 27. C 28. C 29. D 30. D
第十九章 1. A 2. D 3. B 4. C 5. C 6. A 7. D 8. D 9. B 10. A
第二十章 1. B 2. D 3. C 4. A 5. C 6. C 7. E
第二十一章 1. B 2. E 3. A 4. A 5. E
第二十二章 1. C 2. B 3. C 4. B 5. D 6. C 7. B
第二十三章 1. D 2. B 3. A 4. C 5. C

小事拾遗：

学习感想：

学习的过程是知识积累的过程，也是提升能力、稳步成长的阶梯，大家的注释、理解汇集成无限的缘分、友情和牵挂，请简单手记这一过程中的某些“小事”，再回首时定会有所发现、有所感悟！

姓名：____________

本人于20____年____月至20____年____月参加了本课程的学习

此处粘贴照片

任课老师：__________ __________ 班主任：____________

班长或学生干部：__________ __________ __________

我的教室（请手写同学的名字，标记我的座位以及前后左右相邻同学的座位）